VOGEL/GAISBAUER/WINKLER
PHYTOTHERAPIE IN DER PRAXIS

PHYTOTHERAPIE IN DER PRAXIS

VON
G. VOGEL, M. GAISBAUER
UND W. WINKLER

GELEITWORT
VON
W. FORTH

DEUTSCHER
ÄRZTE-VERLAG
KÖLN 1990

Professor Dr. med. Günther Vogel
Arzt für Pharmakologie und Toxikologie
Ostmerheimer Str. 198, 5000 Köln 91

Dr. med. Markus Gaisbauer
Arzt für Innere Medizin — Naturheilverfahren
Chefarzt der Spezialklinik Höhenkirchen
Bahnhofstr. 16, 8011 Höhenkirchen

Dr. rer. nat. Wilhelm Winkler (†)
ehemals Kontrolleiter bei Dr. Madaus AG, Köln

Grafische Arbeiten: Mathias Wosczyna, 5342 Rheinbreitbach

Mit 18 Abbildungen und 71 Wirkstofformeln

ISBN 3-7691-0211-8

Die Dosierungsangaben sind Empfehlungen. Sie müssen
dem einzelnen Patienten und seinem Zustand angepaßt werden.
Die angegebenen Dosierungen wurden sorgfältig überprüft.
Da wir jedoch für die Richtigkeit dieser Angaben keine Gewähr
übernehmen können, bitten wir Sie dringend,
insbesondere bei seltener verordneten Arzneimitteln,
die Dosierungsempfehlungen des Herstellers zu beachten.

Gesamtherstellung:
Deutscher Ärzte-Verlag GmbH, Köln

Inhaltsverzeichnis

Geleitwort

Seit Jahren schon macht die Phytotherapie von sich reden: sie liegt im Trend der Zeit, denn sie gilt als „natürlich"; sie wird als die „weiche" Chemie bezeichnet, und schließlich ist Phytotherapie oft billiger als die Therapie mit chemisch reinen Wirkprinzipien. Das letzte ist eine Halbwahrheit, die einer Überprüfung bei definiertem therapeutischen Ziel nicht standhalten wird. Trotzdem ist nicht zu übersehen, daß bei vielen Politikern und vor allen Dingen unter den Kostenträgern Phytotherapie dieser Halbwahrheit wegen helle Freude ausgelöst hat. Es versteht sich aber von selbst, daß auf dieser Basis natürlich eine rationale Beurteilung der Sachverhalte nicht möglich ist.

Die Phytotherapie hat eine sehr alte Tradition. Sie ist gewissermaßen die Quelle fast jedes nennenswerten pharmakotherapeutischen Prinzips. Das hat zunächst mit der historischen Entwicklung von Medizin und Therapie zu tun, die schlicht in der Empirie des Menschen im Umgang mit der großen chemischen Fabrik von Mutter Natur gründet. Später gab es erste tastende Versuche, die Natur nachzuahmen, und heute traut sich der Mensch hin und wieder schon so viel Eigenständigkeit zu, daß er das „drug design" gewissermaßen als Negativabdruck nach dem Rezeptor, der beeinflußt werden soll, gestaltet. Dies ist indes nicht der allgemeine Standard der Arzneimittelentwicklung heutzutage. Vielmehr sind in der Regel nach wie vor Naturstoffe und die Erforschung ihrer Wirkung eine beachtliche Quelle für neue therapeutische Prinzipien. Das lehrt nicht nur die Entwicklung der Antibiotika seit den 40er Jahren bis heute, sondern auch der letzte große Wurf eines Immunsuppressivums: Cyclosporin A ist halt auch ein Naturstoff. Mit diesen Hinweisen dürften auch die Argumente der „weichen" Chemie, die in den Phytopharmaka ihren Ausdruck findet, erheblich relativiert sein, und wir müssen nicht noch einen Ausflug in erwiesene kanzerogene Stoffe in pflanzlichen Nahrungsmitteln machen. Für Ideologie eignet sich eigentlich kein Zweig der Wissenschaft, auch nicht die Phytotherapie.

Was in der Phytotherapie genutzt werden kann, sind alte Erfahrungen, die oft bis heute noch nicht mit wissenschaftlichen Mitteln untersucht und hinsichtlich ihrer Stoffwirkungsbeziehung aufgeklärt worden sind. Wenn man Phytotherapeutika anwenden will, muß man über Kenntnisse verfügen, Kenntnisse über ihre Zusammensetzung, ihre Wirkprinzipien und natürlich ihre Leistungsfähigkeit und deren Grenzen. Zur Vermittlung dieser Kenntnisse ist das vorliegende Büchlein von hervorragenden Sachkennern der Materie geschrieben worden.

Die Phytotherapie wird ihren Wert wie bislang vor allem in den Bereichen der Medizin bekräftigen können, wo es um die Linderung von Beschwerden der Befindlichkeit geht, die nach aller Erfahrung sehr lästig sein können, wenngleich noch kein Krankheitswert im Sinne einer lebensbedrohlichen Deviation der Funktion lebenswichtiger Organe zu sehen ist. Dies wird sicherlich nach wie vor die Domäne der für ganz bestimmte Wirkungen entwickelten chemischen Reinprodukte sein. Es geht kein Weg an der Einsicht vorbei, daß bei lebensbedrohlichen Erkrankungen Phytotherapeutika eben weniger gut geeignet sind: Natürlich gibt es Antibiotika pflanzlicher Herkunft, sie sind aber in der Regel zu schwach, jedenfalls im Vergleich mit den höherdosierten chemisch reinen Antibiotika, die, aus Pflanzen gewonnen, vielfältig chemisch abgewandelt worden sind. Auch besteht kein Zweifel daran, daß ein erfahrener Arzt sicherlich auch eine manifeste Herzinsuffizienz Grad III/IV NYHA mit Folia digitalis therapieren könnte. Er macht es sich aber einfacher, indem er die Reinsubstanzen Digitoxin oder Digoxin anwendet, und erkauft sich, beiläufig, dadurch wohl auch eine bessere Verträglichkeit: Die Begleitstoffe in Folia digitalis sind weniger bekömmlich als das Präparat des reinen Wirkstoffs.

Es wird aufzuräumen sein mit Vorurteilen auf der einen wie auf der anderen Seite. Dann wird sich der bleibende Stellenwert der Phytotherapie in der Hand des Arztes erhärten, hin und wieder vergoldet von Jahrhundertereignissen wie der Entwicklung der Curare-Alkaloide aus Pfeilgiften, der Spasmolytika aus Atropa belladonna oder den bereits erwähnten Herzglykosiden, Antibiotika und Immunsuppressiva der modernen Therapie aus dem großen Schatze der Naturstoffe.

München, im März 1990

Wolfgang Forth

Vorwort

Therapie mit Pflanzen oder Pflanzeninhaltsstoffen — Phytotherapie — gehört zu den ältesten medizinischen Möglichkeiten der Menschheit. Die Behauptung, die Heilpflanze sei der Quellpunkt der wissenschaftlich begründeten Pharmazie und Pharmakotherapie, ist sicher nicht übertrieben. Dennoch hat im Laufe der Entwicklung, unter dem Eindruck der großen therapeutischen Erfolge mit synthetisch gewonnenen Arzneistoffen seit etwa 100 Jahren die Bedeutung der Phytotherapie im Bewußtsein vor allem der akademischen Medizin erheblich abgenommen.

Spätestens seit dem 2. Arzneimittelgesetz der Bundesrepublik Deutschland von 1976, das der Phytotherapie den Rang einer „besonderen Therapierichtung" zuweist, und dem Erstarken eines ökologischen Umweltbewußtseins in weiten Kreisen der Bevölkerung hat die Phytotherapie eine Renaissance und neue Wertschätzung erfahren. Der Deutsche Ärzte-Verlag hat sich daher entschlossen, diesem Interesse zu entsprechen und der medizinischen und pharmazeutischen Öffentlichkeit ein Buch dieser Thematik aus der Feder eines Arztes für Pharmakologie, eines Arztes für innere Medizin und eines pharmazeutischen Chemikers anzubieten. Die Autoren haben sich bemüht, die Phytotherapie als naturwissenschaftlich determinierte Disziplin — als Bestandteil der Schulmedizin — darzustellen, ihre Besonderheiten, Möglichkeiten und Grenzen aufzuzeigen und sie allen irrationalen Ballastes zu entkleiden.

Der Präparateteil des Buches konzentriert sich auf Fertigarzneimittel, da Drogen heutzutage höchstens für die Selbstmedikation von Bedeutung sind. Die Prinzipien, die der Auswahl der Fertigarzneimittel zugrunde gelegt wurden, sind in der Einführung dargelegt. Daß nicht alle Darreichungsformen eines Arzneimittels aufgeführt sind, entspricht der ärztlichen Erfahrung des einen Autors. Phytochemische Daten wurden nur für solche Drogen berücksichtigt, die ins Gewicht fallende medizinische Bedeutung besitzen. Deshalb wurden nicht sämtliche den Inhaltsstoffen der Fertigarzneimittel zugrundeliegenden Drogen abgehandelt.

Dem Autor der Abschnitte „Phytochemische Daten" Wilhelm Winkler war es nicht vergönnt, das Erscheinen des Buches zu erleben. Er starb am 19. November 1989. Verlag und Autoren sprechen ihm postum Dank und Anerkennung für seine Arbeit aus, die er trotz schwerer Krankheit vollendet hat.

Die Autoren danken für wissenschaftliche und technische Hilfen den Damen G. El-Kabbani, M. Haupts, M. Kürten und Dr. S. Winkler, ohne deren Mitarbeit das vorliegende Lehrbuch nicht zustande gekommen wäre. Unser Dank gilt auch dem Deutschen Ärzte-Verlag, insbesondere Herrn C. P. Maurenbrecher, für tatkräftige Hilfe und verständnisvolles Eingehen auf unsere Wünsche.

Köln und Höhenkirchen, im Juni 1990

Günther Vogel
Markus Gaisbauer

1
Die Phytotherapie — eine „besondere Therapierichtung“

In der Bundesrepublik Deutschland gilt seit 1976 ein neues Arzneimittelgesetz (AMG), das am 1. 1. 1978 in Kraft getreten ist. Im Gegensatz zu dem vorhergehenden Arzneimittelgesetz von 1961, das lediglich die Registrierung neuer Arzneimittel vorsah, werden neue Arzneimittel entsprechend den Bestimmungen des 2. Arzneimittelgesetzes „zugelassen“. Die Zulassung beinhaltet die Möglichkeit einer materiellen Prüfung durch die zulassende Behörde. Der um die Zulassung nachsuchende pharmazeutische Unternehmer ist gehalten, lückenlose Nachweise über die ständig gleichbleibende Qualität seines Arzneimittels ebenso beizubringen wie den Nachweis der Unbedenklichkeit, der therapeutischen Wirksamkeit bzw. der Bewertung des Nutzen-Risiko-Verhältnisses. Es ist an dieser Stelle nicht der Platz, auf die Fülle von präklinischen und klinischen Untersuchungen einzugehen, die letztlich der Sicherheit und der therapeutischen Wirksamkeit des Arzneimittels dienen. Wie anspruchsvoll heutzutage die Arzneimittelentwicklung geworden ist, mag ein Beispiel erläutern: Von ca. 6000 zur Prüfung auf arzneiliche Wirksamkeit synthetisierten Substanzen wird nur eine einzige ein Arzneimittel sein; die Dauer der Entwicklung eines Arzneimittels wird auf 8 – 12 Jahre verananschlagt, die Entwicklungskosten schwanken zwischen 20 und 300 Millionen DM.

Eines der Ziele des Arzneimittelgesetzes von 1976 (AMG 76) besteht darin, den Arzneimittelmarkt zu vereinheitlichen, d. h. einen Zustand zu schaffen, bei dem ausschließlich Arzneimittel auf dem Markt sind, die den hohen wissenschaftlichen Ansprüchen des AMG 76 genügen. Wie aber soll dieser Zustand erreicht und welchen Regularien sollen die nach dem 1. Arzneimittelgesetz registrierten oder die auf dem Markt befindlichen Arzneimittel unterworfen werden?

Der deutsche Bundestag als Gesetzgeber hat deshalb entsprechend § 25 Abs. 7, AMG 76, vorgesehen, für diese Arzneimittel durch die zuständige Behörde „das wissenschaftliche Erkenntnismaterial durch Kommissionen aufbereiten zu lassen und die Ergebnisse bekanntzumachen“. Das Urteil dieser Kommission betrifft Unbedenklichkeit und Wirksamkeit. Fällt es positiv aus, dann müssen entsprechende präklinische und klinische Untersuchungen nicht durchgeführt bzw. ihre Ergebnisse nicht vorgelegt werden. Diese Regelung wurde getroffen, da es materiell und kapazitiv unmöglich ist, für alle nicht nach neuem Recht zugelassenen Arzneimittel die Fülle der pharmakologischen, toxikologischen, ärztlichen und klinischen Untersuchungen durchzuführen oder durchführen zu lassen.

In § 25 Abs. 7 heißt es weiterhin: „Die Kommissionen werden für bestimmte Anwendungsgebiete, Stoffgruppen oder Therapierichtungen gebildet“. So gibt es zum Beispiel eine Expertenkommission („Aufbereitungskommission“) für die homöopathische und die anthroposophische Therapierichtung sowie — und damit kommen wir zum Kernpunkt der nachstehenden Ausführungen — eine Expertenkommission für die phytotherapeutische Therapierichtung und deren Stoffklassen. Am Rande sei bemerkt, daß diese Expertenkommissionen nicht nur das wissenschaftliche Erkenntnismaterial „aufzubereiten“ haben, sondern daß sie auch als sogenannte Zulassungskommissionen tätig sind. Bei Zulassungsanträgen können sie der Behörde beratend zur Seite stehen.

1.1
Klärung der Begriffe

Was bedeutet der Begriff „Phytotherapie“ und inwiefern wird die Phytotherapie als „besondere Therapierichtung“ von der übrigen Pharmakotherapie — auch als Chemotherapie gekennzeichnet — abgegrenzt? Versuchen wir zunächst die Begriffe Phytotherapie und Phytotherapeutikum (identisch mit Phytopharmakon) zu definieren.

Phytotherapie ist zunächst ganz einfach Pharmakotherapie mit Pflanzeninhaltsstoffen.

Der Versuch, den Begriff Phytotherapeutikum abzugrenzen, ist wesentlich schwieriger. So existiert z. B. eine Definition (R. F. Weiss), wonach alle von Pflanzen abstammenden Substanzen Phytotherapeutika seien, also auch Antibiotika und pflanzliche Monosubstanzen wie Morphin, Codein, Atropin, Digitoxin oder Digoxin. Diese Definition wird jedoch weithin als zu umfassend empfunden, da im medizinischen Sprachgebrauch „Antibiotika und Monosubstanzen pflanzlichen Ursprungs" nicht unter den Begriff des Phytopharmakons fallen.

Wesentlich näher dem üblichen medizinischen Sprachgebrauch kommt die Definition: „Phytopharmaka sind Mehrstoffgemische pflanzlichen Ursprungs."

Von G. Vogel stammt der Vorschlag: „Phytopharmaka sind mehr oder weniger, bezüglich des Wirkstoffes oder der Wirkstoffe angereicherte Präparationen aus Pflanzen oder getrockneten Drogen pflanzlicher Herkunft, die neben den Wirkstoffen noch Begleitstoffe — sie mögen Wirksamkeit entfalten oder nicht — enthalten." Die Einstufung der Phytotherpaie als „besondere Therapierichtung" ist zumindest im deutschen Sprachgebiet von Belang, da die für die Phytotherapie zuständige Sachverständigenkommission ihrer Semantik die letztgenannte Definition zugrunde legt.

1.2 „Schnullerpharmakologie" als Weg zur Heilpflanzenfindung

Betrachtet man die geschichtlichen Entwicklungen der Medizin und Pharmazie im Allgemeinen und der Pharmakotherapie im Besonderen, dann dürfte die Therapie mit Heilpflanzen sozusagen der Quellpunkt der rational begründeten wissenschaftlichen Pharmakotherapie sein. In diesem Zusammenhang erhebt sich die Frage, durch welche Methoden frühere Generationen Kenntnis von der Heilkraft bestimmter Pflanzen erhalten haben. Am wahrscheinlichsten ist die Hypothese, wonach der Genuß bestimmter Pflanzen zu mehr oder weniger schweren Vergiftungserscheinungen geführt hat, was zunächst ein Fingerzeig für die Wirksamkeit einer Pflanze allgemein gewesen sein mag. Späteres „Herumprobieren" mit verschiedenen Präparationen dieser Pflanzen in verschiedenen Dosierungen kann dann zur Kenntnis bestimmter Heilwirkungen geführt haben. Der Grazer Pharmakologe Lembeck hat einmal scherzhaft vom Prinzip der „Schnullerpharmakologie" gesprochen. Als typisches Beispiel, wie „volksmedizinische Beobachtungen" letztendlich zur Entwicklung hochwirksamer und auch heute noch unentbehrlicher Phytopharmaka geführt haben, sei auf die Digitalis purpurea und die klassische Publikation von William Withering aus dem Jahre 1785 verwiesen.

1.3 Ist eine Sonderstellung der Phytotherapie gerechtfertigt?

Wenn also die Therapie unserer Vorfahren mit Pflanzeninhaltsstoffen sozusagen der Ausgangspunkt der wissenschaftlich begründeten Pharmakotherapie ist, wieso wird dann die Phytotherapie als „besondere Therapierichtung" von der übrigen Pharmakotherapie aus- und abgegrenzt? Dies hat vermutlich zwei Gründe.

Der eine Grund liegt darin, daß typische Phytopharmaka in der Tat besondere therapeutische Eigenschaften entwickeln können — nicht entwickeln müssen —, die sie von z. B. stark wirkenden, der chemischen Synthese entstammenden Substanzen unterscheiden lassen.

Der zweite Grund, warum der Phytotherapie der Rang einer besonderen Therapierichtung zuerkannt wird, dürfte ideologischer Natur sein und insbesondere in der deutschen Naturphilosophie des 19. Jahrhunderts wurzeln. Durch das gesamte 19. Jahrhundert hindurch und bis in den Beginn des 20. Jahrhunderts wogte der Streit der Meinungen über das Wesen des Anorganischen und des Organischen hin und her. Die eine Denkrichtung, die des Mechanismus oder Materialismus — als Symbolfigur sei der Leipziger Physiologe Carl Ludwig (1816–1895) genannt — geht von der Prämisse aus, daß zwischen anorganischer und organischer Natur kein grundsätzlicher Unterschied besteht, und daß auch organisches Leben prinzipiell nach den Gesetzen der sogenannten exakten Naturwissenschaft, Physik und Chemie, funktioniert. Demgegenüber schrieben die Vitalisten — als Symbolfigur sei der Breslauer Physiologe R. Heidenhain (1834–1897) genannt — der lebenden Substanz eine Seinsqualität besonderer Art zu, die der anorganischen Welt grundsätzlich fehle. Diese besondere Seinsqualität versuchte man als Zielgerichtetheit, Entelechie oder teleologisches Verhalten zu charakterisieren.

Unterschwellig wirkt dieser Meinungsstreit auch heute noch, übertragen auf therapeutische Prinzipien, in dem Sinne, daß „ein Gefühl vorhanden ist“, wonach ein Pharmakon aus der Pflanze dem Lebewesen Mensch adäquater sei als z. B. eine erst vor wenigen Jahren völlig neu synthetisierte Substanz, die es in der Geschichte dieses Globus noch niemals gegeben hat, z. B. Thalidomid. Hinzu kommt eine zwar nie bewiesene Hypothese, der man jedoch einen gewissen Wahrscheinlichkeitsgehalt nicht absprechen kann: Wenn die Gattung Homo sapiens zwischen zwei und vier Millionen Jahre alt ist, hat sie über diesen langen Zeitraum Gelegenheit gehabt, sich an Pflanzen zu „adaptieren“, so daß deren therapeutische Anwendung zu weniger starken Nebenwirkungen führt, als dies ohne Adaptation möglich wäre. Die Hypothese berücksichtigt jedoch nicht, daß es nicht nur Heil-, sondern auch ausgesprochene Giftpflanzen gibt, die in der Tat nichts als giftig sind. Es ist z. B. sehr unwahrscheinlich, daß der heutige Mensch weniger empfindlich auf die Gifte des grünen Knollenblätterpilzes reagiert, als dies der Neandertaler getan hat. Zieht man des weiteren die psychische Situation des Durchschnittsbürgers der sogenannten entwickelten Industriestaaten in Betracht, so muß man — ob zu Recht oder zu Unrecht bestehend — angesichts der immer komplizierter werdenden Lebensumstände, die der Durchschnittsbürger unmöglich noch verstehen und beurteilen kann, eine zunehmende Skepsis gegenüber der Technik und der ihr zugrundeliegenden Naturwissenschaften feststellen. Es liegt sozusagen ein Hauch der Rousseauschen Maxime „Zurück zur Natur“ in der Luft. Dies hat z. B. die französische Arzneimittelzulassungskommission in ihrem Bericht für die Jahre 1981–82 mit folgender, fast klassischer Formulierung belegt: „Angesichts der starken Arzneimittel, deren Wirksamkeit außer Zweifel steht, die aber zum Teil nicht unerhebliche Anwendungsrisiken in sich bergen, wendet sich eine zunehmend an Bedeutung gewinnende medizinischtherapeutische Strömung der Entwicklung „milder“ Therapeutika zu. Letztere umfassen auch Medikamente, deren Verordnung oftmals eine lange Tradition hat. Die Anwendung dieser Arzneimittel durch die Ärzteschaft verbreitet sich rapide, und in den Fakultäten werden bereits besondere Lehrmöglichkeiten geschaffen. Die Arzneimittelzulassungskommission kann diesen weltweiten Trend nicht ignorieren.“ (Ministerium für soziale Angelegenheiten und nationale Solidarität, Gesundheitswesen — Amtliche Mitteilungen und Bekanntmachungen. Klasse SP 2 253, Text Nr. 4483, Classification SP 2 253, No. du texte 4483).

1.4 Zum Wirksamkeitsnachweis von Phytopharmaka

Nun ist die derzeitige Situation der Phytotherapie keineswegs so, daß sie eine positiv herausgehobene Stellung unter den Möglichkeiten der Pharmakotherapie besitzt. In Wirklichkeit ist ihre Situation eher benachteiligt.

Die hauptsächlichen Vorwürfe, die gegenüber der Phytotherapie ins Feld geführt werden, sind mangelnde oder jedenfalls unzureichende oder unzureichend belegte Wirksamkeit sowie ungleichmäßige Zusammensetzung der Präparate, da die Pflanze ein lebendiges Wesen und damit variablen Umweltbedingungen ausgesetzt ist. Der Vorwurf der mangelnden Wirksamkeit oder des unzureichenden Wirksamkeitsnachweises beruht auf einigen wissenschaftstheoretischen Prämissen. Wenn man sehr strenge Maßstäbe anlegt, kann als einwandfreier, wissenschaftlich valider Wirksamkeitsnachweis nur der sogenannte Doppelblindversuch gelten, d.h. ein therapeutischer Versuch, bei dem weder der behandelnde Arzt noch der in Behandlung befindliche Patient wissen, wer das Verum (wirksame Prüfsubstanz) und wer das Placebo (unwirksame Scheinsubstanz) erhält. Der Doppelblindversuch soll mögliche psychische Einflüsse auf den therapeutischen Effekt ausschalten. Als Kriterien der therapeutischen Wirksamkeit gelten in dieser Versuchsanordnung fast ausschließlich sogenannte „harte Parameter", d.h. Parameter der Apparate- und der Laboratoriumsmedizin. Aussagen des Patienten zu seiner subjektiven Befindlichkeit gelten als unerheblich.

Das „Dogma" von der alleinigen Gültigkeit des Doppelblindversuchs kann jedoch aus vielen Gründen in dieser Form nicht aufrechterhalten werden. Zum einen ist der Doppelblindversuch bei starkwirkenden Arzneimitteln überflüssig, zum anderen gibt es nicht genügend medizinische Einrichtungen, in denen der Doppelblindversuch praktiziert werden kann, und zum dritten gibt es viele Krankheiten besonders ernster Natur, für die sich der Doppelblindversuch aus ethischen Gründen verbietet. Dem „Dogma" von der alleinigen Gültigkeit des Doppelblindversuchs liegt zudem ein völlig einseitiges, und man möchte sagen inhumanes Bild vom Menschen zugrunde. Im Doppelblindversuch und den ihm verwandten kontrollierten klinischen Untersuchungen wird von einem rein materialistischen Menschenbild ausgegangen. Das hochkomplizierte Wesen Mensch wird als ein raffiniert organisiertes Gebilde von Zellen, Zellorganellen, Molekülen und Atomen aufgefaßt, in das zu therapeutischen Zwecken andere Moleküle eingebracht werden mit dem Ziel, molekulare Fehlreaktionen zu korrigieren oder zu normalisieren. In diesem Bild vom Menschen wird die psychische Dimension völlig ausgeklammert. Ohne auf das Verhältnis von Physis und Psyche näher eingehen zu wollen, ist festzuhalten, daß das Leib-Seele-Problem bzw. die gegenseitige Verknüpfung von Leib und Seele für den menschlichen Geist noch immer unverständlich ist, obwohl es eine Binsenwahrheit darstellt, daß eine solche Verknüpfung existiert. Wahrscheinlich verhält sich unser Bild vom Menschen als Leib-Seele-Einheit deshalb komplementär, weil unser Erkenntnisvermögen derart konstruiert ist, daß wir das Wesen des Menschen entweder nur von der materiellen Dimension oder nur von der seelischen Dimension erleben können. Wer sich diesen Standpunkt zu eigen macht, muß zu der Schlußfolgerung kommen, daß seelische Phänomene wie Empfindungen und Wahrnehmungen genauso real sind wie z.B. die Bewegungen von Kalzium im Herzmuskel bei dessen Kontraktion. Daraus folgt: Für die Beurteilung der Wirksamkeit jedes Pharmakons, vor allem solcher, die die Befindlichkeit des Patienten beeinflussen, ist den subjektiven Aussagen des Patienten mindestens der gleiche Realitätsrang zuzuerkennen wie chemischen oder physikalischen Meßgrößen. Der erfahrene Arzt wird sich in seinen therapeutischen Maßnahmen eben eher nach den stenokardischen Beschwerden des Patienten als nach dem Nitratspiegel richten.

1.5 Medizinische Besonderheiten von Phytopharmaka

Diese Vormerkungen waren nötig, um den Fragen nach der Wirksamkeit von Phytopharmaka eine adäquate Antwort erteilen zu können. Die medizinische Bedeutung der Phytopharmaka liegt weniger in der Behandlung schwerer akuter Erkrankungen als vielmehr in den chronischen Erkrankungen, die nicht einer klinischen Behandlung bedürfen sowie in einer Bekämpfung der vielen Mißhelligkeiten und Mißbefindlichkeiten des Alltags. Die meisten Phytopharmaka haben weniger Nebenwirkungen als Synthetika oder Chemotherapeutika. Sie wirken häufig erst nach längerem Gebrauch, ihre Wirkung ist vergleichsweise mild und relativ weniger spektakulär. Der tierexperimentell arbeitende Pharmakologe kann sehr häufig aus dem Vergiftungsbild nicht auf den Wirkort schließen, da Angriffspunkt und Wirkort nach Zufuhr toxischer Dosen nicht die gleichen sind wie nach Zufuhr therapeutischer Dosen. Die therapeutische Breite der meisten Phytopharmaka ist groß, ihre Dosis-Wirkungs-Geraden verlaufen häufig flach, so daß innerhalb eines bestimmten Bereiches Änderungen der Dosen eine relativ geringe

Änderung der Wirkungen nach sich ziehen. Unter den Phytopharmaka gibt es zweifellos solche, z. B. starkwirkende, die wegen der Sicherheit der Dosierung und der geringen therapeutischen Breite am besten als Monosubstanzen Anwendung finden. Es gibt jedoch auch solche, für die mit hoher Wahrscheinlichkeit anzunehmen ist, daß sie nur „im Verbund", also im Sinne einer synergistischen Wirkung mehrerer Einzelsubstanzen, wirken. Es ist demnach unangebracht, der Phytotherapie mit dogmatischer Einseitigkeit entgegenzutreten, vielmehr müssen die Besonderheiten jedes einzelnen Phytotherapeutikums pragmatisch berücksichtigt werden.

Der Pharmakologe Hans Haas (1983) hat in seinem Lehrbuch die Gründe zusammengefaßt, die für die Verwendung eines Phytopharmakons im Sinne einer Mischung mehrerer Stoffe sprechen können. So kann ein Extraktpräparat vorzuziehen sein, wenn der für die Wirksamkeit einer Pflanze verantwortliche Inhaltsstoff noch nicht bekannt ist. Oder der Wirkstoff ist zwar bekannt, kann aber nur unter erheblicher und dazu nutzloser Verteuerung isoliert werden. Oder der Wirkstoff ist in isolierter Form zersetzlich. Oder die Wirksamkeit wohnt nur der frischen Pflanze inne und geht bereits beim Trocknen verloren. Der Einsatz eines Extraktpräparates kann weiterhin begründet sein, wenn die Wirksamkeit auf Kombinationseffekten (synergistische Wirkung) beruht oder dank solcher verbessert wird, wenn die Nebenwirkungen geringer sind als bei Anwendung des reinen Wirkstoffes oder wenn bestimmte Synthetika oder Reinstoffe nicht vertragen werden oder infolge Gewöhnung keine Wirksamkeit mehr zeigen. Ein weiterer Grund für den Einsatz eines Extraktpräparates kann gegeben sein, wenn ein Wirkstoff in isolierter Form wegen Unlöslichkeit oder schlechter Resorbierbarkeit ungünstiger ist als in natürlicher Kombination mit den sogenannten Ballaststoffen bzw. wenn die therapeutische Breite eines Wirkstoffes in der Kombination als Folge von Resorptionsverlangsamungen (Depot-Effekt) größer ist als in reiner Form.

Was die quantitative Bedeutung von Phytopharmaka anlangt, so muß man zunächst einmal — bei grob vereinfachender Betrachtungsweise — zwischen drei verschiedenen Kategorien von Heilpflanzen bzw. Drogen unterscheiden:

— Zum ersten gibt es solche, bei denen der Wirkstoff oder die Wirkstoffe bekannt sind und die chemisch auf den Wirkstoff standardisiert werden können.
— Zum zweiten gibt es Drogen, deren Wirksamkeit gesichert ist, für die aber die Wirkstoffe nicht bekannt sind.
— Zum dritten gibt es Heilpflanzen, denen im objektiven Sinne eine Wirksamkeit fehlt, deren Wirksamkeit also nicht über die eines Placebos hinausgeht und deren Heilanspruch etwa noch aus der Signaturenlehre hervorgegangen ist.

Die Zahl der im deutschen Sprachgebiet industriell verwerteten Heilpflanzen dürfte 250 nicht überschreiten, darunter sind sicher auch solche, deren Wirksamkeit mit Recht angezweifelt wird. Die verhältnismäßig große Zahl von Drogen, für die valide Wirksamkeitsnachweise nicht — zumindest nicht im Sinne kontrollierter Studien — vorliegen, erklärt sich dadurch, daß sich das Interesse der klinischen Medizin besonders nach dem 2. Weltkrieg von der Heilpflanze nahezu völlig abgewandt hat. Während unter dem Einfluß moderner chemisch-analytischer Verfahren unsere Kenntnisse der Phytochemie von Heilpflanzen geradezu explosionsartig zugenommen haben, fehlen tierexperimentelle und ärztlich-klinische Untersuchungen mit Phytopharmaka vom Extrakttyp nahezu vollständig. Dies hat einmal einen Grund darin, daß der experimentell arbeitende Pharmakologe aus Gründen der methodischen Übersichtlichkeit nach dem Prinzip „Eine Ursache ergibt eine Wirkung" arbeiten möchte, d. h. er muß die Zahl der Variabeln in einer Versuchsanordnung möglichst klein halten. Dem Kliniker wiederum ist wichtig, daß für die genannten Phytopharmaka vom Extrakttyp eine exakte Pharmakokinetik grundsätzlich nicht erarbeitet werden kann. Bestenfalls können Daten einer sogenannten „Wirkkinetik" semiquantitativ gemessen werden. Man kann in etwa den Zeitpunkt des Wirkungseintrittes, die Dauer der Wirkung und die Geschwindigkeit ihres Abklingens approximativ, jedoch nicht exakt bestimmen. Wir sind deshalb bei der Beurteilung von Phytopharmaka zu einem wesentlichen Teil auf die „ärztliche Erfahrung“ angewiesen, auch wenn diese nicht schriftlich dokumentiert und quantifizierbar ist.

Wie eingangs bereits ausgeführt, eignen sich Phytopharmaka vorwiegend für die Klientel des niedergelassenen Arztes. Eine Auswertung der Roten Liste, des Spezialitätenverzeichnisses der im Bundesverband der Pharmazeutischen Industrie zusammengefaßten pharmazeutischen Firmen, ergibt, daß Phytopharmaka vorwiegend bei den nachstehend aufgeführten Indikationen zur Verwendung kommen als:
- Antihypertonika
- Antitussiva/Expektorantia
- Bronchospasmolytika/Sekretolytika
- Cholagoga/Gallenwegstherapeutika
- Hypnotika/Sedativa
- Kardiaka
- Lebertherapeutika
- Magen- und Darmmittel
- Roborantia/Tonika
- Venenmittel.

Im deutschen Sprachgebiet sind ca. 400 Drogen in medizinischem Gebrauch (die Zahl von 250 Drogen bezieht sich auf die industriell verwerteten). Auf die Heilpflanzen mit Hauptwirkung auf den Verdauungstrakt entfallen nahezu 100. Für einen Teil der letztgenannten Heilpflanzen ist der Übergang zwischen Medizinal- und Gewürzpflanzen fließend. Sind z. B. Kümmel, Anis, Fenchel, Pfefferminz und Ingwer primär Carminativa oder Gewürzpflanzen? Die zahlenmäßig nächstfolgende Gruppe von Heilpflanzen ist die mit Wirkung auf den Respirationstrakt.

Ungewöhnlich vielen Heilpflanzen wird eine diuretische Wirkung nachgesagt. Bei der Beurteilung eines möglichen harntreibenden Effektes ist allerdings außerordentliche Zurückhaltung am Platze. Pflanzen mit einer echten natriuretischen und in der Folge diuretischen Wirkung durch Hemmung der Na^+-Reabsorption oder des tubulären Cl^--Transportes sind nicht bekannt.

Die ätherischen Öle aus Wacholderbeeren führen zwar im Tierexperiment zu einer sicheren Vermehrung der ausgeschiedenen Harnmenge, jedoch ist die therapeutische Breite dieser Öle derart gering, daß sie als Monofraktion nicht Verwendung finden können. Außerdem ist der Verdacht nicht von der Hand zu weisen, daß die Mehrausscheidung von Harn nach Zufuhr der Wacholderbeeröle durch eine Schädigung der Tubulusepithelien zustande kommt, analog dem Wirkmechanismus der früher verwendeten Quecksilber-Diuretika. Nach den Erfahrungen eines der Verfasser (G. Vogel) beruht der diuretische Effekt geeigneter Zubereitungen aus Pflanzen im allgemeinen auf ihrem hohen Kaliumgehalt.

Zu den Besonderheiten der Phytopharmaka als Fertigarzneimittel gehört, daß sie meist nicht auf einer einzigen Droge oder Heilpflanze basieren, sondern als Kombinationspräparate angeboten werden. Bei der Beurteilung des therapeutischen Wertes solcher Kombinationspräparate sollten folgende Gesichtspunkte eine Rolle spielen:
- Jeder Kombinationspartner sollte zur Wirksamkeit oder positiven Beurteilung des Präparates beitragen und eines oder mehrere Symptome eines umfassenden Syndroms abdecken.
- Die Kombinationspartner sollten fernerhin angemessen dosiert sein.

Diese Forderungen schließen im allgemeinen Kombinationspräparate mit mehr als 4–5 Kombinationspartnern von einer positiven Beurteilung aus. Trotz des in der akademischen Medizin derzeit unübersehbaren Trends, nach Möglichkeit nur Monopräparate zu verordnen, wird der niedergelassene Arzt für seine ambulante Klientel auf Kombinationspräparate nicht verzichten wollen und können. Gründe für eine positive Beurteilung von Kombinationen sind unter anderem das Vorliegen einer additiven synergistischen Wirkung der Kombinationspartner mit verschiedenen Angriffspunkten, eine mögliche „überadditive“ Wirkung der Kombination gegenüber den Wirkungen der einzelnen Kombinationspartner oder eine Verringerung möglicher Nebenwirkungen der einzelnen Kombinationspartner. Praktische Gründe, die für eine Verordnung von Kombinationspräparaten sprechen, können z. B. in einer Verringerung der Einnahmefrequenz und damit in einer Verbesserung des Verhaltens der Patienten bezüglich der Einnahme der Arzneimittel (Patientencompliance) sowie in einer Vereinfachung des Dosierungsschemas liegen.

Unter allen Umständen sollte beachtet werden, daß bei Kombinationspräparaten die Regel „Viel hilft viel" keine Gültigkeit hat. Je mehr Kombinationspartner ein Präparat enthält, um so bedenklicher wird die Unterdosierung jedes einzelnen arzneilich wirkenden Stoffes.

Ebenso wie die Frage der Kombinationspräparate eine Fülle von Problemen beinhaltet, trifft dies für jene Phytopharmaka zu, die keinen heilenden, sondern einen vorbeugenden Indikationsanspruch erheben. Der klassische Fall von Arzneimitteln mit vorbeugender Wirkung sind die Impfstoffe, von denen jedoch keiner der Kategorie Phytopharmaka zuzurechnen ist. Ihre Wirksamkeit ist im allgemeinen durch die Medizinalstatistik leicht nachzuweisen. Unter den Phytopharmaka gibt es einige, die — nach dem heutigen Stand unseres Wissens — über eine unspezifische Stimulation des Immunsystems wirken. Hierzu gehören Präparationen aus dem Sonnenhut (Echinacea purpurea resp. angustifolia), möglicherweise auch Präparationen aus Panex ginseng und Eleutherococcus, also aus den sogenannten adaptogenen Drogen. Inwieweit bestimmte Phytopharmaka z. B. die Entwicklung einer Atheromatose oder einer benignen Prostatahyperplasie verlangsamen und damit „prophylaktisch" wirken können, ist eine Frage der Definition dessen, was Therapie und was Prophylaxe ist und wo die Grenze zwischen beiden gezogen werden muß. Da jedoch die meisten „Prophylaktika" der Selbstmedikation vorbehalten sind und ein Wirksamkeitsnachweis im Sinne einer kontrollierten Studie für der Selbstmedikation vorbehaltene Prophylaktika nahezu unmöglich ist, soll diese Problematik hier nicht vertieft werden.

In den Abschnitten zu den phytochemischen Daten wird auf medizinisch nutzbare Stammpflanzen aufmerksam gemacht, die jedoch nicht der Gewinnung von Phytopharmaka (Mehrstoffgemische vom Extrakttyp) dienen, sondern vielmehr Rohstoff für die Gewinnung von reinen und zum Teil hochwirksamen Monosubstanzen sind. So wird z. B. aus dem Cocastrauch das Kokain gewonnen, die Mutter der Lokalanästhetika und vieler Antiarrhythmika. Aus der Rinde des Chinabaumes wurden Chinin und Chinidin isoliert, Modellsubstanzen für Antiarrhythmika und fiebersenkende Arzneimittel. Gesamtauszüge aus der Mutterkorndroge Secale cornutum werden als solche in der klinischen Medizin deshalb nicht mehr angewandt, weil sie Alkaloide mit zum Teil völlig entgegengesetzt gerichteten Wirkungsspektren enthalten. Die Alkaloide als Monosubstanzen sind jedoch nach wie vor wertvolle Arzneimittel. Aus Vinca rosea lassen sich die hochwirksamen Zytostatika Vincristin und Vinblastin gewinnen, die wegen der geringen therapeutischen Breite und wegen der Notwendigkeit einer genauen individuellen Dosierung nicht als Extrakt verwendet werden können. Auch Extrakte aus Vinca minor sind bei der Behandlung der zentralnervösen vaskulär bedingten Insuffizienz der Reinsubstanz Vincamin gewichen. Zumindest schwerere Herzmuskelinsuffizienzen sollten nicht mit Arzneimitteln vom Extrakttyp, sondern z. B. mit den Monosubstanzen Digitoxin aus Digitalis purpurea oder Digoxin aus Digitalis lanata wegen der höheren Arzneimittelsicherheit und der Möglichkeit Anwendung finden, exakt kontrollierbare, individuell angepaßte Therapieschemata zu entwickeln. Obwohl z. B. der Gesamtauszug aus dem Schlafmohn bei der Behandlung bestimmter Formen endogener Depressionen ein anderes Wirkungsspektrum besitzt als die Einzelalkaloide, kann infolge der Entwicklung moderner Psychopharmaka auf seinen Einsatz in der Therapie heute verzichtet werden.

Die Inhaltsstoffe der genannten und anderer Stammpflanzen spielen heute noch entweder eine Rolle als Rohstoff für die Gewinnung von Monosubstanzen oder sie haben in der Vergangenheit vielfach eine Kaskade halb- oder vollsynthetischer Neuentwicklungen auf dem Arzneimittelsektor angestoßen. Angesichts der Tatsache, daß die Pflanzenwelt, vor allem der tropischen Regenwälder Zentralafrikas oder Südamerikas bisher nur zu einem geringen Teil auf giftige oder therapeutisch verwendbare Inhaltsstoffe durchforscht worden ist, kann damit gerechnet werden, daß durch neue Kenntnisse auf diesem Gebiet die wissenschaftlich fundierte medizinische und pharmazeutische Forschung neue Impulse erhält. Demgegenüber ist es unwahrscheinlich, daß uns die Pflanzenwelt unseres alten, übervölkerten und weitgehend seines natürlichen Charakters beraubten Kontinents, neue Heilpflanzen von Bedeutung schenken wird.

Zum Schluß noch eine Randbemerkung: Viele Phytopharmaka enthalten Präparationen aus Drogen ohne arzneiliche Wirksamkeit. Die Hersteller solcher Kombinationspräparate haben arzneilich unwirksame Drogen oder Drogenpräparationen ihren Arzneimitteln als „Schönungsdrogen" beigegeben. Darunter versteht man solche, die Farbe, Geruch oder Geschmack des Fertigarzneimittels so beeinflussen, daß der Patient das Arzneimittel mit mehr Sympathie aufnimmt. So heißt es doch in einem bekannten Kinderbuch aus dem 19. Jahrhundert („Der Struwwelpeter" von Dr. H. Hoffmann:) „... und der Herr Doktor sitzt dabei und gibt ihm bitt're Arzenei". Die Meinung ist zwar weitverbreitet, daß zum Begriff des Arzneimittels der unangenehme Geruch oder Geschmack gehöre, aber besonders für Arzneimittel, die von Kindern genommen werden, gilt diese Regel sicher nicht oder nur mit großen Einschränkungen. Für sogenannte Schönungsdrogen ist also ein Nachweis der nutzbaren Wirkung nicht notwendig. Gefordert werden sollte indes der Nachweis der fehlenden Toxizität, also der Unbedenklichkeit.

Jede Droge, jede Arznei, jede therapeutische Handlung, ja jede mit dem Patienten in Berührung kommende therapeutisch tätige Person (Arzt, Schwester), hat einen wie immer gearteten „magischen" Einfluß auf die Psyche des Patienten und damit auf dessen Befinden und möglicherweise auch auf die Erkrankung selbst. Nicht umsonst ist der Ausdruck „Droge Arzt" nachgerade ein Terminus technicus. In der heutigen Zeit, da weite Kreise unserer Bevölkerung der Apparatemedizin, der „Drei-Minuten-Beratung" und der Chemotherapie mit Skepsis bis Abneigung gegenüberstehen, muß die emotionale Hinwendung zu den pflanzlichen Arzneimitteln als Produkten der belebten Natur im Sinne eines positiven Elementes gewertet werden, das dem therapeutischen Erfolg entgegenkommt und ihn fördert.

Inwieweit diese positive emotionale Hinwendung ein kurzes, ein länger anhaltendes oder ein bleibendes Phänomen sein wird, kann nur die zukünftige Entwicklung lehren.

Zu der Auswahl der vorgeschlagenen Phytopharmaka ist anzumerken: Bei Fertigarzneimitteln haben wir uns bemüht, solche Präparate herauszusuchen, die im pharmazeutischen Markt der jeweiligen Indikation eine herausragende Stellung einnehmen. Kriterium war die Zahl der in Apotheken verkauften Packungen. Nicht erfaßt wurden dabei die typischen frei verkäuflichen (OTC-Produkte), wie sie auch in Reformhäusern, Drogerien, Bio- und Kräuterläden für die Selbstmedikation angeboten werden. Weiterhin wurden bei ethischen Präparaten jene Kombinationsarzneimittel nicht berücksichtigt, die mehr als 5 Kombinationspartner enthalten, da nicht zu erwarten ist, daß nach dem Ablaufen der Frist zur Nachzulassung bisher fiktiv zugelassener Altspezialitäten derartige Kombinationsarzneimittel in unveränderter Form weiter verfügbar sein werden.

Bezüglich des Präparateteiles ist noch auf folgenden — zeitbedingten — Umstand aufmerksam zu machen: Die Rezepturen der angeführten Fertigarzneimittel entsprechen dem Stand von 1988/89. Im Zuge der Nachzulassung bisher fiktiv zugelassener Altarzneimittel, bedingt durch die 4. Novelle zum 2. Arzneimittelgesetz, haben sich einige Rezepturen zum Zeitpunkt des Erscheinens dieses Lehrbuches geändert bzw. werden sich in absehbarer Zukunft ändern. Die Autoren bitten bei der Benutzung des Lehrbuches, diesem Umstand Rechnung zu tragen.

Die Empfehlungen zur Anwendung von Medizinaltees sind entweder dem Buch „Teedrogen" von M. Wichtl (1984) oder den „Standard-Zulassungen für Fertigarzneimittel" von R. Braun (1988) entnommen. Im übrigen entsprechen die therapeutischen Empfehlungen der langjährigen einschlägigen ärztlich-klinischen Erfahrung eines der Verfasser (M. Gaisbauer). „Hinweise für die Teeverordnung" finden sich im Anhang.

2
Pflanzliche Arzneimittel zur Behandlung von Atemwegserkrankungen, insbesondere Expektorantia und Antitussiva

Expektorantia sind Substanzen, die die Bronchial- bzw. Trachealsekretion steigern, das Sekret verflüssigen und direkt oder indirekt seinen Transport fördern und beschleunigen.

Unter Antitussiva im engeren Sinne versteht man Substanzen, die die Erregbarkeit des Hustenzentrums herabsetzen. Andere Substanzen wirken über eine Herabsetzung der Empfindlichkeit reflexogener peripherer Zonen.

2.1
Pathophysiologische Grundlagen

Um die unterschiedlichen Wirkungsmechanismen vor allem der Expektorantia zu verstehen, sind einige Vorbemerkungen zur Physiologie und Pathophysiologie der Atemwege angebracht.

Die Bronchien und die Trachea sind mit einem Epithel ausgekleidet, dessen Becherzellen fortlaufend Schleim produzieren. Weitere Zellen tragen Flimmerhärchen (Zilien), durch deren oral gerichtete Bewegung der Schleim über den Kehlkopf in den Rachen und in die Mundhöhle transportiert wird, von wo er unter physiologischen Bedingungen im allgemeinen verschluckt wird. Der Sinn dieses „ziliaren Förderbandes" besteht in dem Abtransport von Fremdkörperpartikeln, die größer als 2 µm sind. Der Flimmerstrom befördert die mit der Atemluft aufgenommenen Fremdkörperchen mit einer Geschwindigkeit von ca. 16 mm/min oralwärts.

Ein zusätzlicher Mechanismus zur Eliminierung des Tracheal- bzw. Bronchialschleimes sowie der darin gebundenen Fremdkörper ist durch den Hustenreflex gegeben. Durch mechanische, chemische oder auch thermische Reizung von Nervenendigungen kann der Hustenreflex ausgelöst werden. Die empfindlichsten Partien zu seiner Auslösung befinden sich an der Rückwand der Trachea und im Gebiet der Bifurkation. Jedoch kann der Hustenreflex auch durch mechanische Reizung z. B. der Pleura oder durch raumbeengende Prozesse innerhalb des Lungenparenchyms (Tumoren) ausgelöst werden. Der afferente Schenkel des Reflexbogens besteht aus sensorischen Fasern des X. Hirnnerven, der die neuralen Impulse zum medullären Hustenzentrum leitet. Nach Umschaltung auf den efferenten Teil des Reflexbogens laufen motorische Impulse über den N. phrenicus zum Zwerchfell bzw. zu der Interkostalmuskulatur. Bei zunächst geschlossener Glottis erfolgt Anspannung aller Exspirationsmuskeln, nach Öffnung der Glottis wird Luft mit hoher Geschwindigkeit aus den Atemwegen ausgestoßen. Die Geschwindigkeit des Ausatmungsstoßes beträgt in der Trachea und den großen Bronchien ca. 15 – 35 m/sec, so daß Tracheal- und Bronchialschleim mitgerissen werden kann. Die Frage, ob es ein umschriebenes medulläres Hustenzentrum gibt oder ob verschiedene an der Atmung beteiligte Zentren bei einem Hustenakt integrativ zusammenwirken, ist derzeit noch nicht entschieden (vgl. Abb. 2.1).

2.2
Zentralwirksame Hustenreflexblocker

Eine Indikation zur Anwendung eines zentralwirksamen Antitussivums ist immer dann gegeben, wenn ein schmerzhafter Reizhusten vorliegt und eine Expektoration von Schleim kaum stattfindet. Das gilt beispielsweise bei entzündlichen Prozessen der Lunge, bei neoplastischen Lungenveränderungen oder bei trockenen Schleimhäuten. In solchen Fällen sind Hustenanfälle biologisch sinnlos, sie belasten den Patienten unnötig und sind daher zu bekämpfen.

Codein, der Methyläther des Morphins, ist der Prototyp eines Antitussivums sensu strictiori. Da Codein im Opium nur in geringer Konzentration enthalten ist, wird es heute partialsynthetisch durch Methylierung von Morphin gewonnen. Medizinische Verwendung findet in erster Linie das wasserlösliche Codeinphosphat. Die Hauptwirkung von Codein besteht in einer Herabsetzung der Erregbarkeit des Hustenzentrums bei nur geringer Beeinflussung des Atemzentrums. In höheren Dosen, ab ca. 60 mg, entfaltet Codein auch einen analgetischen Effekt.

Die enterale Resorptionsquote von Codein bzw. Codeinphosphat beträgt 60 – 70 %. Der hauptsächliche Ort der Metabolisierung ist die Leber, jedoch erfolgen Metabolisierung und Elimination langsam. Im Harn sind z. B. Codein und seine Metabolisierungsprodukte noch 72 Stunden nach Applikation nachweisbar.

Nach Zufuhr von Codein — unabhängig von der Applikationsart — tritt die Wirkung innerhalb von 30 min ein, das Wirkungsmaximum ist in der Regel nach 1 – 2 Stunden erreicht. Die Wirkung kann bis zu 6 Stunden anhalten.

Die übliche therapeutische Dosis für Erwachsene und Jugendliche über 15 Jahre liegt bei 3 – 5 mal täglich 30 mg. Säuglinge erhalten 1 – 3 mg, Kinder von 1 – 6 Jahren 3 – 10 mg und Kinder von 7 – 14 Jahren 10 – 20 mg.

Bei chronischer Obstipation sollte Codein nicht über längere Zeit verabfolgt werden. Unerwünschte Wirkungen sind selten, doch wurden gelegentlich Übelkeit, Brechreiz, Schwindel und Juckreiz beobachtet.

Vorteilhaft für Codein ist das nahezu vollständige Fehlen jeder euphorisierenden Wirkung, so daß die Gefahr einer Suchtbildung nahezu gänzlich ausgeschlossen werden kann.

Noscapin, früher auch als Narkotin bezeichnet, wirkt schwächer antitussiv als Codein, deshalb muß es in Dosen bis zu 50 mg mehrfach täglich verabreicht werden. Die maximale Tagesdosis für Erwachsene liegt bei 300 mg, die Dosierung für Kinder beträgt mehrfach täglich 5 – 15 mg. Analog zum Codein beträgt die Resorptionsquote aus dem Darm 60 – 70 %, die Wirkungsdauer liegt bei 4 Stunden. Noscapin ist weder analgetisch noch atemdepressiv oder obstipierend wirksam.

Bei bestimmungsgemäßem Gebrauch sind unerwünschte Wirkungen selten. Bei höherer Dosierung wurden vereinzelt Übelkeit, Schläfrigkeit, Kopfschmerzen, Hautrötungen sowie Konjunktivitis und Rhinitis beobachtet.

Präparat: **Capval®**
Arzneiform: Dragées, Saft, Tropfen.
Inhaltsstoff: Noscapin.
Anwendungsgebiete: Akute und chronische Atemwegserkrankungen, Reizhusten, Keuchhusten, Bronchialasthma.
Gegenanzeigen: nicht bekannt.
Nebenwirkungen:
- Unerwünschte Wirkungen bei bestimmungsgemäßem Gebrauch selten.
- Schläfrigkeit, Kopfschmerzen, Hautrötungen, Konjunktivitis und Rhinitis möglich.
- Einschränkung des Reaktionsvermögens.

Wechselwirkungen: nicht bekannt.
Dosierung:
- 3 – 4mal tgl. 1 – 2 Drg.,
- 1 – 2 Teel. Saft bzw. 20 – 30 Tr.

Präparat: **Makatussin®**
Arzneiform:
- Dragées,
- forte Dragées,
- Kapseln.

Inhaltsstoffe:
- Codein, Emetin, Guaifenesin, Noscapin;
- Codein, Diphenhydramin, Guaifenesin;
- Guaifenesin, Na-dibunat.

Anwendungsgebiete: Kräftiges Antitussivum bei Bronchitis, Reizhusten.
Gegenanzeigen:
- Cave Langzeitverabreichung bei chron. Obstipation, Dämpfung des Atemzentrums, akute hepatische Porphyrien.
- Nicht bei Säuglingen und stillenden Müttern.
- Makatussin forte Drg. nicht bei Prostataadenom mit Restharn und Engwinkelglaukom.

Nebenwirkungen:
- Obstipation,
- Cave-Abhängigkeit bei Langzeitanwendung in hohen Dosen; Entzugserschei-

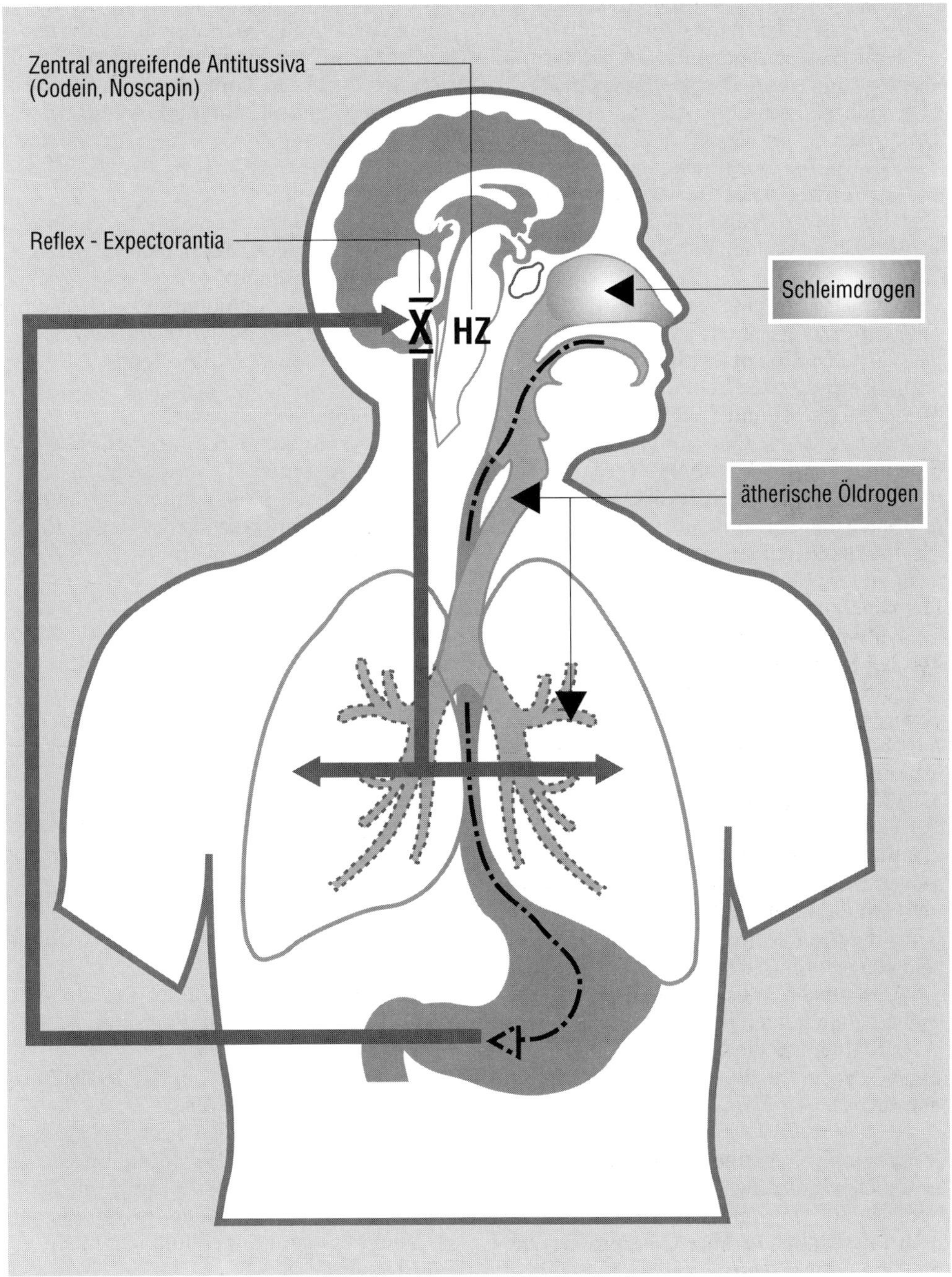

Abbildung 2-1:
Angriffspunkte verschiedener antitussiv wirkender Prinzipien. Schleimdrogen wirken lokal, vor allem im Rachen. Der indifferente Pflanzenschleim bedeckt dabei die reflexogenen Zonen und führt zu einer Reizminderung. Ätherische Öldrogen erreichen mit der Atemluft die Epithelien der Luftwege und wirken schleimlösend. Reflex-Expectorantia führen im Magen zu einer Erregung afferenter Nerven und über efferente Fasern des N. vagus (X) zu einer Schleimlösung in den Atemwegen. Zentralwirksame Antitussiva setzen die Erregbarkeit des Hustenzentrums (HZ) herab.

nungen bei abruptem Absetzen nach Langzeitanwendung.
— Reaktionsvermögen eingeschränkt.

Wechselwirkungen: Zentral dämpfende Pharmaka, Alkohol.

Dosierung:
— Erw. 3–4mal tgl. 1 Drg. bzw. 1 Kps.
— Jugendl. 2–3mal tgl. 1 Drg. bzw. 1 Kps.

2.3 Hustenreflexmildernde Arzneimittel

Eine Mittelstellung zwischen den zentral wirkenden Antitussiva und Expektorantia im eigentlichen Sinne des Wortes nehmen schleimhaltige Heilpflanzen bzw. Präparationen daraus ein — seien es Tees oder Fertigarzneimittel (meist Kombinationspräparate) —. Die Schleimdrogen enthalten Pflanzenschleim (Mucilago), dessen Wirkmechanismus man sich wie folgt vorstellt. Die indifferenten Pflanzenschleime verteilen sich als Film über die Schleimhaut des Mund- und Rachenraumes und bilden eine Art „Schutzschicht". Diese schützt die möglicherweise entzündete Schleimhaut dieser Partien vor mechanischen und chemischen Reizen. Da von der Auskleidung des Mund- und Rachenraumes der Hustenreflex ebenfalls ausgelöst werden kann, wirken die schleimhaltigen Phytopharmaka letztendlich hustenreizmildernd und können deshalb insbesondere bei Reizzuständen der Atemwege mit Pharyngitiden nutzbringend eingesetzt werden, wenn keine Indikation für die Verabreichung eines zentralen Hustenblockers gegeben ist.

Präparat: **Makatussin®**
Arzneiform: Saft.
Inhaltsstoffe: Thymus vulgaris, Drosera rotundifolia, Glycyrrhica glabra, Polygala senega.
Anwendungsgebiete: Bronchitiden, Tracheitis, Laryngitis, Pharyngitis.
Gegenanzeigen: Infolge des Gehaltes an Süßholzwurzel kommen als Kontraindikationen in Betracht: chron. Hepatitis, Leberzirrhose, Kaliummangel, Hypertonie.
Nebenwirkungen:
— Bei längerer Anwendung kann es zu Störungen des Elektrolythaushaltes durch verminderte Natrium- und erhöhte Kaliumausscheidung kommen.
— Ödeme,
— Hypertonie.

Wechselwirkungen:
— Längere Anwendung nicht gleichzeitig mit kaliumsparenden Diuretika;
— Verstärkung der Wirkung von Digitalisglykosiden (Kaliumverlust);
— Einschränkung der Wirkung von Antihypertensiva.

Hinweis:
— Enthält 5 Vol.% Ethanol.
— Therapie in hohen Dosen nicht über 6 Wochen.

Dosierung:
— Erw. 3–4mal tgl. 2 Teel.
— Kdr. entsprechend weniger.

Präparat: **Pertussin®**
Arzneiform: Saft.
Inhaltsstoffe: Thymus vulgaris, Drosera rotundifolia.
Anwendungsgebiete: Husten und Verschleimung bei allen bronchopulmonalen Erkrankungen.
Gegenanzeigen: nicht bekannt.
Nebenwirkungen: nicht bekannt.
Wechselwirkungen: nicht bekannt.
Dosierung:
— Erw. 3–4mal tgl. 1–2 Teel.
— Kdr. 3–4mal tgl. 1 Teel.

Präparat: **Prospan®**
Arzneiform: Tropfen, Suppositorien.
Inhaltsstoff: Hedera helix.
Anwendungsgebiete: Bronchitis, Keuchhusten, Reizhusten.
Gegenanzeigen: nicht bekannt.
Nebenwirkungen: nicht bekannt.
Wechselwirkungen: nicht bekannt.
Hinweis: Tropfen enthalten 47 Vol.% Ethanol.
Dosierung:
— 3–5mal tgl. 15–20 Tr.
— 2–3mal tgl. 1 Supp.

Präparat: **Thymipin®**
Arzneiform: Saft, Tropfen, Suppositorien.
Inhaltsstoffe: Thymus vulgaris, Drosera rotundifolia.

Anwendungsgebiete: Husten bei Bronchitis, grippalen Infekten, Rachen- und Kehlkopfentzündungen.
Gegenanzeigen: nicht bekannt.
Nebenwirkungen: nicht bekannt.
Wechselwirkungen: nicht bekannt.
Dosierung:
Saft:
— Erw. 2–3mal tgl. 1–2 Teel.
— Kdr. ab 2 Jahren 2–3mal tgl. ½ Teel.
— Sgl. u. Kleinkinder bis 2 Jahre 2mal tgl. ½ Teel.
Tropfen:
— Erw. mehrmals tgl. 10–15 Tr.
— Kdr. mehrmals tgl. 5–10 Tr.
— Sgl. mehrmals tgl. 2–3 Tr.
Suppositorien:
— Kdr. ab 2 Jahre tgl. 2–3 Supp.
— Sgl. tgl. 1–2 Supp.

Teezubereitungen s. Abschn. 2.4

2.4 Expektorantia sensu strictiori

Schleimdrogen. Die häufigsten Indikationen für Expektoranzien sind die verschiedenen Formen der Bronchitis. Zu unterscheiden sind die akute Bronchitis, von der es abakterielle und bakteriell überlagerte Formen gibt, und die chronische Bronchitis, bei der zwischen der einfachen abakteriellen oder bakteriell überlagerten sowie der rezidivierenden chronischen und der chronischen obstruktiven unterschieden wird. Sämtliche Formen der Bronchitis gehen mit einer Mehrproduktion von Bronchialschleim einher, wobei bereits der Schleim als solcher den Hustenreflex auslösen kann. Ein erleichterter Abtransport des im Überschuß produzierten Schleims muß deshalb eines der therapeutischen Ziele sein.

Der Abtransport des Bronchialschleims wird in jedem Fall dadurch gefördert, daß seine Viskosität gemindert wird. Dies ist im Prinzip durch zwei Mechanismen möglich. Einmal kann die Neubildung eines relativ dünnflüssigen Schleims induziert werden, zum anderen wird eine Erniedrigung der Viskosität des Schleims durch Brechung von Disulfidbindungen der Mukoproteide erreicht.

Die wichtigsten Schleimdrogen sind:
— Eibisch — Althaea off,
— Huflattich — Tussilago farfara,
— Isländisches Moos — Lichen islandicus, Cetraria islandica,
— Königskerze — Verbascum densiflorum,
— Spitzwegerich — Plantago lanceolata.

Die ätherischen Öldrogen, bzw. die daraus gewonnenen ätherischen Öle, die Saponindrogen, bzw. die daraus gewonnenen Saponine oder die Alkaloiddrogen bzw. die daraus gewonnenen Alkaloide, wirken sämtlich expectorierend über die Anregung einer Mehrproduktion wenig viskösen Schleims, allerdings sind ihre Wirkungsmechanismen und Angriffspunkte unterschiedlich.

Ätherische Öle führen zusätzlich zu einer Mehrdurchblutung der Bronchialschleimhaut und entfalten ähnlich den Senfölen „antibiotische" Eigenschaften. Zusätzlich kann es zu einer Erhöhung der Konzentration des oberflächenprotektiven Immunglobulins A kommen.

Die wichtigsten ätherischen Öldrogen sind:
— Anis — Pimpinella anisum,
— Eucalyptusblätter — Eucalypti folium,
— Feldthymian — Thymus vulg.,
— Fenchel — Foeniculum vulg.,
— Garten-Quendel — Thymus Serpyllum,
— Kamille — Matricaria Chamomilla,
— Kiefernnadel-Sprossen — Pini Turiones

Die wichtigsten ätherischen Öle sind:
— Eucalyptusöl — Eucalypti aetheroleum,
— Fichtennadelöl — Piceae aetheroleum,
— Kiefernnadelöl — Pini aetheroleum,
— Lärchenterpentin — Terebinthina Laricina,
— Minzöl — Menthae arvensis aetheroleum,
— Pfefferminzöl — Menthae pip. aetheroleum,
— Terpentinöl, gereinigtes — Terebinthinae aetheroleum rectificatum.

Während Arzneimittel, die ätherische Öldrogen oder ätherische Öle enthalten, meist extern als Einreibung oder als Aerosole Anwendung finden, werden die saponin- und alkaloidhaltigen Arzneimittel vorwiegend innerlich angewendet. Die ätherischen Öle werden bei Einreibungen teilweise mit der Atemluft aufgenommen, teilweise durch die Haut resorbiert und kommen ebenso wie bei der Applikation als Aerosol in direkten Kontakt mit der Bronchial- und Trachealschleimhaut.

Die Saponindrogen bzw. die Saponine sowie die Alkaloiddrogen und die in ihnen enthaltenen Alkaloide sind sog. Reflexexpectorantien. Sie führen zu einer Reizung von Endigungen des N. vagus; die nervalen Erregungen laufen zentralwärts, werden im Kerngebiet des N. vagus umgeschaltet und erreichen über sekretomotorische Bahnen die Schleimhaut der Trachea und der Bronchien. In größeren Dosen können diese Drogen den Brechreflex auslösen, so daß man die sektretomotorische Wirkung der genannten Drogen auch als einen abgeschwächten Brechreflex betrachten kann.

Die wichtigsten Saponindrogen sind:
- Efeu — Hedera helix,
- Primel — Primula veris resp. elatior,
- Senega-Kreuzblume — Polygala senega.

Die wichtigsten Alkaloid-Drogen sind:
- Brechwurzel — Cephalis ipecacuanha,
- Chinesisches Meerträubchen — Ephedra sinica.

Eine Sonderstellung nimmt das Süßholz, Glycyrrhica glabra, ein.

Huflattich, Tussilago farfara, wird wegen seines Gehaltes an Pyrrolizidin-Alkaloiden, die ein carcinogenes Potential beinhalten, zunehmend kritisch beurteilt. Die epidemiologischen und sonstigen Daten sind nach Meinung der Autoren jedoch nicht ausreichend, um den Huflattich als Heilpflanze aus der Therapie zu verbannen. Den Gegebenheiten besser gerecht wäre ein Warnhinweis, wonach Tussilago-haltige Präparationen nur zeitlich begrenzt (ca. 2 Wochen) einzunehmen sind; bei Anhalten der Beschwerden sollte ein Arzt aufgesucht werden.

Präparat: **Gelomyrtol®, Gelomyrtol® forte**
Arzneiform: Dünndarmlösliche Kapseln.
Inhaltsstoff: Myrtol (12O mg; 300 mg).
Anwendungsgebiete: Sekretolytikum bei akuten und chronischen Bronchitiden, Bronchiektasen, Emphysembronchitis, Pneumomykosen, Lungen-Tbc, Silikose, Sinusitis.
Gegenanzeigen: keine bekannt.
Nebenwirkungen: keine bekannt.
Dosierung:
- Bei akuten Prozessen 3–5mal tägl. 1–2 Kps. nüchtern.
- Bei chron. Prozessen 3mal tägl. 1–2 Kps.

Präparat: **Soledum®**
Arzneiform: Kapseln, Tropfen, Saft, Nasentropfen.
Inhaltsstoff: Cineol (= Eucalyptol).
Anwendungsgebiete: Akute und chronische Bronchitiden, Tracheobronchitiden, Sinusitiden, Husten, Keuchhusten, grippale Infekte.
Gegenanzeigen:
- Bei Einnahme entzündliche Erkrankungen des Magen-Darm-Traktes; schwere Lebererkrankungen.
- Nicht bei Kindern unter 2 Jahren anwenden.

Nebenwirkungen: Selten Übelkeit, Erbrechen, Durchfall.
Wechselwirkungen: Die Wirkung anderer Arzneimittel kann abgeschwächt oder verkürzt werden, da Eukalyptusöl in der Leber fremdstoffabbauende Enzymsysteme induzieren kann.
Dosierung: 3–4mal tägl. 1–2 Kps.
- Tropfen und Saft entsprechend.
- Nasentropfen: Bei Bedarf 1–3 Tr. einträufeln.

Präparat: **Soledum® Balsam**
Arzneiform: Lösung zum Einreiben oder zur Inhalation.
Inhaltsstoff: Cineol
Anwendungsgebiete: Akute und chronische Atemwegserkrankungen, Nasennebenhöhlenaffektionen, Nasen- und Racheninfekte. Besonders für hautempfindliche Patienten geeignet.
Gegenanzeigen: Bei exanthematischen Hauterkrankungen nicht zur Einreibung verwenden.
Nebenwirkungen: keine bekannt
Wechselwirkungen: keine bekannt

Dosierung:
- Zum Einreiben 2–4mal tägl. 5–15 Tropfen.
- Bei Sgl. und Kleindr. 1–2mal tägl. 5–10 Tropfen.
- Zum Inhalieren 15–20 Tropfen mit ¼–½ l heißem Wasser übergießen.

Präparat: **Transpulmin®**
Arzneiform: Balsam.
Inhaltsstoffe: Cineol, Menthol, Salvia off., Campher, Matricaria chamomillae.
Anwendungsgebiete: Prophylaxe und Therapie katarrhalischer und entzündlicher Bronchialerkrankungen.
Gegenanzeigen: Nicht auf entzündete Hautstellen geben.
Nebenwirkungen: Hautrötung.
Wechselwirkungen: nicht bekannt.
Dosierung:
- Mehrmals tägl. 3–4 cm langes Salbenstück auf Brust und/oder Rücken einreiben.
- Für Kdr. und Sgl. Transpulmin® Kinderbalsam.
- Auch zur inhalativen Anwendung; dazu Salbenstück in das Inhalationsgefäß geben und mit heißem Wasser übergießen. Inhalation der freiwerdenden ätherischen Öle.
- Kopfdampf: über den über das Inhalationsgefäß gebeugten Kopf wird ein Handtuch gelegt. Dauer 5—10 min. mehrmals tägl.

Teezubereitungen

a) Monoteezubereitungen

vorwiegend hustenreflexmildernde Teezubereitungen

Eibisch — Althaea off.
Verwendeter Drogenteil: Blätter oder Wurzel.
Drogendosis:
- Blätter: 1–2 g (1 Teel.) Eibischblätter pro 150 ml Wasser (1 Tasse Wasser)
- Wurzel: 15 g (1 Eßl.) Eibisch-Wurzel pro 150 ml Wasser.

Standardzulassung: 1986, Stand: 12.3.86

Huflattich — Tussilago farfara
Verwendeter Drogenteil: Blätter.
Drogendosis: ca. 2 g (1 Eßl.) pro 150 ml Wasser.
Standardzulassung: 1986, Stand 12.3.86

Isländisches Moos — Lichen islandicus, Cetraria islandica
Verwendeter Drogenteil: Getrockneter Thallus von Cetraria islandica.
Drogendosis: 2–4 g (1–2 Teel.) pro 150 ml Wasser.
Standardzulassung: 1986, Stand: 12.3.86

Spitzwegerich — Plantago lanceolata
Verwendeter Drogenteil: Kraut.
Drogendosis: 3 g (2 Teel.) pro 150 ml Wasser.
Standardzulassung: 1986, Stand: 12.3.86

Vorwiegend expektorierend wirkende Teezubereitungen

Anis — Pimpinella anisum
Verwendeter Drogenteil: Frucht.
Drogendosis: 1–2 Teel. Anis (gequetscht) pro 150 ml Wasser.
Standardzulassung: 1986, Stand: 12.3.86

Eucalyptus — Eucalyptus globulus
Verwendeter Drogenteil: Blätter.
Drogendosis: 2–3 g (½ Teel.) pro 150 ml Wasser.
Standardzulassung: 1986, Stand: 12.3.86

Fenchel — Foeniculum vulgare
Verwendeter Drogenteil: Frucht.
Drogendosis: 1–3 Teel. gequetschter Samen pro 150 ml Wasser.
Standardzulassung: 1986, Stand: 12.3.86

Schlüsselblume oder **Primel** — Primula veris/elatior
Verwendeter Drogenteil: Blüten.
Drogendosis: 2–4 g (1–2 Teel.) pro 150 ml Wasser.
Standardzulassung: 1986, Stand: 12.3.86

Süßholz — Glycyrrhiza glabra
Verwendeter Drogenteil: Wurzel.
Drogendosis: 2–4 g (1 Teel.) pro 150 ml Wasser.
Standardzulassung: 1986, Stand: 12.3.86

Thymian — Thymus vulgaris
Verwendeter Drogenteil: Kraut.
Drogendosis: 1 Teel. pro 150 ml Wasser.
Standardzulassung: 1986, Stand: 12.3.86

b) Kombinationsteezubereitungen

Brusttee
Inhaltsstoffe:
- Anis — Pimpinella anisum: 10 Teile
- Süßholz — Glycyrrhiza glabra: 10 Teile
- Isländisch Moos — Cetraria islandica: 20 Teile
- Eibisch — Althaea off.: 30 Teile
- Huflattich — Tussilago farfara: 30 Teile

Verwendete Drogenteile: Frucht — Wurzel — Thallus — Wurzel — Blätter.
Drogendosis: 1 Eßl. Drogengemisch pro 150 ml Wasser.
Standardzulassung: 1987, Stand: 3.3.87

Hustentee
Inhaltsstoffe:
- Eibisch — Althaea off.: 25 Teile
- Fenchel — Foeniculum vulgare: 10 Teile
- Isländisch Moos — Cetraria islandica: 10 Teile
- Spitzwegerich — Plantago lanceolata: 15 Teile
- Süßholz — Glycyrrhiza glabra: 10 Teile
- Thymian — Thymus vulgaris: 30 Teile

Verwendete Drogenteile: Wurzel — Frucht — Thallus — Kraut — Wurzel — Frucht.
Drogendosis: 1 Eßl. Drogengemisch pro 150 ml Wasser.
Standardzulassung: 1987, Stand: 3.3.87

2.5 Pflanzliche Bronchospasmolytika und Antiasthmatika

Von den Substanzen bzw. Präparationen pflanzlichen Ursprungs spielen bei der Behandlung von Atemwegserkrankungen, bei denen der Einsatz bronchospasmolytischer Prinzipien sinnvoll ist, folgende Drogen bzw. daraus gewonnene Inhaltsstoffe heute noch eine Rolle:
- Meertraube (Ephedra sinica, Ephedrin),
- Bischofskraut (Ammi visnaga, Khellin).

Von untergeordneter Bedeutung sind:
- Sonnentau (Drosera rotundifolia),
- Stechapfel (Datura stramonium als „Asthma-Zigarette").

Ephedrin gehört zur Gruppe der betaadrenergen Substanzen. Es bewirkt eine Relaxation der glatten Bronchialmuskulatur und moduliert die Hemmung der Freisetzung von Mediatoren. Ephedrin wird im oberen Dünndarm gut resorbiert, die Wirkung tritt ca. 30 min nach oraler Zufuhr ein und hält etwa 6 Stunden an. Ephedrin wird in der Leber hydroxyliert, an Schwefel- und Glukuronsäure gebunden und sowohl über die Galle als auch mit dem Harn ausgeschieden.

Als Gegenanzeige gelten: Hypertension, Engwinkelglaukom und Prostataadenom mit Restharnbildung.

Als unerwünschte Wirkungen können ventrikuläre Herzrhythmusstörungen, Miktionsbeschwerden und zentrale Erregungszustände auftreten.

Präparat: **Cefedrin®**
Arzneiform: Tropfen.
Inhaltsstoffe: Ephedra sinica, Thymus vulgaris, Ammi visnaga, Tussilago farfara.
Anwendungsgebiete: Reizhusten, Bronchialasthma.
Gegenanzeigen: Schwangerschaft, Hypertonie, Thyreotoxikose, Phäochromocytom, Engwinkelglaukom, Prostataadenom.
Nebenwirkungen: Herzklopfen, Blutdrucksteigerung, ventrikuläre Rhythmusstörungen, Miktionsbeschwerden, zentrale Erregung, Muskeltremor.
Wechselwirkungen:
- Halothan (Herzrhythmusstörungen);
- Guanethidin (direkte alphasympathomimetische Wirkung verstärkt, Guanethidinwirkung antagonisiert).

Hinweis: Wegen sympathikometischer Wirkung vorsichtige Dosierung bei schweren organischen Herz- und Gefäßerkrankungen sowie bei Herzrhythmusstörungen.
Dosierung: 3mal tgl. 20–30 Tr., Kinder die Hälfte.

Präparat: **Ephedra-Strath®**
Arzneiform: Tropfen.
Inhaltsstoffe: Ephedra sinica, Equisetum, Hyoscyamus niger, Valeriana.
Anwendungsgebiete: Bronchialasthma, Emphysembronchitis.
Gegenanzeigen, Nebenwirkungen und Wechselwirkungen: Sie sind nur bei starker Überdosierung zu befürchten, da es sich um ein mild wirkendes Präparat handelt und richten sich vorwiegend nach Ephedra sinica. Parasympathikolytische Symptome wie Unruhe, Verwirrung, Schleimhauttrockenheit, Koordinationsstörungen können bei starker Überdosierung durch Hyoscyamus bedingt sein.
Dosierung: 3mal tgl. vor dem Essen 20–30 Tr.

Präparat: **Tussamag®**
Arzneiform: Saft, Tropfen, Suppositorien für Kinder und Säuglinge.
Inhaltsstoffe: Castanea vesca, Thymus vulgaris, Saponaria off., Benzoesäure, Ephedrin.
Anwendungsgebiete: Akute und chronische Katarrhe der oberen Luftwege, akute und chronische Bronchitiden, Reizhusten, Pertussis.
Gegenanzeigen, Nebenwirkungen und Wechselwirkungen: Sie richten sich nach Ephedrin, siehe oben Cefedrin®.
Hinweis: Enthält 20 Vol.% Ethanol
Dosierung:
— Erw. 3mal tgl. 20 Tr.,
— Schulkdr. 3mal tgl. 10–15 Tr.

2.6 Phytochemische Daten

Althaea officinalis — Echter Eibisch
(Malvaceae — Malvengewächse)

Eibischwurzel — Althaeae radix DAB 9
Eibischblätter — Althaeae folium ÖAB

Arzneilich wirksame Bestandteile von Althaea-Zubereitungen sind Heteropolysaccharidschleime, die sowohl im Blatt als auch in der Wurzel — unterschiedlich zusammengesetzt — vorkommen. Blattpolysaccharide enthalten L-Rhamnose, D-Galakturonsäure und D-Glukuronsäure etwa im Verhältnis 1,5:1,1:1,0 (Molgewicht ~ 180000). Die Heteropolysaccharide der Wurzel bestehen aus L-Rhamnose , D-Galaktose, D-Galakturonsäure sowie D-Glukuronsäure im Verhältnis 3:2:3:3 (Molgewicht ~ 34000).

Cephaelis ipecacuanha — Brasilianische Ipecacuanha
Cephaelis acuminata — Cartagena- oder Panama-Ipecacuanha
(Rubiaceae — Rötegewächse)

Ipecacuanhawurzel — Ipecacuanhae radix DAB 9
Eingestelltes Ipecacuanhapulver — Ipecacuanha pulvis normatus DAB 9
Ipecacuanhaextrakt — Ipecacuanhae extractum DAB 9
Ipecacuanhatinktur — Ipecacuanhae tinctura DAB 9

Ipecacuanhawurzel, daraus zubereitetes, eingestelltes (normiertes) Ipecacuanhapulver und die aus der Droge hergestellte Ipecacuanhatinktur führen als arzneilich wirksame Bestandteile Tetrahydroisochinolinalkaloide. Der Gehalt an Gesamtalkaloiden beträgt für die Droge ca. 2–4%, für eingestelltes Drogenpulver sowie Trockenextrakt 1,9–2,1% und für die Tinktur 0,19–0,21% (Berechnungsbasis Emetin).

Die Alkaloidzusammensetzung besteht zu ca. 65% aus Emetin, einem 6', 7', 10, 11-Tetramethoxyemetan und zu ca. 35% aus Cephaelin, dem 6'-Demethylemetin.

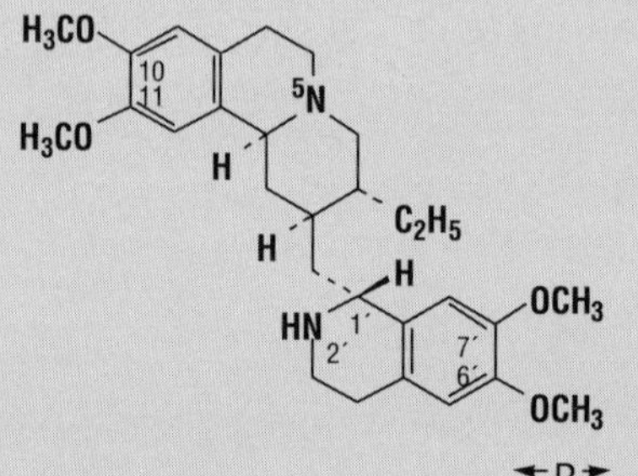

Emetin

R = OH Cephaelin

Cetraria islandica sensu latiori — Isländisches Moos im weiteren Sinne
Parmeliaceae (Lichenes) — Flechten

Isländisches Moos — Lichen islandicus DAB 9

Isländisches Moos, Lichen islandicus, gehört zu den Flechten, Symbionten aus Pilz und Alge, die infolge der Anwesenheit biochemisch typischer Flechtenstoffe als systemische Einheit betrachtet werden. Die Droge enthält zu ca. 50% ein Polysaccharid (Reservezellulose), das aus Lichenin und Isolichenin besteht. Lichenin ist ein unverzweigtes Glukan (Molgewicht ~ 20000) aus 1→3 – (~30%) und 1→4-gebundener ß-Glukose (~70%). Isolichenin, bestehend aus ca. 40 ebenso linear angeordneten Zuckereinheiten, ist aus 1→3 – (~60%) sowie 1→4-verknüpfter α-Glukose (~40%) aufgebaut. Diese Glukane sind wasserlöslich, bei höherer Temperatur gewonnene Lösungen des Lichenin zeigen beim Erkalten Gelbildung.

Neben den schleimbildenden Polysacchariden führen Zubereitungen der Droge, z. B. Teezubereitungen, die typischen, den bitteren Geschmack herbeiführenden Flechtenstoffe, die nach bisheriger Annahme im jeweiligen Pilz synthetisiert werden. Diese Substanzen sind organische Säuren mit mehr oder weniger ausgeprägter antibakterieller Wirksamkeit.

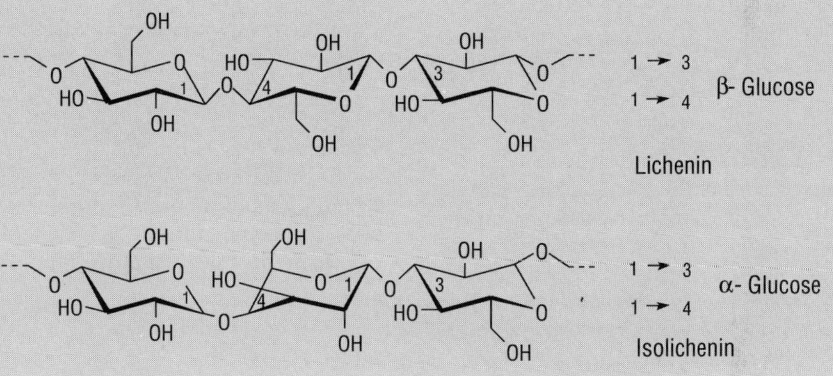

Coniferae — Nadelhölzer
Pinaceae — Kieferngewächse

Gereinigtes Terpentinöl — Terebinthinae aetheroleum rectificatum DAB 8
Fichtennadelöl — Piceae aetheroleum DAB 9
Kiefernnadelöl — Pini aetheroleum DAB 9
Latschenkiefernöl — Aetheroleum pini pumilionis ÖAB
Lärchenterpentin — Terebinthina laricina Ph.Helv. VII
Nadelholzteer — Pix Pinaceae ÖAB

Arzneiliche Zubereitungen aus Nadelhölzern, Coniferae, gelten für die innerliche Anwendung heute als obsolet und gegebenenfalls als toxische Risiken. Dagegen besitzen definierte Arzneiformen als Bestandteile von Inhalationen oder Salben (Bronchial-, Rheumabalsame) sowie als Badezusätze in der heutigen Therapie ihren berechtigten Platz. Vertreter solcher Zubereitungen sind:

a) Gereinigtes Terpentinöl. Aus dem nach künstlicher Verletzung der Stämme von Pinus-Arten — Pinus palustris, Pinus pinaster, Pinus sylvestris — austretenden Harz wird destillativ Terpentinöl oder gereinigtes Terpentinöl unter Zurückbleiben von Colophonium (Terebinthinae resina) gewonnen. Auch Picea-, Abies- und Larix-Arten können herangezogen werden. Die stofflichen Zusammensetzungen sind weitgehend ähnlich und hängen überdies von den Herstellungsbedingungen ab. Hauptinhaltsstoffe sind bizyklische Monoterpene wie α-Pinen und β-Pinen.

b) Kiefernnadelöl / Fichtennadelöl. Aus den Nadeln von Pinus sylvestris und anderen Arten der Gattung Pinus hergestelltes ätherisches Oel, Pini aetheroleum, gleicht in seiner Zusammensetzung dem Latschenkiefernöl, es enthält Terpenkohlenwasserstoffe, Bornylazetat, jedoch kein Borneol.

Picea excelsa und Abies sibirica (oder andere Arten dieser Gattung) liefern das ätherische Bornylazetat und Borneol-haltiges Fichtennadelöl, Piceae aetheroleum.

c) Latschenkiefernöl. Von Pinus mugo subspecies pumilio stammt das Latschenkiefernöl, Pini pumilionis aetheroleum.

d) Lärchenterpentin. Larix decidua bildet Lärchenterpentin, Terebinthina laricina, ebenfalls ein Harz mit einem ätherischen Ölanteil von ca. 15 %, zu dessen Inhaltsstoffen neben Pinenen Borneol gehört.

e) Teere. Bei Teeren handelt es sich um arzneiliche Zubereitungen, die durch trockene Destillation aus bestimmten Holzsorten gewonnen werden und wie z. B. Pix Pinaceae (Pinusarten), Pix abietinarum (Piceaarten) oder Pix Betulae (Betulaarten) für dermatologische Rezepturen Verwendung finden. Teere bestehen aus komplexen Gemischen von Phenolen (z. B. Kreosolen, Brenzkatechin, Guajacol etc.).

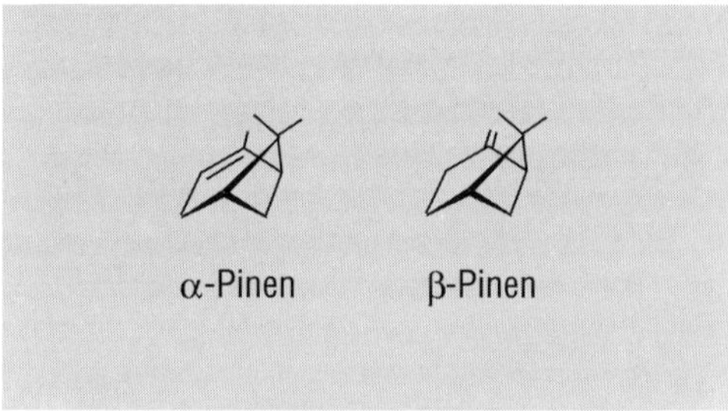

Ephedra distachya — Persisches, Indisches Meerträubchen
Ephedra sinica — Chinesisches Meerträubchen
(Ephedraceae — Ephedragewächse)

Ephedrin DAB 9
Ephedrinhydrochlorid DAB 9

Die Droge Ephedrakraut (Meerträubel) hat in heutiger Zeit nur marginale Bedeutung. Das daraus gewinnbare L-(-)-Ephedrin, ein (1R, 2S)-2-Methylamino-1-phenyl-1-propanol, oder seine Salze sind dagegen wirksame Pharmaka. Das einfach gebaute Alkaloid hat weitgehende strukturelle Ähnlichkeit zu L-Adrenalin (INN: Epinephrin). Ephedrin ist auch synthetisch zugänglich.

Die anregende und euphorisierende Wirkung des Kath- oder Abessinischen Tees ist auf den Gehalt an Ephedrin, Pseudoephedrin und Norpseudoephedrin zurückzuführen.

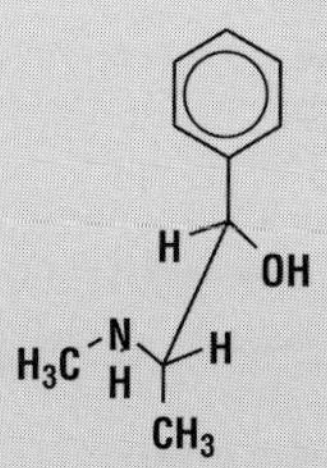

1R, 2S - Ephedrin
(–) - Ephedrin

Eucalyptus globulus — Eukalyptus
(Myrtaceae — Myrtengewächse)

Eukalyptusblätter — Eucalypti folium DAB 9
Eukalyptusöl — Eucalypti aetheroleum DAB 9

Eukalyptusblätter finden zur Teebereitung sicher nur noch selten Verwendung. Das aus den Zweigspitzen und Folgeblättern gewonnene ätherische Öl, Eucalypti aetheroleum (0,5 – 3,0 %), enthält mindestens 70 % 1,8-Cineol (Eucalyptol) und soll frei von oder arm an Phellandren sowie frei von niederen Aldehyden sein.

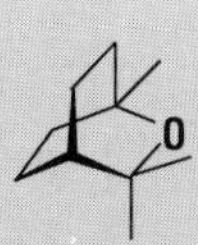

1,8 - Cineol

Foeniculum vulgare — Fenchel
(Apiaceae — Doldenblütler)

Fenchelöl — Foeniculi aetheroleum DAB 9
Fenchelfrüchte — Foeniculi fructus DAB 9

Zubereitungen aus Fenchel, Foeniculum vulgare — Fencheltee, Fenchelsirup und Fenchelöl, Foeniculi aetheroleum — , sind als Expektorans speziell in der pädiatrischen Praxis gefragt. Die Wirksamkeit leitet sich her von den Inhaltsstoffen des ätherischen Öls, dessen Gehalt in der Droge mindestens 4,0% (V/m) betragen und das ca. 50–60% trans-Anethol enthalten soll.

Fenchelwasser wird gelegentlich in der Augenheilkunde angewendet.

Hedera helix — Efeu
(Araliaceae — Araliengewächse)

Efeublätter — Hederae folium 2.AB-DDR

Efeublätter — zur Verarbeitung gelangen die unteren, gelappten Blätter — enthalten ca. 4% Triterpensaponine unterschiedlicher Polarität, hervorgerufen durch ihre Bisdesmosidstruktur (2 Bindungsstellen für Zukker am Aglykon) oder ihre Monodesmosidstruktur (1 Bindungsstelle, zumeist C_3).

Bisdesmoside können durch enzymatische oder alkalische Hydrolyse, auch bei Herstellungsvorgängen, in Monodesmoside übergehen.

Hederasaponin C (Hederacosid C), ein Bisdesmosid mit glykosidischer Bindung an C_3 und Esterbindung an C_{28} (Carboxyl) ist Hauptbestandteil isolierbarer Saponine (Hederasaponine C zu B wie ca. 100:15).

Matricaria recutita — Echte Kamille
(Asteraceae — Korbblütler)

Kamillenblüten — Matricariae flos DAB 9
Ätherisches Kamillenöl — Aetheroleum Chamomillae ÖAB

Kamillenblüten, Matricariae flos, werden wild gesammelt, zur Verbesserung des Gehaltes an Arzneimittelwirkstoffen jedoch auch kultiviert. Die exakte Beschreibung dieser Droge erfolgt durch eine Monographie DAB 9; der Gehalt an ätherischem Öl soll mindestens 0,4% (V/m) betragen.

Das dunkelblaue Öl enthält das die Farbe bestimmende, ebenfalls tiefblaue Chamazulen (bis zu 15%), das nicht genuin vorkommt, sondern aus Matrizin (Proazulen) während der Destillation durch Verseifung, Wasserabspaltung und Decarboxylierung entsteht. Wichtig und vielfach auch deklariert ist der Gehalt (bis zu 25%) des ätherischen Öls an (-)-α-Bisabolol (INN: Levomenol).

Zu einer weiteren Wirkstoffgruppe in Kamillenblüten gehören die Polyazetylenverbindungen (Polyine), hier die cis- und trans-Form eines En-In-Dizyklo-Äther (Spiroäther / 2-Hexa-(2,4)-diin-1-yliden-1,6-dioxaspiro [4,4]non-3-en).

Einer dritten Arzneimittelwirkstoffgruppe der Kamille sind flavonoide Verbindungen, wie Apigenin-7-glukosid, Luteolin-7-glukosid zuzuordnen. Außerdem sind Cumarinderivate, wie Herniarin, Umbelliferon und Schleim als Inhaltsstoffe beschrieben.

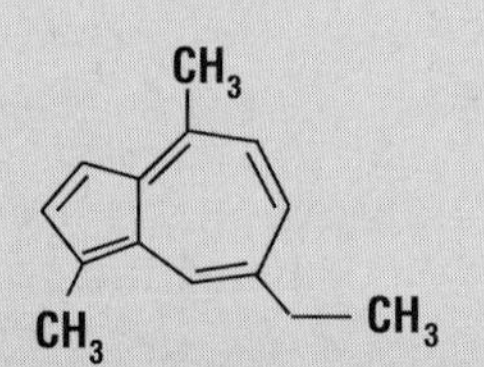

Chamazulen
(1,4-Dimethyl-7-aethyl-azulen)

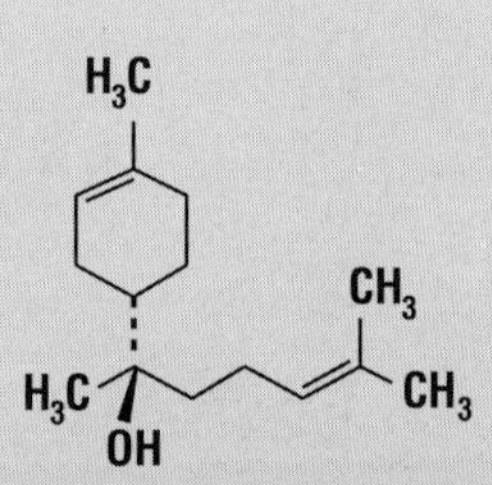

(–) - α- Bisabolol

Mentha x piperita (x Kennzeichnung Bastard) — **Pfefferminze**
(Lamiaceae — Lippenblütler)

Pfefferminzblätter — Menthae piperitae folium DAB 9
Pfefferminzöl — Menthae piperitae aetheroleum DAB 9
Minzöl — Menthae arvensis aetheroleum DAB 9

Die ausschließlich kultivierte Pfefferminze, Mentha x piperita, führt als Hauptwirkstoff zur arzneilichen Anwendung ätherisches Öl, Menthae piperitae aetheroleum.

Pfefferminzblätter enthalten zusätzlich Gerbstoffe (6 – 12%), außerdem wird das Vorkommen verschiedener Flavonoide wie z. B. Apigenin-7-glukosid, Luteolin-7-glukosid sowie Diosmin (Diosmetin-7-rutinosid) und das Vorkommen von Triterpenen (β-Sitosterin) angegeben.

Im Pfefferminzöl sind mehr als 80 chemisch definierte Substanzen beschrieben. Hauptbestandteil ist das zyklische Monoterpen (-)-Menthol (mindestens 44%).

Typisch für Mentha x piperita-Öl ist Viridiflorol. Es tritt in anderen zur Ölgewinnung eingesetzten Menthaarten nicht auf.

Trotz sehr kleiner Konzentration (< 0,1%) besitzt Jasmon starken Einfluß auf den Geruch von Pfefferminzöl.

Minzöl, Menthae arvensis aetheroleum, linksdrehendes und racemisches Menthol sind ebenfalls Monographiegegenstand des DAB 9.

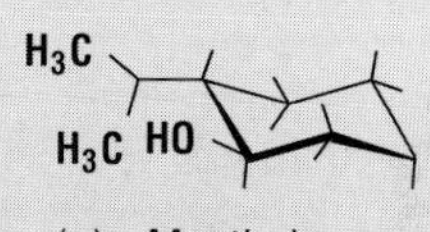

(–) - Menthol

Pimpinella anisum — Anis
(Apiaceae — Doldenblütler)

Anisöl — Anisi aetheroleum DAB 9
Anisfrüchte — Anisi fructus DAB 9

Anisöl, Anisi aetheroleum, enthält mehr als 95% süß schmeckendes trans-Anethol, zusätzlich wenig Methylchavicol ([-]-Estragol) und Anisaldehyd. Charakteristischer Bestandteil ist das 2-Methylbutyrat des 4-Methoxy-2-(1-propenyl)-phenol. Weitere Monoterpene und Sesquiterpene, wie z. B. Limonen, Farnesol, sind nachweisbar.

Sternanisöl, hergestellt aus Illicium verum (gem. DAB 9 zugelassen), ist trotz ähnlicher Zusammensetzung von geschmacklich geringer Qualität, jedoch analytisch vom echten Anisöl lediglich durch das vorerwähnte Methylbutyrat differenzierbar.

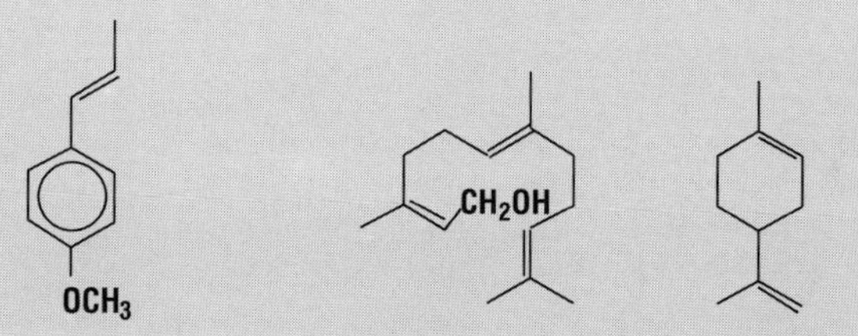

trans-Anethol Farnesol Limonen

(Phenyl-propan-Verbindungen)

Plantago lanceolata — Spitzwegerich
(Plantaginaceae — Wegerichgewächse)

Spitzwegerichkraut — Plantaginis lanceolatae herba DAB 9

Spitzwegerichkraut, Plantaginis lanceolatae herba, ist seit altersher eine als Mucilaginosum bewährte Droge. Die fraktionierbaren Schleimsaccharide (Rohschleim ~3%) der Blätter enthalten als Hauptfraktion (~75%) ein saures, etwa pektinanaloges Rhamnogalakturonan (Molgewicht ~ 70 000), daneben zwei neutrale Fraktionen, Arabinogalaktan (Molgewicht ~ 25 000) und Glukomannan (Molgewicht ~ 8 000).

Die Samen von Plantago lanceolata führen ebenfalls Schleimpolysaccharide, deren Grundkette wahrscheinlich Xylanstruktur besitzt, wie sie z. B. für Plantago ovata-Samen beschrieben wird, oder die zumindest D-Xylose als Hauptkomponente enthält.

Spezifisch für Plantagoarten ist das Vorkommen des C_9-Iridoides Aucubin, dessen Aglykon Aucubigenin bakteriostatische Wirkung zugeschrieben wird, und seines Epoxides Catalpol.

Polygala senega — Klapperschlangenwurzel
(Polygalaceae — Kreuzblumengewächse)

Senegawurzel — Polygalae radix DAB 9

Senegawurzel und deren Zubereitungen gehören zu den Triterpensaponingemische führenden Drogen (Gehalt ~10%). Das Hauptsaponin Senegin ist ein Bisdesmosid mit auffälliger Veresterung durch 3,4-Dimethoxyzimtsäure.

Senegawurzel wird weitgehend durch Primulawurzel und deren Zubereitungen ersetzt.

Primula veris — Wiesenschlüsselblume
Primula elatior — Waldschlüsselblume
(Primulaceae — Primelgewächse)

Primelwurzel — Primula radix (rhizoma) DAB 9

Die vielfach in Fertigarzneimitteln genutzte Wirkung von Zubereitungen der Primelwurzel, Primulae radix, ist auf deren Gehalt an Triterpensaponinen (~5 – 10%) zurückzuführen. Hauptsaponin beider Wurzeldrogen ist Primulasäure A, ein saures Monodesmosid der Struktur 3-O- {O-ß-D-Glucopyranosyl-(1→2)-O-[O-α-L-rhamnopyranosyl-(1→2)-β-D-galactopyranosyl-(1→3)]-β-D-glucopyranuronosyl} protoprimulagenin A.

Während für die Waldschlüsselblume, Primula elatior, dieses Saponin ca. 90% des genuinen Gemisches darstellt, ist das Spektrum der Primula veris-Saponine komplexer und noch nicht abschließend geklärt.

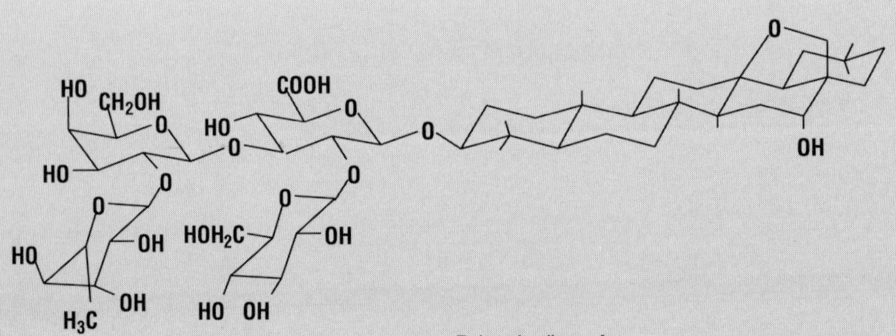

Primulasäure A

Thymus vulgaris — Echter Thymian
Thymus zygis — Spanischer Thymian
Serpylli herba — Feldthymian (Quendel)
(Lamiaceae — Lippenblütler)

Thymiankraut — Thymi herba DAB 9
Thymianfluidextrakt — Thymi extractum fluidum DAB 9

Thymianfluidextrakt ist ein in Fertigarzneimitteln der Indikationsgruppe Antitussiva und Expektorantia vielfach angewendeter Arzneimittelwirkstoff. Die Verwendung erfolgt in erster Linie aufgrund des Gehaltes an ätherischem Öl, dessen Quantität in der Droge mindestens 1,2% (V/m) (0,5% Phenole, berechnet als Thymol), im Fluidextrakt mindestens 0,03% Phenole bei gleicher Berechnungsbasis betragen soll.

Hauptbestandteile sind die isomeren Phenole (zugleich Monoterpene) Thymol ($\leq$70%) und Carvacrol ($\leq$15%). Im Thymianöl sind zusätzlich 1,8-Cineol (Eucalyptol), γ-Terpinen, Borneol, Bornylazetat, Linalool, Linalylazetat sowie Geraniol und p-Cymen (p-Cymol) zu identifizieren.

Das Verhältnis Thymol/Carvacrol sowie der artspezifische Gehalt an Thymolmethyläther gestatten Aussagen über die Provenienz der Drogen oder Öle.

Die Monoterpene p-Cymen und Linalool dominieren im ätherischen Öl von Thymus serpyllum.

Infolge der hyperämisierenden und antibakteriellen Wirksamkeit werden Thymianöl (ÖAB) und isoliertes oder synthetisiertes Thymol (DAB 9) arzneilich vielseitig gebraucht.

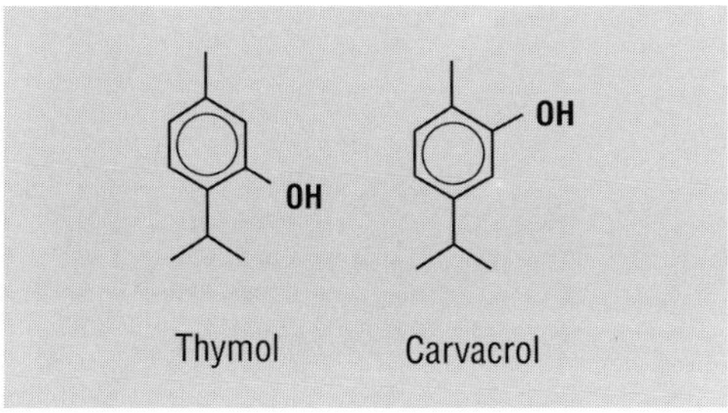

Tussilago farfara — Huflattich
(Asteraceae — Korbblütler)

Huflattichblätter — Farfarae folium DAB 9

Huflattichblätter, Farfarae folium, werden den schleimführenden Drogen zugeordnet. Solche Drogen enthalten mit Wasser extrahierbare, nicht klebrige Heteropolysaccharide. Die Polysaccharide des Huflattich (auch der Blüten) bestehen — nach durchschnittlichen Prozentgehalten bekannt — aus Arabinose, Fruktose, Galaktose, Glukose, Xylose und Uronsäure. Der Gehalt beträgt ungefähr 8%. Die Droge findet überwiegend Verwendung zur Teezubereitung.

Verbascum densiflorum — Großblumige Königskerze
(Scrophulariaceae — Rachenblütler)

Wollblumen (Königskerzenblüten) — Verbasci flos Ph.Helv.VII

Die Gehalte an Saponinen und Schleimen ($\sim$3%), in ihrer pharmazeutisch-chemischen Konstitution bisher unbekannt, begründen die Anwendung von Blüten der Königskerze zur Reizlinderung und als mildes Expektorans (Species pectorales).

3 Pflanzliche Arzneimittel zur Behandlung von Infekten

Pflanzliche Arzneimittel zur Behandlung spezifischer bakterieller oder viraler Infekte sind nicht bekannt. Unter „Infekten" werden deshalb im nachstehenden vorwiegend „Erkältungskrankheiten" verstanden. Bestimmte Arzneimittel pflanzlicher Herkunft können indes auch zur adjuvanten Behandlung bakteriell oder viral bedingter Erkrankungen herangezogen werden (z. B. sog. Immunstimulantien).

Häufige Anwendung in der Therapie von Erkältungskrankheiten findet die Chinarinde, Cinchona succiruba, bzw. das Alkaloid Chinin. Dies ist ein allgemeines Zellgift, das zahlreiche enzymatische Prozesse hemmt und durch Komplexbildung mit DNA zu einer Blockierung der Nukleinsäuresynthese führt. Dadurch werden u. a. tierische und pflanzliche Mikroorganismen geschädigt, worauf die Wirksamkeit des Alkaloids gegen Malaria beruht. Es wirkt antipyretisch, analgetisch, schwach muskelrelaxierend und lokalanästhetisch. Am Uterus steigert es die Empfindlichkeit gegenüber oxytocinähnlichen Substanzen, deshalb ist die Gravidität eine Gegenanzeige für Chinin.

An unerwünschten Wirkungen können auftreten: Seh- und Gehörstörungen, Verwirrtheitszustände, Herzrhythmusstörungen, Allergien (Hautausschläge, Schockzustände) und intravasale Hämolyse.

Nach oraler Zufuhr wird Chinin rasch resorbiert, der maximale Blutspiegel ist binnen 1 – 3 Stunden erreicht. Die Ausscheidung erfolgt während 24 Stunden vorwiegend renal als Metaboliten, nur 10% der verabfolgten Dosis werden unverändert eliminiert. Chinin gehört zu den wenig toxischen Alkaloiden, 10 – 15 g können für Erwachsene letal sein.

Die wirksamkeitsbestimmenden Inhaltsstoffe aus dem Sonnenhut, Echinacea purpurea und Echinacea angustifolia, sind nicht bekannt. In Fertigarzneimitteln sind Präparationen aus dem oberirdischen Kraut und/oder der Wurzel enthalten. Die Zufuhr erfolgt sowohl oral als auch parenteral. Präparationen aus dem Sonnenhut gelten heute als Immunstimulanzien (Paramunitätsinduktoren), die die körpereigene Abwehr bzw. die „unspezifische Resistenz" steigern oder als „Umstimmungsmittel" bezeichnet wurden (Abb. 3-1). Paramunität wird als Zustand eines schnell entstandenen, weder erreger- noch antigenspezifischen Schutzes gegen Infektionserreger, Antigene und Gifte definiert. Die Verabfolgung von Immunstimulanzien ist deshalb indiziert:

— als Adjuvanstherapie bei der antibakteriellen Chemotherapie
— als Adjuvanstherapie bei chronischen Infekten mit schlechter Heilungstendenz sowie
— als unspezifische Prophylaxe.

Sonnenhut bewirkt eine Stimulierung der histiogenen und hämatogenen Phagozyten sowie des retikuloendothelialen Systems. Dadurch werden Mikroben, Zelltrümmer und dergleichen beseitigt. Infolge Hemmung der Hyaluronidase wird der invasiven Wirkung von Bakterien entgegengewirkt, obwohl Sonnenhut bakteriostatische oder bakterizide Wirkungen nicht entfaltet. Zusätzlich kommt es zu einer Aktivierung der Tätigkeit der Nebennierenrinde. Außer gelegentlich auftretenden Allergien (bei parenteraler Zufuhr) sind unerwünschte Wirkungen nicht bekannt.

Als Adjuvantien bei der Behandlung von Erkältungskrankheiten werden einfache Präparationen aus Holunderblüten, Sambucus nigra, angewandt, die als diaphoretisch wirksam gelten. Ob allerdings die Inhaltsstoffe der Holunderblüten oder das heiße Wasser des Tees schweißtreibend wirken, ist umstritten.

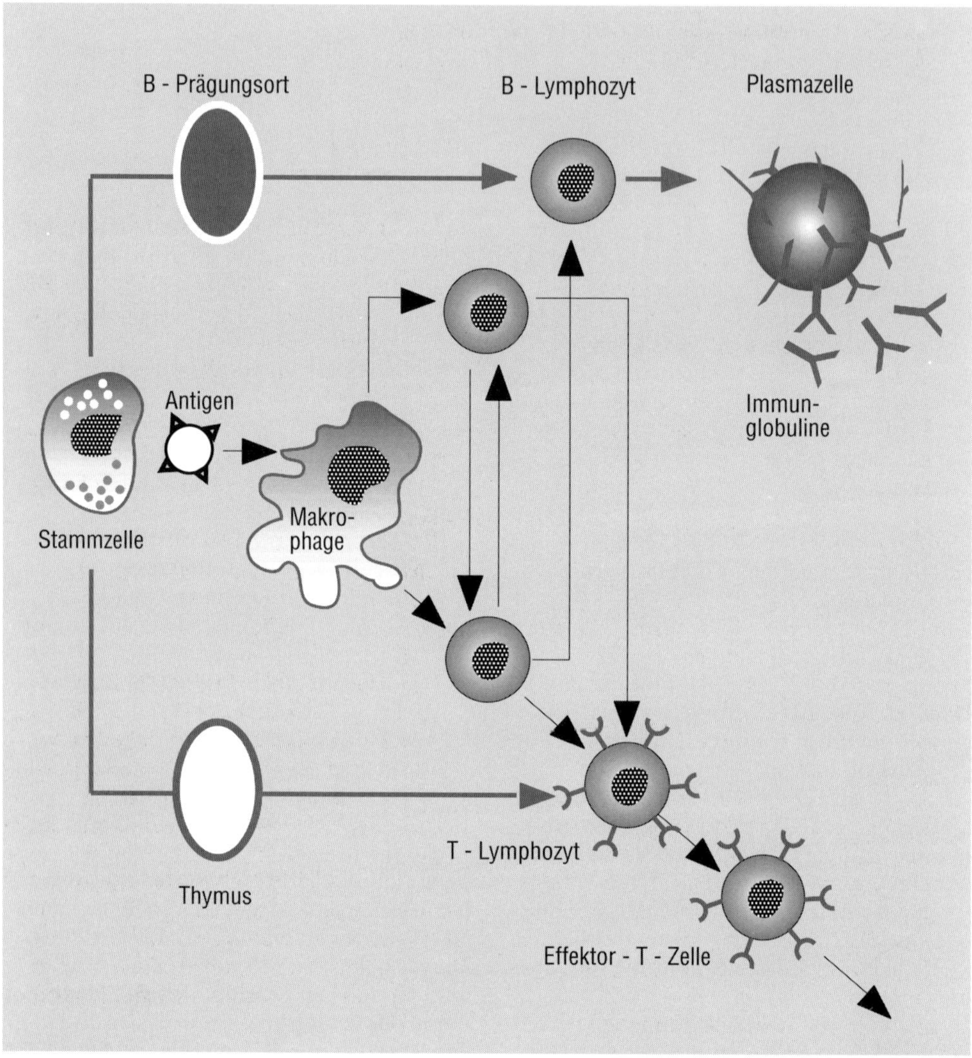

Abbildung 3-1:
Schematische Darstellung der humoralen *(obere Bildhälfte)* und der zellulären Immunantwort *(untere Bildhälfte)*. Immunstimulantia bzw. Immunmodulatoren wie z. B. Echinacea purpurea steigern vor allem die zelluläre Abwehr. Die Phagozytoseaktivität der Granulozyten steigt ebenso wie die Zahl der T-Lymphozyten.

Auch die Lindenblüten, Tilia cordata/platyphyllos, gelten als Diaphoretikum. Lindenblütentee darf nur durch Überbrühen (nicht Kochen) zubereitet werden, da sonst die Aromastoffe verlorengehen.

Salbeiöl entfaltet eine bemerkenswerte bakterizide Aktivität. Da das ätherische Öl beim Gurgeln mit der Atemluft sicher in den Respirationstrakt gelangt, ist eine Zusatztherapie mit Salbeipräparationen bei Erkältungskrankheiten sinnvoll.

Präparat: **Echinacin®**
Arzneiform: Liquidum, Ampullen.
Inhaltsstoff: Echinacea purpurea.
Anwendungsgebiete:
- Zur Steigerung der körpereigenen Abwehr bei leichten Allgemeininfektionen.
- Zur Immunstimulation bei Virusinfekten und chronisch entzündlichen Erkrankungen.

Gegenanzeigen: nicht bekannt.
Nebenwirkungen: Aktivierung von Foci möglich.
Wechselwirkungen: nicht bekannt.
Dosierung:
- Parenteral: 1 Amp. tgl. i.v. oder i.m. Variationen in der Dosierung lt. Spezialanweisung.
- Oral: 3mal tgl. 15 – 20 Tr.

Präparat: **Esberitox® N**
Arzneiform: Tabletten, Tropfen, Ampullen, Suppositorien.
Inhaltsstoffe: Thuja occidentalis, Baptisia tinctoria, Echinacea angustifolia et purpurea.
Anwendungsgebiete:
- Akute und chronische Atemwegsinfekte.
- Begleittherapie zu einer Antibiotikabehandlung bei bakteriellen Infekten; bakterielle Hautinfektionen; Herpes simplex labialis.
- Infektanfälligkeit aufgrund temporärer Abwehrschwächen.
- Leukopenien nach Strahlen- und Zytostatikabehandlung.

Gegenanzeigen: nicht bekannt.
Nebenwirkungen: Wegen der Toxizität des Thujons kann das Trinken von Lebensbaumtee (gelegentlich volksmedizinisch empfohlen) zu schweren Intoxikationen führen. Die Verwendung der thujahaltigen Fertigarzneien bei bestimmungsgemäßem Gebrauch ist ohne Nebenwirkungen.
Wechselwirkungen: nicht bekannt.
Hinweis: Lösung enthält 30 Vol. % Ethanol.
Dosierung:
Oral:
- 3mal tgl. 2 – 3 Tbl.,
- 3mal tgl. 20 – 50 Tr. Sgl. und Kdr. entsprechend weniger

Parenteral: 1 – 2 Amp. i.m., s.c. oder i.v.
Rektal: 3mal tgl. 1 Supp., Sgl. 1 – 2 Supp.

Präparat: **JHP-Roedler® Japanisches Heilpflanzenöl A**
Arzneiform: Tropfen.
Inhaltsstoff: Menthae arvensis var. piperascens.
Anwendungsgebiete:
- Innerlich bei Erkältungen des Nasen-Rachen-Raumes, Bronchialkatarrh, Verdauungsbeschwerden und deren Begleiterscheinungen.
- Äußerlich als Adjuvans bei rheumatischen Beschwerden, Gelenkschmerzen, Kopfschmerzen.

Gegenanzeigen: Wegen choleretischer Wirkung innerlich nicht anwenden bei schweren Leberfunktionsstörungen, Gallenwegsverschluß, Gallenblasenempyem, Ileus. Bei Säuglingen und Kleinkindern nicht im Bereich des Gesichts.
Nebenwirkungen: nicht bekannt.
Wechselwirkungen: nicht bekannt.
Dosierung:
- Äußerlich: mehrmals tgl. 2 – 5 Tr. einreiben.
- Innerlich: 1 – 3mal tgl. 1 – 3 Tr. in ½ Glas Wasser oder Milch einnehmen.
- Zur Inhalation: 1 – 3 Tr. in heißes Wasser. Mit dem Gesicht über der Schüssel 5 – 10 min inhalieren, wobci Kopf und Schüssel mit Handtuch bedeckt sind.

Präparat: **Pascotox forte — Injektopas®**
Arzneiform: Injektionslösung.
Inhaltsstoff: Echinacea angustifolia.
Anwendungsgebiete: Unspezifisches Reiztherapeutikum zur Steigerung der körpereigenen Abwehrkräfte.
Gegenanzeigen: nicht bekannt.
Nebenwirkungen: nicht bekannt.
Wechselwirkungen: nicht bekannt.
Dosierung:
- Akut: tgl. 1 Amp. i.m. oder i.v.
- Chronisch: 2 – 3mal wöchentl. 1 Amp. i.m. oder i.v.

Teezubereitungen

a) Monoteezubereitungen

Chinarindenbaum — Cinchona succirubra
Verwendeter Drogenteil: Baumrinde.
Drogendosis: 0,5 – 1 g (½ Teel.) pro 150 ml Wasser.
Standardzulassung: 1986, Stand: 12.3.86

Griechischer Salbei — Salvia triloba
Verwendeter Drogenteil: Blätter.
Drogendosis: 2 – 3 g (1,3 g = 1 Teel.) der fein geschnittenen Droge mit kochendem Wasser übergießen und 10 min ziehen lassen.
Hinweis: Droge vor Licht geschützt und dicht verschlossen aufbewahren (ätherische Öle); jedoch nicht in Kunststoffbehälter.

Holunder — Sambucus nigra
Verwendeter Drogenteil: Blüten.
Drogendosis: Etwa 2 Teel. (3 – 4 g) Holunderblüten, Sambuci flos, mit ca. 150 ml siedendem Wasser überbrühen und 5 min ziehen lassen, danach durch ein Teesieb gießen. Mehrmals täglich den frisch bereiteten Tee so heiß wie möglich trinken.
Hinweis: Die Droge wird auch als Filterbeutel (meist 1 g) angeboten.

Linde — Tilia cordata/platyphyllos
Verwendeter Drogenteil: Blüten.
Drogendosis: 2 g Lindenblüten, Tiliae flos, mit heißem Wasser übergießen; nach 5 – 10 min abseihen.
Hinweis: Die Droge wird auch als Filterbeutel angeboten.

Sonnenhut — Echinacea angustifolia
Verwendeter Drogenteil: Wurzel.
Drogendosis: 1 g (½ Teel.) pro 150 ml Wasser.
Standardzulassung: 1986, Stand: 12.3.86

b) Kombinationsteezubereitungen

Erkältungstee
Inhaltsstoffe:
- Holunder — Sambucus nigra: 30 Teile
- Linde — Tilia cordata resp. platyphyllos: 30 Teile
- Mädesüß — Filipendula ulmaria: 20 Teile
- Hagebutte — Rosa canina: 20 Teile.

Verwendete Drogenteile: Blüten — Blüten — Blüten — Schalen.
Drogendosis: 1 Eßl. Drogengemisch pro 150 ml Wasser.
Standardzulassung: 1987, Stand: 3.3.87

3.1 Phytochemische Daten

Cinchona pubescens — Chinarindenbaum
(Rubiaceae — Rötegewächse)

Chinarinde — Cinchonae cortex DAB 9
Zusammengesetzte Chinatinktur — Cinchonae tinctura composita DAB 9

DAB 9 beschreibt jeweils als Monographie Chinarinde, Cinchonae cortex, und zusammengesetzte Chinatinktur, Cinchonae tinctura composita. Die Rinde soll ≧ 6,5% Gesamtalkaloide mit einem Chininanteil von ≧ 30% und ≦ 60% enthalten; für die als Mischperkolat durch Zusatz von Enzianwurzel, Pomeranzenschale und Zimtrinde erhaltene Tinktur wird lediglich ein Bitterwert ≧ 300 vorgeschrieben. In wenigen Fällen werden auch Fluid- und Trockenextrakte der Droge arzneilich gebraucht.

Die phytochemisch und gleichermaßen pharmaziehistorisch bedeutsame Stamm-, Zweig- oder Wurzelrinde beinhaltet ca. 30 Alkaloide. Hauptalkaloide sind die Diastereomerenpaare Chinin (Gehalt ~ 0,8 – 4%)/Chinidin (Gehalt ~ 0,2 – 0,4%) und Cinchonidin (Gehalt ~ 1,5 – 5%)/Cinchonin (Gehalt ~ 1,5 – 3%).

Die Hauptalkaloide Chinin — ausschließlich aus Drogenmaterial isoliert — und Chinidin — teilweise halbsynthetisch durch Isomerisierung aus Chinin dargestellt — besitzen differenzierte Wirkungsprofile.

DAB 9 beschreibt lediglich die neutralen Salze Chinidinsulfat, Chininhydrochlorid und Chininsulfat.

Genuin sind die Alkaloide an Chinasäure oder Catechingerbstoffe salzartig gebunden. Chinarinde enthält des weiteren Bitterstoffe vom Triterpenglykosidtyp und Catechingerbstoffe sowie sehr geringe Mengen ätherisches Öl.

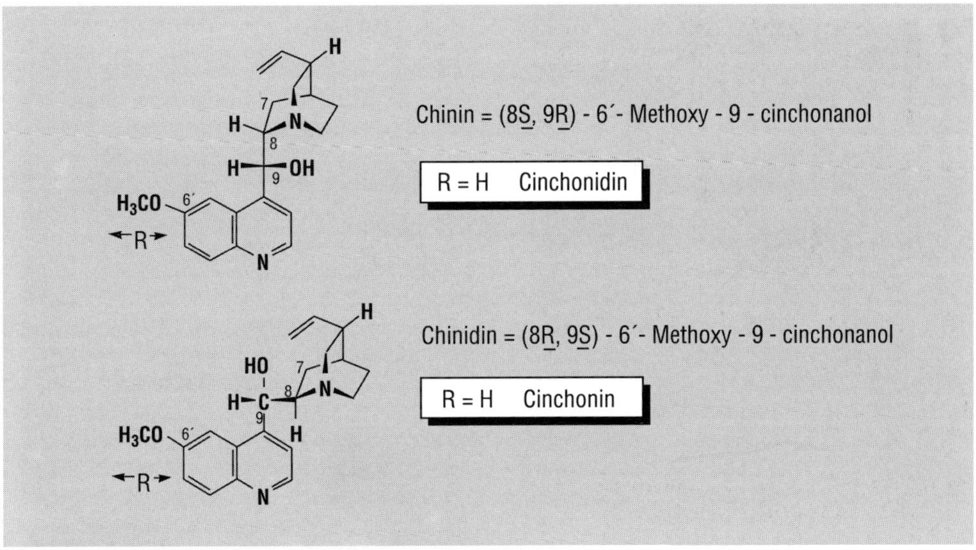

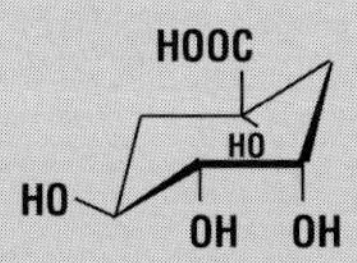

Chinasäure

Echinacea angustifolia — Schmalblättriger Sonnenhut
Echinacea purpurea — Roter Sonnenhut
(Asteraceae — Korbblütler)

Sonnenhutwurzel — Echinaceae angustifoliae radix DAB 9

Zubereitungen werden aus Wurzeln oder frischem Kraut sowohl von Schmalblättrigem Sonnenhut, Echinacea angustifolia, als auch von Purpurfarbenen Sonnenhut, Echinacea purpurea, in Form von Preßsäften, Extrakten oder Tinkturen hergestellt. Sonnenhutwurzel, Echinaceae angustifoliae radix, ist ohne eine Toleranzangabe Monographiegegenstand des DAB 9.

Bisher galt Echinacosid (Gehalt ~ 1,0%), in Echinacea purpurea-Wurzel nicht enthalten, als Identifikationssubstanz für Echinacea angustifolia-Wurzel. Nachdem jedoch auch die morphologisch kaum oder nicht unterscheidbare Wurzel von Echinacea pallida Echinacosid führt, sind andere Substanzkriterien heranzuziehen, z. B. physikalische Kennzahlen und qualitative Zusammensetzung des in beiden Drogen in geringen Mengen enthaltenen ätherischen Öls (Echinacea angustifolia: Humulen; Echinacea purpurea: Humulen, Caryophyllen, Caryophyllenepoxid).

In allen Pflanzenteilen des Schmalblättrigen und des Purpurfarbenen Sonnenhutes sind in jüngster Zeit Heteropolysaccharide mit Molekulargewichten ca. 35 000 und höher festgestellt worden. Sie enthalten Rhamnose, Xylose, Fucose, Arabinose, Galaktose, Glukose und Uronsäuren (~ 10 – 20%) in unterschiedlichen Molverhältnissen und liegen bezogen auf Pflanzenteile in wechselnden Mengen vor. Diese Heteroglykane gelten als immunstimulierende Substanzen.

Für die in sehr geringer Konzentration anwesenden Pyrrolizinalkaloide muß nach der bekannten Struktur-Toxizitäts-Beziehung eine toxische Wirkung ausgeschlossen werden.

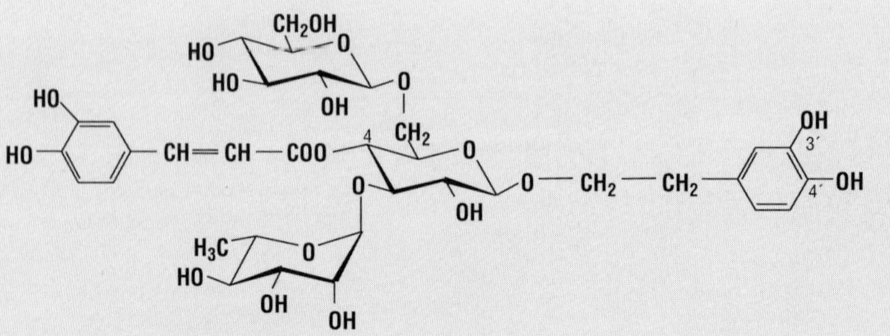

Echinacosid ($C_{35}H_{46}O_{20}$)
Triglykosid des Brenzcatechinethanol

β - (3′, 4′- Dihydroxyphenyl) - ethyl - O - α - L - rhamnopyranosyl (1 → 3) O - β - D - {β - D - glucopyranosyl (1 → 6)} -(4 - O - caffeoyl) - glucopyranosid

Salvia officinalis — Echter Salbei
Salvia triloba — Griechischer Salbei
(Lamiaceae — Lippenblütler)

Salbeiblätter — Salviae folium DAB 9
Dreilappiger (Griechischer) Salbei — Salviae trilobae folium DAB 9

Salbeiblätter führen als Arzneimittelwirkstoffe ätherisches Öl, Lamiaceengerbstoff und Diterpenbitterstoffe. Die Gehalte an ätherischem Öl und dessen jeweilige Zusammensetzung variieren innerhalb der Spezies und Subspezies ebenso wie nach Entwicklungsstand und Herkunft der Blätter.

Salvia officinalis soll ≧ 1,5 % (V/m) ätherisches Öl enthalten, dessen Hauptbestandteile sauerstoffhaltige, bizyklische Monoterpene wie α-Thujon, β-Thujon (~ 30 – 60 %), 1,8-Cineol (~ 15 %), Borneol und Campher sind (2 – 4 %).

Salvia triloba soll einen Gehalt an ätherischem Öl von ≧ 1,8 % (V/m) aufweisen.

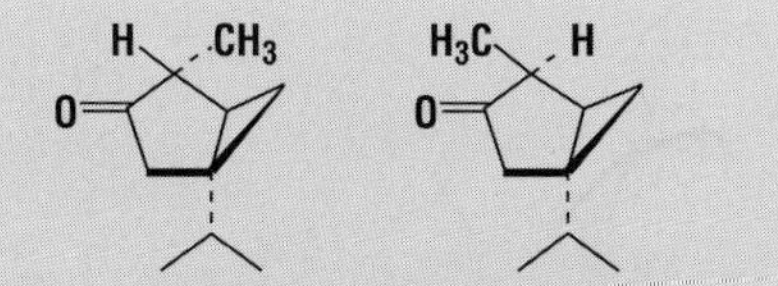

α - Thujon (–) - Thujon

β - Thujon (+) - Isothujon

Sambucus nigra — Schwarzer Holunder
(Caprifoliaceae — Geißblattgewächse)

Holunderblüten — Sambuci flos ÖAB

Holunder, Sambucus nigra, wird als Heilpflanze schon sehr frühzeitig von HIPPOKRATES, PLINIUS, GALEN und THEOPHRAST (Paracelsus) erwähnt. Allerdings sind nur Holunderblüten Monographiegegenstand neuzeitlicher Arzneibücher, obwohl Wirkstoffe mit schweißtreibender Wirkung (Diaphoretika wie etwa Pilocarpin) aus Holunderblüten bisher nicht identifiziert werden konnten. Ebenfalls sind keine Wirkstoffe mit diuretischer oder laxierender Wirkung beschrieben.

Holunderblüten, Sambuci flos, führen Flavonoide wie Rutin, Isoquercitrin, wenig ätherisches Öl, Hydroxyzimtsäuren wie Kaffeesäure, Ferulasäure und Gerbstoffe sowie ubiquitäre Phytosterine (β-Sitosterin).

Der bittere Geschmack von Zubereitungen dieser Drogen, z. B. Fluidextrakte, Tinkturen resultiert von diterpenoiden Bitterstoffen (~ 0,3 – 1,3 %).

4 Pflanzliche Arzneimittel zur Behandlung von Erkrankungen und Funktionsstörungen des Magen-Darm-Traktes und seiner Anhangdrüsen

4.1 Amara (Stomachica)

Amara sind Drogen bzw. Präparationen daraus, die auf Grund ihres Bitterstoffgehaltes zu einer Stimulierung der Magensaftsekretion, weniger der Sekretion von Speichel und Galle führen. Je nachdem, ob außer den Bitterstoffen noch andere wirksamkeitsmodulierende Stoffe in den Drogen enthalten sind, wird zwischen Amara pura (nur Bitterstoffe), Amara aromatica (Bitterstoffe und ätherische Öle), Amara adstringentia (Bitterstoffe und Gerbstoffe) sowie Amara mucilaginosa (Bitterstoffe und Schleimstoffe) unterschieden. Die wichtigsten Drogen sind:

- Amara pura:
  - Enzian — Gentiana lutea (s. Abschn. 4.9)
- Amara aromatica:
  - Wermut — Artemisia absinthium (s. Abschn. 4.9)
  - Pomeranze — Citrus aurantium (s. Abschn. 4.9)
- Amara adstringentia:
  - Chinarindenbaum — Cinchona pubescens (s. Abschn. 4.5)
  - Kondurangostrauch — Marsdenia condurango (s. Kapitel 5.)
- Amara mucilaginosa:
  - Isländisches Moos — Cetraria islandica (s. Abschn. 2.6)

Die magensaftstimulierende Wirkung der Amara ist an eine intakte Geschmackswahrnehmung der Qualität „bitter" gebunden. Deren physiologische Grundlage ist das Vorhandensein von Geschmackssinneszellen auf der Zungenoberfläche. Diese bilden gemeinsam mit Stützzellen die Geschmacksknospen im Epithel der Zungenpapillen. Die großen Wallpapillen am Zungengrund entfalten bis zu 200 Knospen, die kleineren Pilz- und Blätterpapillen in den vorderen und seitlichen Zungenabschnitten nur wenige. Die reizempfindlichen distalen Abschnitte der Schmeckzellen sind zu Mikrovilli aufgefaltet, die in einen gemeinsamen Raum hineinragen. Dieser wiederum mündet in eine Öffnung an der Oberfläche der Papille. Die Reizmoleküle gelangen durch Diffusion zu den Sinneszellen. Die Erregungsleitung in Form von Nervenimpulsen erfolgt afferent von den vorderen und seitlichen Zungenabschnitten über den N. facialis (VII. Hirnnerv), von den hinteren Abschnitten über den N. glossopharyngeus (IX. Hirnnerv). Auffällig ist, daß die Schmeckzellen einer rasch aufeinanderfolgenden Mauser unterliegen. Jede Zelle wird nach etwa 10 Tagen durch den Abkömmling einer Basalzelle ersetzt. Die Schmeckfasern des N. facialis und des N. glossopharyngeus enden in der Medulla ablongata im oder in der Nähe des Nucleus solitarius, von dort ziehen Nervenbahnen über den Thalamus in die Großhirnrinde, wo sie im Bereich des Gyrus postcentralis enden. Die efferenten Nervenbahnen laufen im N. vagus (X. Hirnnerv) zum Magen. Wo die Umschaltung der Erregung erfolgt, ist nicht bekannt. Die vagalen Impulse bewirken in der Magenmukosa eine Mehrproduktion von Pepsin und Salzsäure. Wenn die Bitterstoffe direkt in den Magen gelangen, wird eine zweite Phase der Magensaftsekretion angeregt. Ihre Auslösung erfolgt humoral durch die Freisetzung des Polypeptides Gastrin. Letztendlich beeinflussen Amara nicht nur dyspeptische Beschwerden, sie führen auch zu einer besseren Ausnutzung des Nahrungsangebotes und eignen sich daher besonders als Bestandteile von Tonika. Allerdings sollen Amara nur in Fluidpräparaten enthalten sein, da ihre Wirksamkeit eine Reizung der Geschmacksnerven zur Voraussetzung hat. Die hohe Effizienz der Bitterstoffdrogen wird z. B. durch die Tatsache hervorgehoben, daß der Bitterstoff Amarogentin aus der Enzianwurzel noch in einer Verdünnung 1 : 58 000 000 eine Geschmacksempfindung induziert. Amarogentin übertrifft die Bitterkraft von Chininsalzen um das 300fache.

Präparat: **Gastroplant®**
Arzneiform: Tropfen.
Inhaltsstoffe: Ignatia D4, Centaurium D1.
Anwendungsgebiete: Magenbeschwerden, vorwiegend bei Subazidität.
Gegenanzeigen:
- Peptisches Ulkusleiden wegen Stimulation der Magensäure,
- Stenosen im Gallenwegsbereich.

Nebenwirkungen: In der vorliegenden Dosierung (0,1 mg der Anwendungssubstanz von Strychnos ignatii) nicht bekannt.
Wechselwirkungen: nicht bekannt.
Hinweis: Enthält 53 Vol. % Ethanol.
Dosierung: 3mal tgl. 10 – 20 min vor dem Essen 5 – 15 Tr. verdünnt einnehmen (stark bitter).

Präparat: **Iposolvent®**
Arzneiform: Tropfen.
Inhaltsstoffe: Artemisin, Acorus calamus, Cinnamomum verum, Citrus fruct., Gentiana lutea.
Anwendungsgebiete: Subazidität, Appetitlosigkeit, Dyspepsie, Fermentschwäche.
Gegenanzeigen:
- Peptisches Ulkusleiden,
- Gallenwegsstenosen.

Nebenwirkungen: nicht bekannt.
Wechselwirkungen: nicht bekannt.
Hinweis: Enthält 17 Vol. % Ethanol.
Dosierung: 3mal tgl. 20 – 30 Tr. vor dem Essen.

Präparat: **Sedovent®**
Arzneiform: Tropfen.
Inhaltsstoffe: Cinchona pubescens, Cinnamomum verum, Citrus aurantium, Achillea millefolium, Acorus calamus, Gentiana lutea.
Anwendungsgebiete: Appetitlosigkeit, Subacidität, Verdauungsstörungen.
Gegenanzeigen:
- Peptisches Ulkusleiden,
- Gallenwegsstenosen.

Nebenwirkungen: nicht bekannt.
Wechselwirkungen: nicht bekannt.
Hinweis: Enthält 52 Vol. % Ethanol.
Dosierung: Vor dem Essen 10 – 20 Tr. verdünnt.

Teezubereitungen

a) Monoteezubereitungen

Chinarindenbaum — Cinchona succirubra
Verwendeter Drogenteil: Baumrinde
Drogendosis: 0,5 – 1 g (½ Teel.) pro 150 ml Wasser.
Standardzulassung: 1986, Stand: 12. 3. 86

Enzian — Gentiana lutea
Verwendeter Drogenteil: Wurzel.
Drogendosis: 1 – 2 g (½ Teel.) pro 150 ml Wasser.
Standardzulassung: 1986, Stand: 12. 3. 86

Marsdenia cundurango — Kondorliane
Verwendeter Drogenteil: Rinde (Condurango cortex).
Drogendosis:
- 1,5 g der fein geschnittenen oder grob gepulverten Droge (ca. ½ Teel.) mit kaltem Wasser ansetzen, kurz zum Kochen bringen und nach dem Erkalten abseihen. 1 Tasse 20 – 30 min vor dem Essen.
- Als Weinansatz 50 – 100 g Condurangorinde pro Liter Wein über mehrere Tage ansetzen. 1 Likörglas 30 min vor dem Essen.

Pomeranze — Citrus aurantium
Verwendeter Drogenteil: Schale.
Drogendosis: 2 – 3 g (1 Teel.) pro 150 ml Wasser.
Standardzulassung: 1986, Stand: 12. 3. 86

Tausendgüldenkraut — Erythraea centaurium
Verwendeter Drogenteil: Kraut.
Drogendosis: 2 – 3 g (1 – 2 Teel.) pro 150 ml Wasser.
Standardzulassung: 1986, Stand: 12. 3. 86

Wermut — Artemisia absinthium
Verwendeter Drogenteil: Kraut.
Drogendosis: ½ Teel. pro 150 ml Wasser.
Standardzulassung: 1986, Stand: 12. 3. 86

b) Kombinationsteezubereitungen

Bittertee — Species amaricantes (aus: Wichtl, 1984)
Inhaltsstoffe:
- Wermut — Artemisia absinthium: 20 Teile
- Tausendgüldenkraut — Erythraea centaurium: 20 Teile
- Pomeranze — Citrus aurantium: 20 Teile
- Fieberklee — Menyanthes trifoliata: 10 Teile
- Kalmus — Acorus calamus: 10 Teile
- Enzian — Gentiana lutea: 10 Teile
- Zimt — Cinnamomum ceylanicum: 10 Teile

Verwendete Drogenteile: Kraut — Kraut — Schale — Blätter — Wurzel — Wurzel — Rinde.
Drogendosis: 1–2 Eßl. Drogengemisch pro 150 ml Wasser.

Magentee I
Inhaltsstoffe:
- Enzian — Gentiana lutea: 20 Teile
- Pomeranze — Citrus aurantium: 20 Teile
- Tausengüldenkraut — Erythraea centaurium: 25 Teile
- Wermut — Artemisia absinthium: 25 Teile
- Zimt — Cinnamomum ceylanicum: 10 Teile.

Verwendete Drogenteile: Wurzel — Schale — Kraut — Kraut — Rinde.
Drogendosis: 2 Eßl. Drogengemisch pro 150 ml Wasser.
Standardzulassung: 1987, Stand: 3.3.87

4.2 Carminativa und Digestiva

Carminativa sind Drogen bzw. Zubereitungen daraus, die ätherische Öle und/oder Scharfstoffe enthalten und das Aufstoßen und den Abgang von Darmgasen erleichtern. Über ihren Wirkungsmechanismus bestehen nur ziemlich vage Vorstellungen, obwohl ihre Wirksamkeit unbestritten und eine Differenzierung zwischen Amara/Stomachica, Carminativa und Digestiva schwierig und häufig willkürlich ist. Die Wirksamkeit von Digestiva ist mehr auf die Förderung der Verdauung als Ganzes gerichtet.

Carminativa, die ätherisches Öl entfalten, können auf Grund ihres Geruchs bzw. Geschmacks bereits reflektorisch die Magenschleimhaut stimulieren. Sie wirken aber auch unmittelbar auf diese ein und fördern Sekretion, Motilität und Resorption. Da sie häufig zusätzlich spasmolytisch und antimikrobiell wirken, haben sie einen günstigen Einfluß auf Meteorismus und Gasentleerung. Bei infektiösen Darmerkrankungen und Gärungsdyspepsien wirken sie hemmend auf die Diarrhö.

Wichtige Carminativa sind:
- Anis — Pimpinella anisum
- Fenchel — Foeniculum vulgare
- Galgant — Alpinia officinalis
- Ingwer — Zingiber officinalis
- Kümmel — Carum carvi
- Melisse — Melissa officinalis
- Pfefferminze — Mentha piperita

Präparat: **Aspasmon®**
Arzneiform: Tropfen.
Inhaltsstoffe: Mentha piperita, Syzygium aromaticum, Valeriana off., Pimpinella anisum, carum carvi.
Anwendungsgebiete: Spastische Magen- und Darmbeschwerden.
Gegenanzeigen: Allergie gegen Anethol.
Nebenwirkungen: Allergische Reaktionen (Anis).
Wechselwirkungen: nicht bekannt.
Hinweis: Enthält 68 Vol. % Ethanol.
Dosierung: 15–25 Tr. in Wasser oder auf Zucker vor dem Essen.

Präparat: **Carminat®**
Arzneiform: Tropfen.
Inhaltsstoffe: Mentha piperita, Coriandrum sativum, Carum carvi, Valeriana off., Elettaria cardamomum.
Anwendungsgebiete:
— Nervöse Magenbeschwerden, Völlegefühl, Meteorismus,
— Vorbereitung für Röntgenuntersuchungen oder Sonographie.
Gegenanzeigen: nicht bekannt.
Nebenwirkungen: nicht bekannt.
Wechselwirkungen: nicht bekannt.
Hinweis: Enthält 70 Vol. % Ethanol.
Dosierung: 30 Tropfen in etwas Wasser verdünnt vor dem Essen.

Präparat: **Harongan®**
Arzneiform: Tropfen, Tabletten.
Inhaltsstoff: Haronga madagaskariensis.
Anwendungsgebiete: Verdauungsstörungen, leichte exokrine Pankreasinsuffizienz.
Gegenanzeigen:
— Akute Pankreatitis und akute Schübe bei chronisch rezidivierender Pankreatitis,
— Gallensteinleiden, Gallenwegsobstruktion, Gallenempyem,
— Ileus
Nebenwirkungen: Photosensibilisierung, besonders bei hellhäutigen Personen möglich (Blätter enthalten u. a. Hypericin).
Wechselwirkungen: nicht bekannt.
Hinweis: Tropfen enthalten 53 Vol. % Ethanol.
Dosierung: 1 – 2 Tbl. bzw. 10 – 20 Tr. vor dem Essen.

Teezubereitungen

a) Monoteezubereitungen

Anis — Pimpinella anisum
Verwendeter Drogenteil: Frucht.
Drogendosis: 1 – 2 Teel. gequetschter Frucht pro 150 ml Wasser.
Standardzulassung: 1986, Stand: 12.3.86

Basilikum — Ocimum basilicum
Verwendeter Drogenteil: Kraut.
Drogendosis: 4 g (2 Teel.) pro 150 ml Wasser.
Standardzulassung: 1986, Stand: 12.3.86

Engelwurz oder **Gartenangelika** — Angelica archangelica
Verwendeter Drogenteil: Wurzel.
Drogendosis: 2 – 4 g (1 Teel.) pro 150 ml Wasser.
Standardzulassung: 1986, Stand: 12.3.86

Fenchel — Foeniculum vulgare
Verwendeter Drogenteil: Frucht.
Drogendosis: 1 – 3 Teel. gequetschter Früchte pro 150 ml Wasser.
Standardzulassung: 1986, Stand: 12.3.86

Präparat: **Roha®-Fenchel-Tee tassenfertig**
Arzneiform: Teepulver.
Inhaltsstoff: Foeniculum vulgare.
Anwendungsgebiete: Magen- und Darmstörungen besonders bei Kleinkindern und Säuglingen, Appetitlosigkeit, gastrointestinale Spasmen.
Dosierung: 1 Teel. Pulver mit 1 Tasse warmem Wasser übergießen und mehrmals tgl. 1 Tasse trinken. Auch zum Anrühren von Kindernahrung oder als Michzugabe.

Koriander — Coriandrum sativum
Verwendeter Drogenteil: Frucht.
Drogendosis: 2 Teel. gequctschter Früchte pro 150 ml Wasser.
Standardzulassung: 1986, Stand: 12.3.86

Kümmel — Carum carvi
Verwendeter Drogenteil: Frucht.
Drogendosis: 1 – 2 Teel. gequetschter Früchte pro 150 ml Wasser.
Standardzulassung: 1986, Stand: 12.3.86

Liebstöckel — Levisticum off.
Verwendeter Drogenteil: Wurzel.
Drogendosis: 2 – 4 g (1 – 2 Teel.) pro 150 ml Wasser
Standardzulassung: 1986, Stand: 12.3.86

Melisse — Melissa off.
Verwendeter Drogenteil: Blätter.
Drogendosis: 1 – 3 Teel. pro 150 ml Wasser.
Standardzulassung: 1986, Stand: 12.3.86

Pfefferminze — Mentha piperita
Verwendeter Drogenteil: Blätter.
Drogendosis: 1 Eßl. pro 150 ml Wasser.
Standardzulassung: 1982, Stand: 3.12.82

Rosmarin — Rosmarinus off.
Verwendeter Drogenteil: Blätter.
Drogendosis: 2 g (1 Teel.) pro 150 ml Wasser.
Standardzulassung: 1986, Stand: 12.3.86

Wacholder — Juniperus communis
Verwendeter Drogenteil: Frucht.
Drogendosis: 2–3 g (1 Teel.) zerquetschter Beeren pro 150 ml Wasser.
Standardzulassung: 1986, Stand: 12.3.86

Zimt — Cinnamomum ceylanicum
Verwendeter Drogenteil: Rinde.
Drogendosis: 0,5–1 g (1 kl. Teel.) pro 150 ml Wasser.
Standardzulassung: 1986, Stand: 12.3.86

b) Kombinationsteezubereitungen

Magen- und Darmtee I
Inhaltsstoffe:
- Baldrian — Valeriana off.: 25 Teile
- Kümmel — Carum carv: 25 Teile
- Pfefferminze — Mentha piperita: 25 Teile
- Kamille — Matricaria chamomilla: 25 Teile.

Verwendete Drogenteile: Wurzel — Frucht — Blätter — Blüten.
Drogendosis: 1 Eßl. Drogengemisch pro 150 ml Wasser.
Standardzulassung: 1987, Stand: 3.3.87

Species carminativae — windetreibender Tee (ÖAB)
Inhaltsstoffe:
- Pfefferminze — Mentha piperita: 25 Teile
- Kamille — Matricaria chamomilla: 25 Teile
- Kalmus — Acorus calamus: 25 Teile
- Kümmel — Carum carvi: 25 Teile.

Verwendete Drogenteile: Blätter — Blüten — Wurzel — Frucht (zerstoßen).

Species deflatulentes
Inhaltsstoffe:
- Kamille — Matricaria chamomilla: 20 Teile
- Pfefferminze — Mentha piperita: 20 Teile
- Baldrian — Valeriana off.: 20 Teile
- Kümmel — Carum carvi: 20 Teile
- Anis — Pimpinella anisum: 20 Teile.

Verwendete Drogenteile: Blüte — Blätter — Wurzel — Frucht — Frucht.
Drogendosis: 1 Eßl. Drogengemisch pro 150 ml Wasser.

4.3 Pflanzliche Arzneimittel gegen Ulzera

Als Anti-Ulkus-Prinzipien pflanzlichen Ursprungs kommen infrage:
- Das Anticholinergikum Atropa belladonna, Tollkirsche,
- die Süßholzwurzel, Glycyrrhica glabra, und
- die Kamille, Chamomilla recutita.

Die Wirkungsmechanismen aller drei Heilpflanzen bzw. der daraus gewonnenen Präparationen sind gänzlich verschieden.

Atropa belladonna wirkt kompetitiv antagonistisch gegenüber Acetylcholin an den Rezeptoren. Die basale Säure- und Pepsinsekretion wird gehemmt, Tonus und Motilität der glatten Muskulatur des Magens werden vermindert. Dies entspricht einer spasmolytischen Wirkung, der Ulkusschmerz wird gelindert. Die erforderlichen Dosen — auf Atropin bezogen — provozieren allerdings bereits unerwünschte Wirkungen wie Akkomodationsstörungen, Mydriasis und Tachykardie.

Die wichtigsten Inhaltsstoffe in den Süßholzextrakten sind Glycyrrhicin sowie Flavonoide vom Liquiretigenintyp. Die Liquiritiaflavonoide zeichnen sich durch eine bemerkenswerte spasmolytische Aktivität aus. Glycyrrhicin vermindert die Aktivität des Pepsins, erhöht die Viskosität des Magenschleims und verlängert die Lebensdauer der Zellen der Magenschleimhaut. Wie diese Wirkungen zustande kommen, ist nicht bekannt. Möglicherweise hemmt Glycyrrhicin die Inaktivierung von Nebennierenrindenhormonen in der Leber, so daß die Süßholzwirkung in Wirklichkeit eine indirekte Kortikoidwirkung darstellt. So werden auch die typischen Nebenwirkungen, die bei längerer Anwendung denen eines Hyperaldosteronismus entsprechen, erklärbar: Retention von Na^+, Verlust von K^+, Auftreten von Ödemen und arterielle Hypertension.

Die hauptsächlichen Inhaltsstoffe der Kamillenblüten sind das in dem ätherischen Öl enthaltene (−)-2-Bisabolol sowie das Chamazulen. Ersteres wirkt im Tierexperiment gegen Ulzera, sowohl im protektiven als auch kurativen Test. Extrakte, Bisabolol und Chamazulen zeigen darüber hinaus antiphlogistische und granulationsfördernde Wirkung. Wahrscheinlich bedarf es der synergistischen Wirkung mehrerer Inhaltsstoffe, um die Wirksamkeit von Kamillenpräparationen zu erklären.

Die Wirkprinzipien der Kamille besitzen zudem eine deutliche spasmolytische papaverinähnliche Wirksamkeit, die zur Beseitigung motilitätsbedingter Schmerzzustände bei Gastritis oder der Ulkuskrankheit beiträgt.

Präparat: **Heumann Magentee Solu-Vetan®**
Arzneiform: Teepulver.
Inhaltsstoffe: Glycyrrhiza glabra, Mentha piperita, Rubia tinctorum, Guajacum officinalis.
Anwendungsgebiete:
- Akute und chronische Gastritis.
- Ulkus ventriculi et duodeni.
- Meteorismus.

Gegenanzeigen:
- Cholestatische Lebererkrankungen,
- Hypertonie,
- Hypokaliämie (Glycyrrhiza).

Nebenwirkungen: Bei längerer Anwendung (länger als 4−6 Wochen) können mineralokortikoide Effekte durch Süßholzwurzel (Glycyrrhiza glabra) auftreten: Natrium- und Wasserretention, Kaliumverlust, Hochdruck, Ödeme und in seltenen Fällen Myoglobinurie.
Wechselwirkungen: Verstärkung der Nebenwirkungen durch gleichzeitige Gabe von Thiazid- und Schleifendiuretika möglich.
Dosierung:
- Anfangs 3mal tgl. 1 Tasse Tee (1 Teel. pro Tasse).
- Nach Besserung der Beschwerden 2mal tgl. 1 Tasse.
- Auch zur Rollkur geeignet.

Präparat: **Markalakt®**
Arzneiform: Pulver.
Inhaltsstoffe: Matricaria chamomilla, Lactose
Anwendungsgebiete: Gastritiden.
Gegenanzeigen: Laktoseintoleranz.
Nebenwirkungen: Diarrhö möglich.
Wechselwirkungen: nicht bekannt.
Hinweis: 1 Teel. entspricht 5 g Glukoseäquivalenten.
Dosierung: 1- bis mehrmals tgl. 1 Teel. auf 1 Tasse warmes Wasser.

Präparat: **Solu-Vetan® cum Belladonna**
Arzneiform: Teepulver.
Inhaltsstoffe: Atropa belladonna, Glycyrrhiza glabra, Mentha piperita, Rubia tinctorum, Guajacum officinalis.
Anwendungsgebiete:
- Starke Spasmen bei akuter und chronischer Gastritis,
- Ulkus ventriculi et duodeni.

Gegenanzeigen: Die Gegenanzeigen, Nebenwirkungen und Wechselwirkungen dieses Präparates richten sich nach Atropa belladonna und Glycyrrhiza glabra. Als Gegenanzeigen bei Atropa belladonna sind zu beachten: Engwinkelglaukom, Prostataadenom mit Restharn, Stenosen des Magen-Darm-Kanals, Tachyarrhythmie, Megakolon, schwere Zerebralsklerose.
Nebenwirkungen:
- Durch Atropa belladonna: Mundtrokkenheit, Abnahme der Schweißdrüsensekretion, Hautrötung, Akkomodationsstörungen, Glaukomauslösung, Tachykardie, Miktionsbeschwerden, Mineralokortikoide.
- Durch Glycyrrhiza glabra: mineralokortikoide Effekte bei Langzeittherapie.

Wechselwirkungen: Anticholinerge Wirkung von Amantadin, Chinidin und trizyklischen Antidepressiva kann verstärkt werden.
Hinweis: Das Reaktionsvermögen kann beeinträchtigt werden.
Dosierung:
- 3mal tgl. 1 gestr. Teel. auf 1 Tasse.
- Auch zur Rollkur geeignet.

Teezubereitungen (als Adjuvanzien)

Eibisch — Althaea off.
Verwendeter Drogenteil: Blätter oder Wurzel.
Drogendosis:
- Blätter: 1–2 g (1 Teel.) pro 150 ml Wasser.
- Wurzel: 15 g (1 Eßl.) pro 150 ml Wasser.

Standardzulassung: 1986, Stand: 12.3.86

Kamille — Matricaria chamomilla
Verwendeter Drogenteil: Blüten.
Drogendosis: 2–3 g (1 Eßl.) pro 150 ml Wasser.
Standardzulassung: 1982, Stand: 3.12.82

Malve — Malva silvestris resp. neglecta
Verwendeter Drogenteil: Blätter.
Drogendosis: 3–5 g (2 Teel.) pro 150 ml Wasser.
Standardzulassung: 1986, Stand: 12.3.86

Salbei — Salvia off.
Verwendeter Drogenteil: Blätter.
Drogendosis: 1–2 g (½ Teel.) pro 150 ml Wasser.
Standardzulassung: 1987, Stand: 3.3.87

Schafgarbe — Achillea millefolium
Verwendeter Drogenteil: Kraut.
Drogendosis: 2–4 g (2 Teel.) pro 150 ml Wasser.
Standardzulassung: 1986, Stand: 12.3.86

Süßholz — Glycyrrhiza glabra
Verwendeter Drogenteil: Wurzel.
Drogendosis: 2–4 g (1 Teel.) pro 150 ml Wasser.
Standardzulassung: 1986, Stand: 12.3.86

4.4 Antiemetika

Erst seit kurzem ist bekannt, daß das aus der Ingwerwurzel gewonnene Ingwerpulver, Zingiber off., die Symptome der Reisekrankheit stärker antagonisiert als das Diphenhydramin. Ingwer wird vorwiegend als Gewürz benutzt. Er enthält ätherische Öle (2,5 – 3 %) sowie Gingerole und andere scharf schmeckende Prinzipien. Im Humanversuch, in dem Probanden ständig Rotations- und Torsionsbewegungen ausgesetzt waren, erwies sich Ingwerpulver sowohl der Vergleichssubstanz als auch dem Placebo als deutlich überlegen.

Über die wirksamkeitsbestimmenden Inhaltsstoffe ist nichts bekannt, ebenso über den Mechanismus, der die Symptome der Reisekrankheit therapeutisch beeinflußt.

Die Rezeptur von Zingiber off. kann entweder als Tinktur erfolgen (z. B. Tinctura zingiberis, DS bei Bed. 10 – 20 Tr.) oder in der homöopathischen Dilution D1 (z. B. Zingiber D1 Tabl., DS: bei Bed. 1 Tabl.).

4.5 Pflanzliche Arzneimittel gegen Diarrhö und Obstipation

Prinzipien, die einer Diarrhö entgegenwirken, gibt es mehrfach.

So ist eine Möglichkeit die Verabfolgung adsorbierender Substanzen, von denen die bekannteste die Medizinische Kohle, Carbo activatus, ist. Medizinische Kohle besitzt wegen ihrer großen inneren Oberfläche (100 – 1500 m^2/g) ein hohes Adsorptionsvermögen und kann insbesondere bei bakteriell bedingter Diarrhö Bakterientoxine binden. Von Nachteil ist jedoch, daß wegen der fehlenden Spezifität des Bindungsvermögens auch Verdauungsenzyme, Vitamine etc. gebunden werden. Deshalb sollte Medizinalkohle nur kurzfristig verabfolgt werden.

Auf Wasserbindung durch Schleimsubstanzen beruht — so paradox dies klingen mag — eine andere Möglichkeit der therapeutischen Beeinflussung diarrhoischer Zustände. Wenn insbesondere bei wäßrigen Stühlen Schleimsubstanzen verabfolgt werden (z. B. gemahlene Schalen des indischen Flohsamens Plantago ovata), wird der wäßrige Stuhl zwar nicht eine feste, aber immerhin eine breiige Konsistenz annehmen. Wasserbindende Schleimsubstanzen lassen sich mithin sowohl als Laxantia und auch als Antidiarrhoika einsetzen.

Adstringentia sind hilfreich bei der Behandlung von Diarrhöen. Sie schützen entzündete Schleimhäute vor weiterer Reizung durch „Verdichtung" der Oberfläche, indem sie sich an oberflächlich gelegene Eiweißkörper anlagern. Dadurch wird das Eindringen toxischer Substanzen in die Epithelzellen des Darmes erschwert (Abb. 4-1). Bei der Behandlung mit gerbstoffhaltigen Arzneimitteln sollten nur solche Präparate zur Anwendung kommen, die den Gerbstoff in den tiefen Abschnitten des Verdauungskanals freisetzen.

Neben dem Tannin (Acidum tannicum) oder Tannin-Eiweiß-Verbindungen (Tanninum albuminatum) kommen Catechingerbstoffe oder gerbstoffhaltige Präparationen aus getrockneten Heidelbeerfrüchten (Vac-

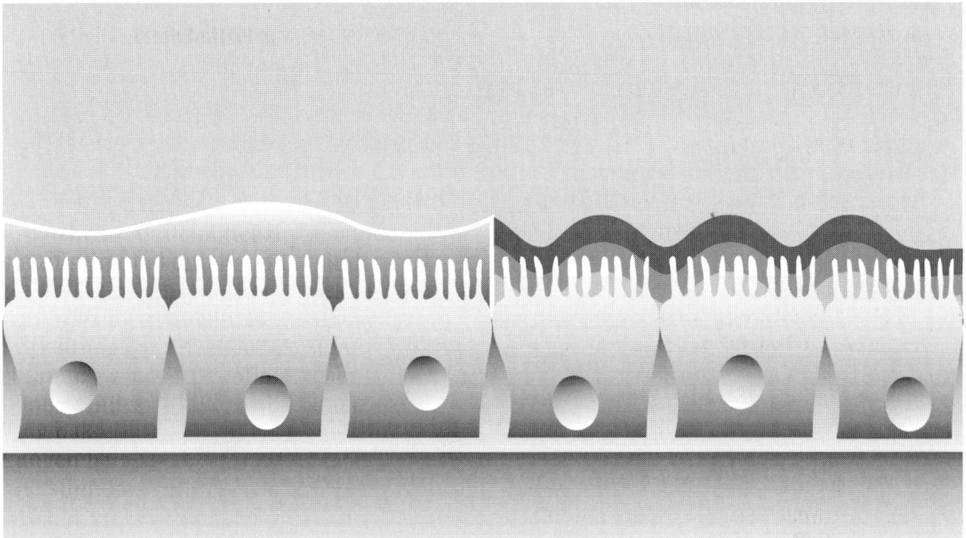

Abbildung 4-1:
Wirkungsmechanismus von Adstringentia. Die Aufnahme toxischer Substanzen über den Darm wird erschwert, indem sich die Adstringentia an oberflächlich gelegene Eiweißkörper der Schleimhaut anlagern und so die Epitheloberfläche „verdichten".
Links: Normale Schleimhaut; *rechts:* Schleimhaut unter der Wirkung eines Adstringens.

cinium myrtillus), der Ratanhiawurzel (Krameria triandra) oder der Tormentillwurzel (Tormentilla erecta) zur Anwendung.

Eine besondere Erwähnung verdient noch eine Behandlungsmöglichkeit des Colon irritabile. Diese in ihrer Genese bisher nicht aufgeklärte Krankheit mit Bauchschmerzen und Stuhlgangsstörungen läßt bisher eine organische Ursache vermissen. Als auslösende Ursachen werden psychische Faktoren, falsche Ernährung, Unverträglichkeit bestimmter Nahrungsmittel usw. diskutiert. Überraschenderweise lindert das Pfefferminzöl (Menthae piperitae aetheroleum) 0,2 – 0,6 ml/Tag, in darmlöslichen Kapseln (!) verabfolgt, die Beschwerden des äußerst lästigen und therapieresistenten Leidens signifikant.

Präparat: **Carbo Königsfeld®**
Arzneiform: Pulver.
Anwendungsgebiete:
— Entzündungen und Infektionen des Gastrointestinaltraktes.
— Meteorismus.
Gegenanzeigen: nicht bekannt.
Nebenwirkungen: nicht bekannt.
Wechselwirkungen: nicht bekannt.
Dosierung: Mehrmals tgl. 1 Messerspitze bis 1 Teel. in Wasser verrührt oder trocken einnehmen.

Präparat: **Cefadiarrhon®**
Arzneiform: Tropfen, Tabletten.
Inhaltsstoffe: Potentilla erecta, Matricaria recutita.
Anwendungsgebiete:
— Unspezifische Durchfallerkrankungen,
— Reise- und Sommerdiarrhö
Gegenanzeigen: nicht bekannt.
Nebenwirkungen: Beschwerden bei Reizmagen können verstärkt werden.
Wechselwirkungen: nicht bekannt.
Dosierung:
— 3mal tgl. 30 – 40 Tr. bzw. 1 – 2 Tbl.
— Dosiserhöhung auf stdl. 1 Tbl. bzw. 20 Tr. möglich.
— Bei Kindern entsprechende Dosisreduktion.

Präparat: **Myrrhinil-Intest®**
Arzneiform: Dragées.
Inhaltsstoffe: Commiphora molmol (Myrrha), Coffea arabica, Matricaria chamomilla.
Anwendungsgebiete:
- Unspezifische Darminfektionen, Sommerdiarrhö, Meteorismus, intestinale Störungen bei Kost- und Klimawechsel.
- Colon irritabile.
- Versuch auch bei leichten Formen von Morbus Crohn und Colitis ulcerosa.

Gegenanzeigen: nicht bekannt.
Nebenwirkungen: nicht bekannt.
Wechselwirkungen: nicht bekannt.
Dosierung:
1–2 Tage 3–4mal 3–4 Drg.,
- 3mal tgl. 1–2 Drg.
- Prophylaxe: 3mal tgl. 1 Drg.

Präparat: **Pektan N**
Arzneiform: Tabletten.
Inhaltsstoffe: Quercus robur, Malus domestica, Theobroma cacao, Bolus alba.
Anwendungsgebiete: Diarrhö, infektiöse Darmerkrankungen
Gegenanzeigen: nicht bekannt.
Nebenwirkungen: nicht bekannt.
Wechselwirkungen: nicht bekannt.
Dosierung:
- Mehrmals tgl. 1–3 Tbl. mit etwas warmer Flüssigkeit;
- Kinder entsprechend weniger.

Teezubereitungen

Brombeere — Rubus fruticosus
Verwendeter Drogenteil: Blätter.
Drogendosis: 3–4 g (2 Teel.) pro 150 ml Wasser.
Standardzulassung: 1986, Stand: 12.3.86

Frauenmantel — Alchemilla vulgaris
Verwendeter Drogenteil: Kraut.
Drogendosis: 2–4 g (3–4 Teel.) pro 150 ml Wasser.
Standardzulassung: 1986, Stand: 12.3.86

Gänsefingerkraut — Potentilla anserina
Verwendeter Drogenteil: Kraut.
Drogendosis: 2–4 g (1–2 Teel.) pro 150 ml Wasser.
Standardzulassung: 1986, Stand: 12.3.86

Heidelbeere — Vaccinium myrtillus
Verwendeter Drogenteil: Frucht.
Drogendosis: 1–2 Eßl. pro 150 ml Wasser.
Standardzulassung: 1986, Stand: 12.3.86

Potentilla erecta — Blutwurz/**Tormentillwurz** — Potentilla tormentilla
Verwendeter Drogenteil: Wurzel.
Drogendosis: 2–3 g (1 Teel.) pro 150 ml Wasser.
Standardzulassung: 1986, Stand: 12.3.86

Virginischer Zauberstrauch — Hamamelis virginiana
Verwendeter Drogenteil: Blätter oder Rinde.
Drogendosis: 2–3 g (1 Teel.) pro 150 ml Wasser.
Standardzulassung: 1986, Stand: 12.3.86

4.6 Laxantia

Der hauptsächliche Wirkort aller Laxantia ist der Dickdarm, da die Eindickung des Darminhaltes im Kolon erfolgt. Entsprechend ihrem Wirkungsmechanismus werden die laxativ wirkenden Drogen bzw. Präparationen eingeteilt in

- antiabsorptiv/hydragog wirkende Drogen,
- Quellstoffe und
- osmotisch wirkende Füllstoffe.

Die wichtigsten antiabsorptiv wirkenden Laxansdrogen sind folgende antrachinonglykosidhaltigen Drogen:

- Sennesblätter und -früchte — Cassia senna
- Cascararinde — Rhamnus purshianus
- Faulbaumrinde — Rhamnus frangula
- Medizinalrhabarber — Rheum palmatum
- Aloe — Aloe.

Im Prinzip wirken alle Anthraglykosidderivate gleich: Sie inaktivieren im Dickdarm die membranständige Na^+/K^+-ATPase und hemmen den Transport von Na^+ und Wasser aus dem Dickdarmlumen in das Blut. Gleichzeitig können sie einen NettoWassereinstrom aus dem Blut in das Darmlumen induzieren und so zu einer stärkeren Füllung des Darmlumens mit nachfolgender reflektorisch ausgelöster Defäkation führen (Abb. 4-2a). Obwohl die Gegebenheiten nur für die Sennaglykoside einigermaßen geklärt sind, darf angenommen werden, daß auch Anthraglykoside anderer Herkunft ähnlich wirken. Die Anthraglykoside (Anthrachinone) werden im Dickdarm mikrobiell zu den Aglykonen — Emodinen — gespalten. Diese werden ebenfalls mikrobiell zu den eigentlichen Wirksubstanzen, den Anthranolen bzw. Anthronen reduziert. Diese besonderen Verhältnisse erklären auch die relativ lange Latenzzeit von 8 und mehr Stunden zwischen der Zufuhr solcher Laxansdrogen und dem Einsetzen der laxativen Wirkung. Letztere beruht jedoch — nach Tierversuchen — nicht nur auf einer Absorptionshemmung, sondern gleichfalls auf einer Hemmung der stationären segmentalen Motilität, die der Durchmischung des Darminhaltes dient. Damit überwiegt die Längsperistaltik, so daß in der Zeiteinheit der Koloninhalt eine größere Strecke vorangetrieben wird (Abb. 4-2c).

Anthraglykosidhaltige Arzneimittel sollten zurückhaltend und nicht über längere Zeit eingenommen werden, da unerwünschte Wirkungen bei chronischem Gebrauch wie K^+-Verlust (Steigerung der Empfindlichkeit gegen Herzglykoside), Schädigung des Plexus myentericus und (reversible) Melanosis der Kolonschleimhaut auftreten können. Besondere Zurückhaltung ist gegenüber Aloe angebracht, da es auch bei bestimmungsgemäßem Gebrauch leicht zu schmerzhaften Defäkationen kommt, nach Überdosierung können hämorrhagische Gastroenteritiden — auch mit tödlichem Ausgang — auftreten.

Die wichtigsten Quellstoffdrogen sind:

- Leinsamen — Linum usitatissimum
- Flohsamen — Plantago afra resp. arenaria
- Indischer Flohsamen — Plantago ovata.

Der Wirkungsmechanismus aller drei Drogen ist im Prinzip der gleiche: Die Droge quillt durch Wasseraufnahme der Schleimsubstanzen auf ein Vielfaches ihres Ausgangsvolumens und führt über einen Dehnungsreiz im Kolon und Rektum zur Defäkation (Abb. 4-2b). Da die Schleimstoffe — Polysaccharide — völlig inert sind, treten Irritationen im Bereich des Magen-Darm-Traktes nicht auf. Vereinzelte Mitteilungen betreffen die mechanische Verlegung von Abschnitten des Gastrointestinaltraktes durch zu Klumpen geballte Drogen (z. B. in Divertikeln der Speiseröhre), wenn verabsäumt wurde, das Präparat mit ausreichend Flüssigkeit zu nehmen. Die Beurteilung solcher Risikofälle ist jedoch zahlenmäßig zu vernachlässigen. Eine theoretisch mögliche Freisetzung von Blausäure aus Leinsamen ist praktisch ebenfalls ohne Bedeutung.

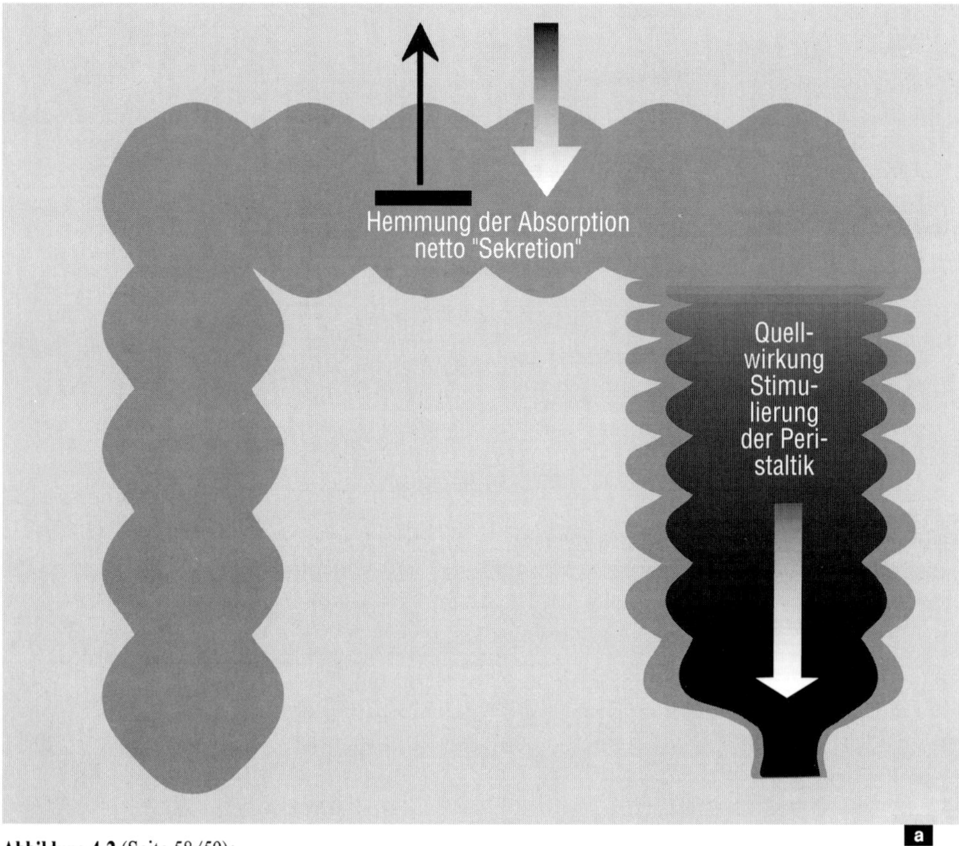

Abbildung 4-2 (Seite 58/59):
Schematische Darstellung der laxierenden Wirkung von Quellsubstanzen und Anthraglykosidderivaten.
a) Quellsubstanzen wie z. B. Plantago führen über eine Dehnung der Darmwand zu vermehrter Peristaltik.
b) Anthraglykosidhaltige Laxantia hemmen den Transport von Natrium und Wasser aus dem Dickdarmlumen in die Blutbahn. Außerdem bewirken sie einen Nettoeinstrom von Wasser in das Darmlumen, durch dessen erhöhte Füllung reflektorisch die Defäkation ausgelöst wird.
c) Das anthraglykosidhaltige Laxans Senna bewirkt zusätzlich eine Hemmung der lokalen Segmentation, die der Durchmischung des Darminhaltes dient. Durch die unveränderte und nun überwiegende Längsperistaltik wird der Darminhalt beschleunigt analwärts transportiert.

Die Wirksamkeit von osmotisch wirkenden Füllstoffen

— Manna, Fraxinus ornus, und
— Feige, Ficus carica,

beruht auf deren Gehalt an Pektin, organischen Säuren sowie enteral nicht resorbierbaren Zuckern wie Sorbit und Mannit. Diese binden als osmotisch aktive Prinzipien Wasser und bewirken — ähnlich den Quellsubstanzen — eine Zunahme der Darmfüllung mit Defäkation. Unerwünschte Wirkungen sind von ihnen nicht bekannt.

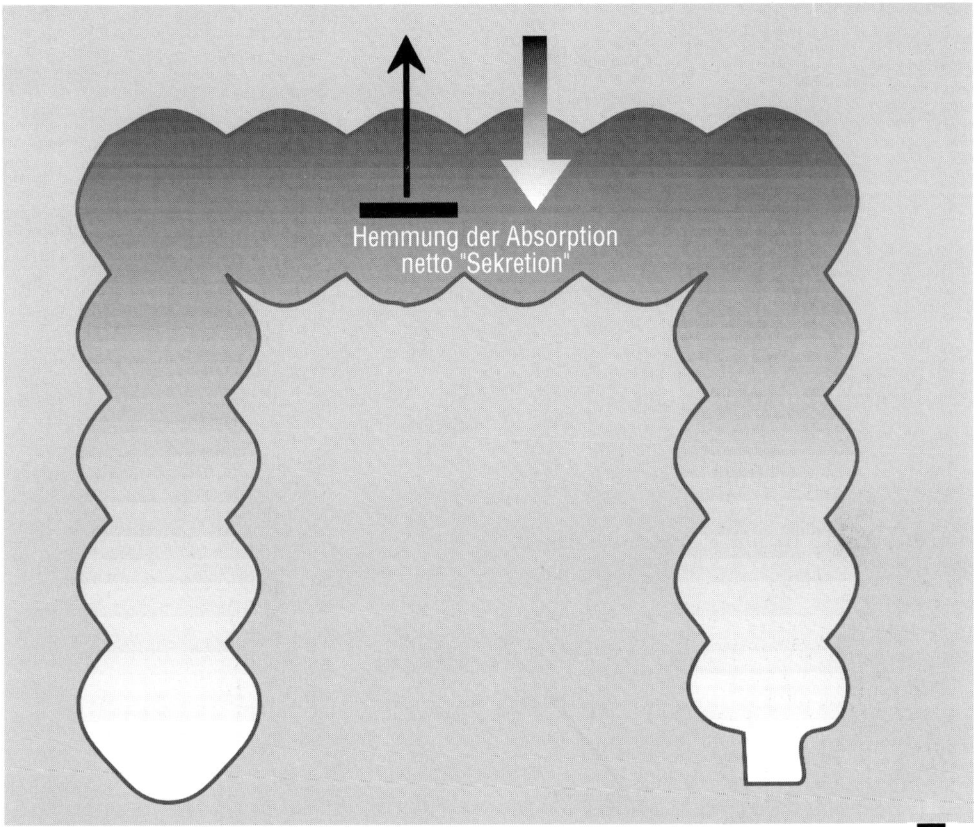
Hemmung der Absorption
netto "Sekretion"

b

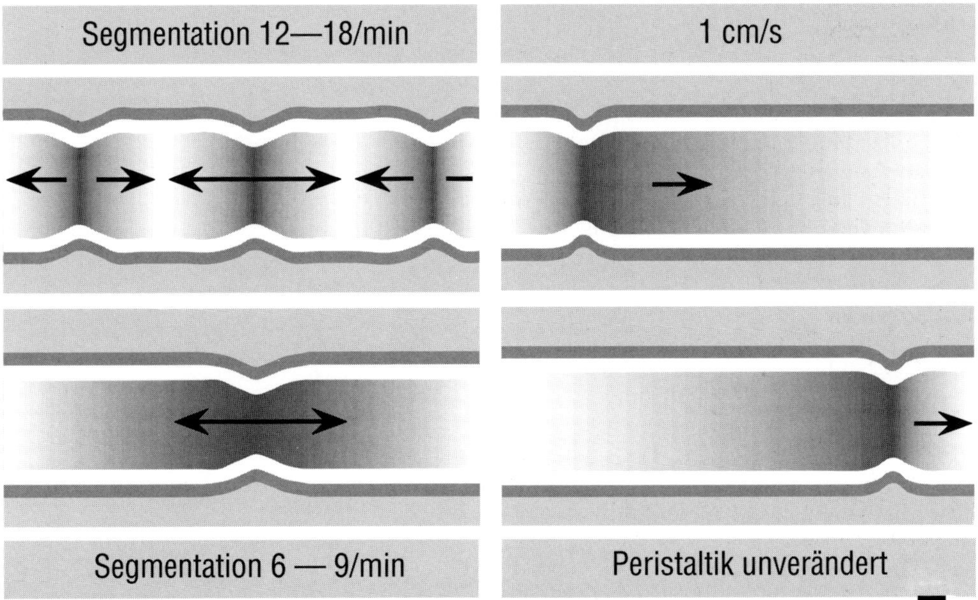
Segmentation 12—18/min
1 cm/s
Segmentation 6 — 9/min
Peristaltik unverändert

c

Präparat: **Agiocur®**
Arzneiform: Granulat.
Inhaltsstoffe: Plantago ovata (Samen/Samenschalen).
Anwendungsgebiete:
- Stuhlunregelmäßigkeiten bei Colon irritabile, Divertikulose, Anus praeter,
- Adjuvans bei Morbus Crohn.

Gegenanzeigen: Ileus und Stenosen des Gastrointestinaltraktes, klingen aber im Verlauf der konsequenten weiteren Anwendung ab.
Nebenwirkungen:
- Blähungen und Völlegefühl während der ersten Behandlungstage sind möglich.
- In seltenen Fällen allergische Reaktionen.

Wechselwirkungen: Agiocur darf nicht gleichzeitig mit darmmotilitätshemmenden Antidiarrhoika und Quellmitteln gegeben werden.
Dosierung: 1 – 2mal tgl. 2 – 1 Teel. mit ausreichend Flüssigkeit einnehmen. Kinder entsprechend weniger.

Präparat: **Agiolax®**
Arzneiform: Granulat.
Inhaltsstoffe: Plantago ovata (Samen, Samenschalen), Cassia angustifolia.
Anwendungsgebiete: Obstipation, zur Vorbereitung bei Röntgenuntersuchungen.
Gegenanzeigen:
- Ileus jeder Genese.
- Während der Schwangerschaft und Stillzeit nur nach Rücksprache mit dem Arzt anwenden (Anthrachinone).

Nebenwirkungen: Keine bekannt. Bei chronischem Gebrauch/Mißbrauch: Elektrolytverluste, insbesondere Kaliumverluste, Albuminusie, Hämaturie, Melanosis coli, Schädigung des Plexus myentericus.
Wechselwirkungen: Bei chronischem Gebrauch/Mißbrauch: Herzglykosidwirkung durch Kaliummangel verstärkt.
Hinweis: 1 Teel. Agiolax enthält 0,9 g Saccharose ≙ 0,07 BE.
Dosierung: 1 Teel. abends nach dem Essen unzerkaut mit genügend Flüssigkeit einnehmen (Wirkzeit 8 – 10 Std.). Bei Bedarf auch morgens einnehmen. Kinder entsprechend weniger.

Präparat: **Kräuterlax®**
Arzneiform: Dragées.
Inhaltsstoffe: Aloe ferox, Cassia angustifolia (Cassia senna), Curcuma zanthorrhiza, Mandragora officinalis.
Anwendungsgebiete: Chronische Obstipation, Gallenwegsdyskinesie.
Gegenanzeigen:
- Ileus und mechanische Stenosen des Magen-Darm-Kanals.
- Stillzeit (Anthrachinone).
- Fortgeschrittene Stadien der Schwangerschaft.

Nebenwirkungen: Elektrolytverluste (Kalium), Melanosis coli, Albuminurie, Hämaturie, Schädigung des Plexus myentericus (Cassia senna).
Wechselwirkungen: Herzglykosidwirkung durch Kaliummangel verstärkt.
Dosierung: 1 – 2 Drg. abends.

Präparat: **Linusit Gold**
Arzneiform: Körner.
Inhaltsstoff: Linum usitatissimum.
Anwendungsgebiete: Obstipation, unspezifische Entzündungen im Magen-Darm-Bereich, Stuhlregulans, Divertikulose, Colon irritabile.
Gegenanzeigen, Nebenwirkungen, Wechselwirkungen: Eine negative Beeinflussung der enteralen Resorption anderer Arzneistoffe ist möglich.
Dosierung: 2 – 3 Eßl. tgl. mit viel Flüssigkeit, Quark oder Joghurt.

Präparat: **Liquidepur®**
Arzneiform: Liquidum.
Inhaltsstoffe: Cassia angustifolia (Cassia senna), Pimpinella anisum, Carum carvi
Anwendungsgebiete:
- Obstipation, Röntgen- und Operationsvorbereitung, postoperative Darmträgheit.

Gegenanzeigen:
- Ileus und mechanische Stenosen des Magen-Darm-Kanals,
- Stillzeit (Anthrachinone),
- fortgeschrittene Stadien der Schwangerschaft.

Nebenwirkungen: Elektrolytverluste (Kalium), Melanosis coli, Albuminurie, Hämaturie, Schädigung des Plexus myentericus (Cassia senna).

Wechselwirkungen: Herzglykosidwirkung durch Kaliummangel verstärkt.
Hinweis: Enthält 8 Vol. % Ethanol.
Dosierung:
- ½ — 1 Teel. tgl., am besten abends.
- Kinder je nach Alter.

Präparat: **Metamucil®**
Arzneiform: Pulver.
Inhaltsstoff: Plantago ovata.
Anwendungsgebiete: Verstopfung, Durchfall, zur Erleichterung des Stuhlgangs bei Hämorrhoiden, nach operativen Eingriffen im Darmbereich, während Schwangerschaft und Wochenbett.
Gegenanzeigen:
- Ileus und Stenosen des Gastrointestinaltraktes.
- Stillzeit (Anthrachinone).

Nebenwirkungen: Kaliumverluste bei chronischer Anwendung.
Wechselwirkungen: Herzglykosidwirkung durch Kaliummangel verstärkt.
Hinweis: 1 gehäufter Teel. entspricht 0,2 BE.
Dosierung: 1 – 3mal tgl. 1 Teel. mit ausreichend Flüssigkeit einnehmen. Kinder entsprechend weniger.

Präparat: **Neda® Früchtewürfel**
Arzneiform: Würfel.
Inhaltsstoffe: Cassia angustifolia (Cassia senna), Ficus carica, Tamarindus indica.
Anwendungsgebiete:
- Obstipation,
- Untersuchungs- und Operationsvorbereitung.

Gegenanzeigen:
- Ileus und mechanische Stenosen des Magen-Darm-Kanals,
- Stillzeit (Anthrachinone),
- fortgeschrittene Stadien der Schwangerschaft.

Nebenwirkungen: Elektrolytverluste (Kalium), Melanosis coli, Albuminurie, Hämaturie, Schädigung des Plexus myentericus (Cassia senna).
Wechselwirkungen: Herzglykosidwirkung durch Kaliummangel verstärkt.
Dosierung:
- ½ – 1 Würfel abends einnehmen.
- Kinder ab 6 Lj. ¼ – ½ Würfel.

Salinische Abführmittel
Ergänzend sei an dieser Stelle auf die Anwendungsmöglichkeit salinischer Abführmittel hingewiesen.

Am einfachsten ist die Empfehlung von Glaubersalz (Natriumsulfat und Natriumhydrogencarbonat) oder Karlsbader Salz (Natriumsulfat und andere Mineralien): 1 Teel. auf 1 Glas warmen Wassers. Vorsichtig mit wenigen Schlucken beginnen, da unter Umständen drastische Wirkungen in 1 – 3 Stunden nach Einnahme eintreten können.

Teezubereitungen

Cascararinde — Rhamnus purshianus (Cascara sagrada)
Verwendeter Drogenteil: Rinde.
Drogendosis: ½ Teel. pro 150 ml Wasser.
Standardzulassung: 1986, Stand: 12.3.86

Faulbaum — Rhamnus frangula
Verwendeter Drogenteil: Rinde.
Drogendosis: ½ Teel. pro 150 ml Wasser.
Standardzulassung: 1986, Stand: 12.3.86

Kreuzdorn — Rhamnus catharticus
Verwendeter Drogenteil: Früchte.
Drogendosis: 3 – 5 g (2 Teel.) pro 150 ml Wasser.
Standardzulassung: 1986, Stand: 12.3.86

Rhabarber — Rheum palmatum
Verwendeter Drogenteil: Wurzel.
Drogendosis: ½ – 1 gestr. Teel. pro 150 ml Wasser.
Standardzulassung: 1986, Stand: 12.3.86

Sennesblätter und **-früchte** — Cassia angustifolia (Cassia senna)
Verwendeter Drogenteil: Blätter und Früchte.
Drogendosis: ½ – 1 gestr. Teel. pro 150 ml Wasser.
Standardzulassung: 1985, Stand: 25.2.85 bzw. 1986, Stand: 12.3.86.

4.7 Cholagoga und Gallenwegstherapeutika

Die Indikation zur Verordnung von Cholagoga bzw. Gallenwegstherapeutika und ihre Abgrenzung gegen Arzneimittel im Sinne von Amara (Stomachica) ist oft schwierig zu treffen, da die Übergänge zwischen den einzelnen Krankheitsbildern fließend sind und sich die Symptome teilweise überlappen. Präparationen mit ausschließlich cholagoger (Steigerung des Abflusses bereits gebildeter Galle) und/oder choleretischer Wirkung (Steigerung der Neubildung von Lebergalle) (vgl. Abb. 4-3) sind am ehesten indiziert, wenn eine durch mangelnde Bereitstellung von Galle gestörte Verdauung gebessert werden soll. Es gibt jedoch auch Meinungen, wonach Substanzen mit ausschließlich choleretisch-cholagoger Wirkung keinen therapeutischen Wert besäßen. Indes sind Oberbauchbeschwerden mit mehr oder weniger ausgebildeten dyspeptischen Symptomen so verbreitet, daß es eine Fülle von Kombinationspräparaten gibt, die folgende hauptsächliche Wirkungen in sich vereinen:

- choleretisch/cholagog
- spasmolytisch
- antibakteriell
- hepatoprotektiv (siehe Abschn. 4.8).

Deshalb ist es nicht möglich, die genannten Wirkungen bestimmten Heilpflanzen und/oder bestimmten Stoffgruppen zuzuordnen. Die wichtigsten Drogen bzw. Zubereitungen daraus sind:

- Schöllkraut — Chelidonium majus
- Pfefferminzblätter, Pfefferminzöl — Mentha piperita
- Javanische Gelbwurz — Curcuma zanthorrhiza
- Wermut — Artemisia absinthium
- Artischocke — Cynara scolymus
- Löwenzahn — Taraxacum off.

Das Schöllkraut, Chelidonium majus, enthält eine Reihe von Alkaloiden. Die wirksamkeitsbestimmende Verbindung ist das Chelidonin. Dieses besitzt spasmolytische Wirkungen vom Papaverintyp, d.h. es wirkt muskulotrop. Anderen Alkaloiden wird eine schwach analgetische/zentralsedierende Wirkung zugeschrieben, so daß ein Präparat vom Extrakttyp als Gallenwegstherapeutikum sicher besser geeignet ist, als das Reinalkaloid Chelidonin.

Auch Präparationen aus Pfefferminzblättern, Mentha piperita folium, und das Pfefferminzöl, Mentha piperita aetheroleum, wirken primär spasmolytisch auf die glatte Muskulatur der Gallenwege, also ohne Beeinflussung des autonomen Nervensystems. Für das Menthol dagegen ist ein cholagoger bzw. choleretischer Effekt nachgewiesen, seine Wirkung wird durch einen enterohepatischen Kreislauf im positiven Sinne modifiziert.

Die wirksamkeitsbestimmenden Inhaltsstoffe des Javanischen Gelbwurzes, Curcuma zanthorrhiza, sind ätherisches Öl mit Sesquiterpenen und Farbstoffe wie Cucusmin und Monodesmethoxycurcumin. Für das ätherische Öl ist eine choleretische Wirkung nachgewiesen, für die Farbstoffe eine cholagoge. Eine Stimulierung der Magensaftproduktion wird als mögliche Wirkung diskutiert.

Die Artischocke — Cynara scolymus — enthält als im choleretischen Sinne wirksamkeitsbestimmende Verbindung Kaffeeoylchinasäure. Eine cholagoge Wirkung ist ebenfalls nachgewiesen, ein (geringer) diuretischer Effekt wird diskutiert. Cynarin besitzt darüber hinaus auch lipidsenkende Eigenschaften, so daß Präparationen als geeignete Partner in Kombinationsarzneimitteln anzusehen sind. Auch das Wermutkraut, Artemisia absinthium, kann als sinnvoller Bestandteil von Gallenwegstherapeutika gelten. Zwar ist es infolge seines Gehaltes an Bitterstoffen primär als Amarum (Stomachicum) anzusehen, jedoch ist es eine gesicherte Erfahrungstatsache, daß es bei Dyskinesien der Gallenwege therapeutisch günstig wirkt.

Die Löwenzahnwurzel mit Kraut, Taraxacum officinalis, ist primär als Bitterstoffdroge einzustufen. Jedoch hat sie sowohl eine choleretische als auch eine diuretische Wirkungskomponente (letztere möglicherweise als Folge ihres Kaliumgehaltes), so daß Präparationen daraus Bestandteile vieler Kombinationsarzneimittel sind.

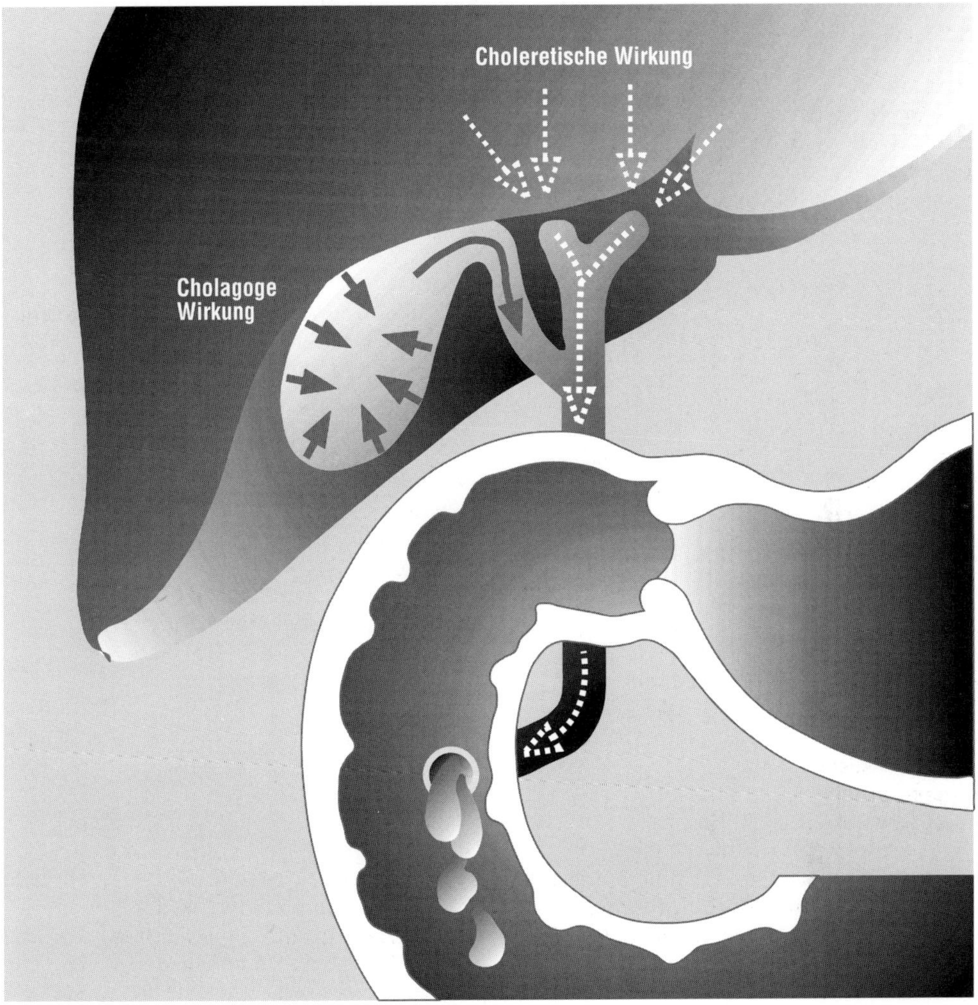

Abbildung 4-3:
Wirkung von Choleretika und Cholagoga. Ein Choleretikum stimuliert die Galleproduktion durch die Leberzellen, ein Cholagogum beschleunigt die Entleerung der Gallenblase und den Ausstoß der Blasengalle in den Dünndarm. Eine scharfe Trennung zwischen beiden gibt es jedoch nicht.

Präparat: **Aristochol® Konzentrat**
Arzneiform: Kapseln.
Inhaltsstoffe: Chelidonium majus, Curcuma zanthorrhiza, Aloe ferox.
Anwendungsgebiete: Funktionelle Störungen im Gallenwegsbereich, Obstipation.
Gegenanzeigen:
— Schwere Leberfunktionsstörungen, Gallenwegsverschluß, Gallenblasenempyem.
— Ileus, Stenosen des Gatrointestinaltrakts.
— erhöhtes Risiko perinataler Komplikationen (Aloe).
Nebenwirkungen: Bei chronischer Anwendung Elektrolytverlust (Kalium).
Wechselwirkungen: Wirkung von Herzglykosiden durch Kaliumverlust verstärkt.
Dosierung: 1mal tgl. 1 Kps. mit reichlich Flüssigkeit einnehmen.

Präparat: **Oddibil®**
Arzneiform: Filmtabletten.
Inhaltsstoff: Fumaria off.
Anwendungsgebiete: Funktionelle spastische Störungen der Gallenwege bei Cholelithiasis, Cholezystitis, Dyskinesien der Gallenwege.
Gegenanzeigen: nicht bekannt.
Nebenwirkungen: nicht bekannt.
Wechselwirkungen: nicht bekannt.
Dosierung: 3mal tgl. 1 – 2 Filmtabletten vor den Mahlzeiten. Bei nächtlichen Beschwerden Medikation abends. Bei starken Schmerzen ist eine Dosiserhöhung bis zu 6 Filmtabletten auf einmal (≙ mittlere Tagesdosis) möglich.

Präparat: **Panchelidon®**
Arzneiform: Kapseln, Tropfen.
Inhaltsstoffe: Chelidonium majus.
Anwendungsgebiete: Entzündungen, Spasmen der Gallenwege und der Gallenblase, Gallensteinleiden, Koliken, Postcholezystektomie-Syndrom.
Gegenanzeigen: nicht bekannt.
Nebenwirkungen: nicht bekannt.
Wechselwirkungen: nicht bekannt.
Hinweis: Tropfen enthalten 30 Vol. % Ethanol.
Dosierung: 3mal tgl. 20 – 30 Tr. oder 1 Kps. 10 – 20 min vor den Mahlzeiten.

Teezubereitungen

a) Monoteezubereitungen

Erdrauch — Fumaria off.
Verwendeter Drogenteil: Kraut.
Drogendosis: 2 – 4 g (1 – 2 Teel.) pro 150 ml Wasser.
Standardzulassung: 1986, Stand: 12.3.86

Löwenzahn — Taraxacum off.
Verwendeter Drogenteil: Wurzel und Kraut.
Drogendosis: 1 – 2 Teel. pro 150 ml Wasser.
Standardzulassung: 1986, Stand: 12.3.86

Ruhrkraut — Helichrysum arenarium
Verwendeter Drogenteil: Blüten.
Drogendosis: 3 – 4 g (2 Teel.) pro 150 ml Wasser.
Standardzulassung: 1986, Stand: 12.3.86

Schafgarbe — Achillea millefolium
Verwendeter Drogenteil: Kraut.
Drogendosis: 2 – 4 g (2 Teel.) pro 150 ml Wasser.
Standardzulassung: 1986, Stand: 12.3.86

b) Kombinationsteezubereitungen

Gallentee I
Inhaltsstoffe:
— Kümmel — Carum carvi: 10 Teile
— Javan. Gelbwurz — Curcuma zanthorrhiza: 20 Teile
— Löwenzahn — Taraxacum off.: 30 Teile
— Mariendistel — Silybum marianum: 20 Teile
— Pfefferminze — Mentha piperita: 20 Teile.
Verwendete Drogenteile: Frucht — Wurzel — Kraut/Wurzel — Frucht — Blätter.
Drogendosis: 1 Eßl. Drogengemisch pro 150 ml Wasser.
Standardzulassung: 1987, Stand: 3.3.87

Präparat: **Heumann Leber- und Gallentee Solu-Hepar® N**
Arzneiform: Teepulver.
Inhaltsstoffe: Peumus boldus, Chelidonium majus, Silybum marianum, Mentha piperita.
Anwendungsgebiete:
— Erkrankungen der Gallenwege.
— Leberschutztherapie.

Gegenanzeigen:
- Schwere Leberfunktionsstörungen.
- Gallenwegsobstruktion/Gallenblasenempyem
- Ileus
- mechanische Stenosen im Gastrointestinaltrakt.

Nebenwirkungen: nicht bekannt.
Wechselwirkungen: nicht bekannt.
Hinweis: 6 ml = 0,90 g KH.
Dosierung: Mehrmals tgl. 1 Teel. Pulver auf 1 Tasse.

4.8 Lebertherapeutika

Lebertherapeutika sind solche Substanzen, die einen morphologisch oder biochemisch faßbaren Leberschaden rascher beseitigen, als dies durch die natürliche Regeneration des Organs geschehen könnte oder die eine Beseitigung des Schadens überhaupt erst ermöglichen oder den Effekt hepatotoxischer Substanzen prophylaktisch und/oder kurativ — je nach Modus der Zufuhr solcher Substanzen — antagonisieren.

Die meisten sogenannten Lebertherapeutika sind jedoch Substanzen, die der Leber zugeführt werden, um im Sinne einer „Substitutionstherapie" tatsächliche oder vermutete Substanzdefizite auszugleichen oder zu verhindern.

Ein Lebertherapeuticum im eigentlichen Sinne ist jedoch das aus der Mariendistel gewonnene Silymarin, ein Gemisch aus den drei Isomeren Silibinin, Silydianin und Silycristin. Silymarin vermag im Tierexperiment die hepatotoxische Wirkung einer Reihe von Giften zu antagonisieren, darunter die tödlichen Wirkungen der Gifte des grünen Knollenblätterpilzes Amanita phalloides Fries, des Phalloidins und des α-Amanitins.

Die Analyse dieser Antidotwirkung hat zu der Erkenntnis geführt, daß Silymarin die Membran der Leberzellen so „stabilisiert", daß die Gifte nicht in das Zellinnere eindringen können (vgl. Abb. 4-4). Therapeutisch bei Knollenblätterpilzvergiftungen wirkt Silymarin bzw. eine spezielle Darreichungsform — Legalon-SIL — dadurch, daß es noch nicht vergiftete Leberzellen schützt, denen infolge des enterohepatischen Kreislaufs des α-Amanitins eine Vergiftung droht.

Andere Giftwirkungen werden infolge der sogenannte Radikalfängerfunktion des Silymarins antagonisiert. Die Membranstabilisierung, die das Einbringen bestimmter Schadstoffe in die Leberzelle verhindert oder verlangsamt, ist jedoch nicht der einzige Effekt des Silymarins. Zusätzlich stimuliert es die Aktivität der nukleolären Polymerase A, dadurch kommt es zur Stimulierung der ribosomalen RNA mit konsekutiver Steigerung der Proteinsynthese, was in

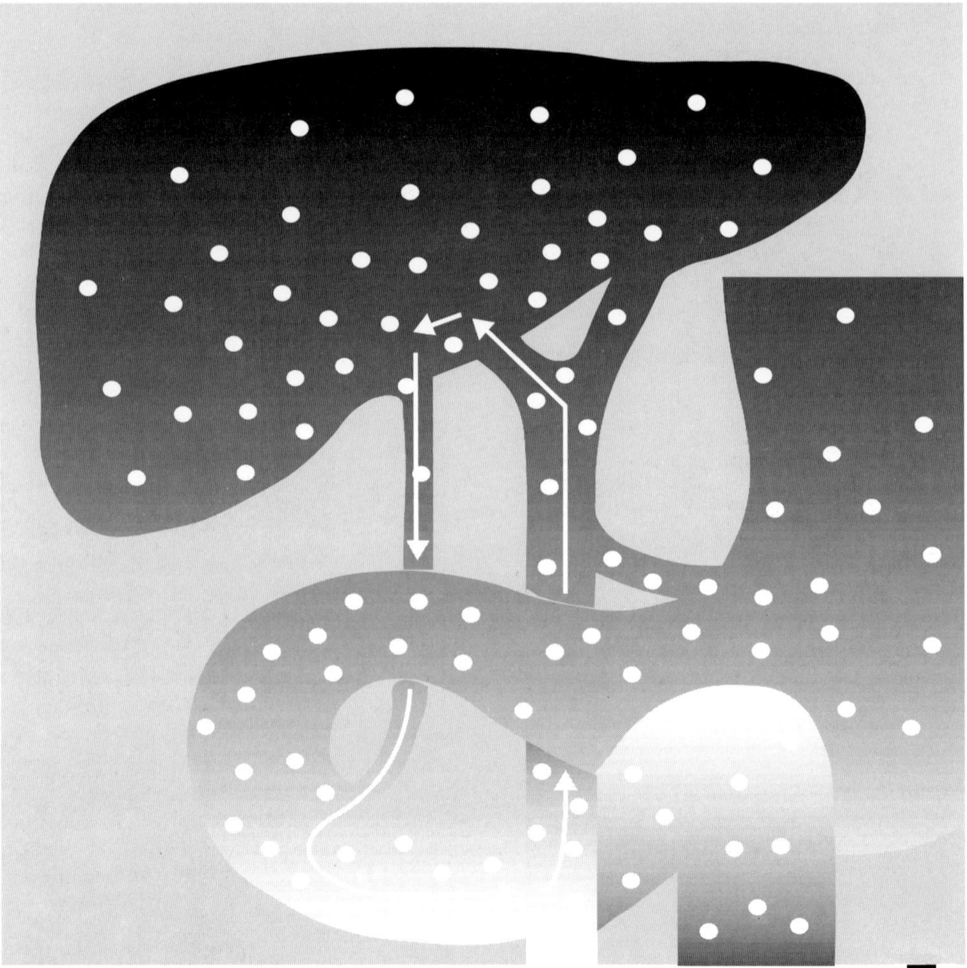

a

Abbildung 4-4 (Seite 66/67):
Wirkungsmechanismus von Silymarin bei Vergiftung durch den grünen Knollenblätterpilz, Amanita phalloides. Das hauptsächliche Gift dieses Pilzes, α-Amanitin, unterliegt einem enterohepatischen Kreislauf **(a)**. Durch eine Membranstabilisierung schützt Silymarin die noch nicht geschädigten Hepatozyten vor der Wirkung des Giftes **(b)**, das die Leber durch Reabsorption erreicht.

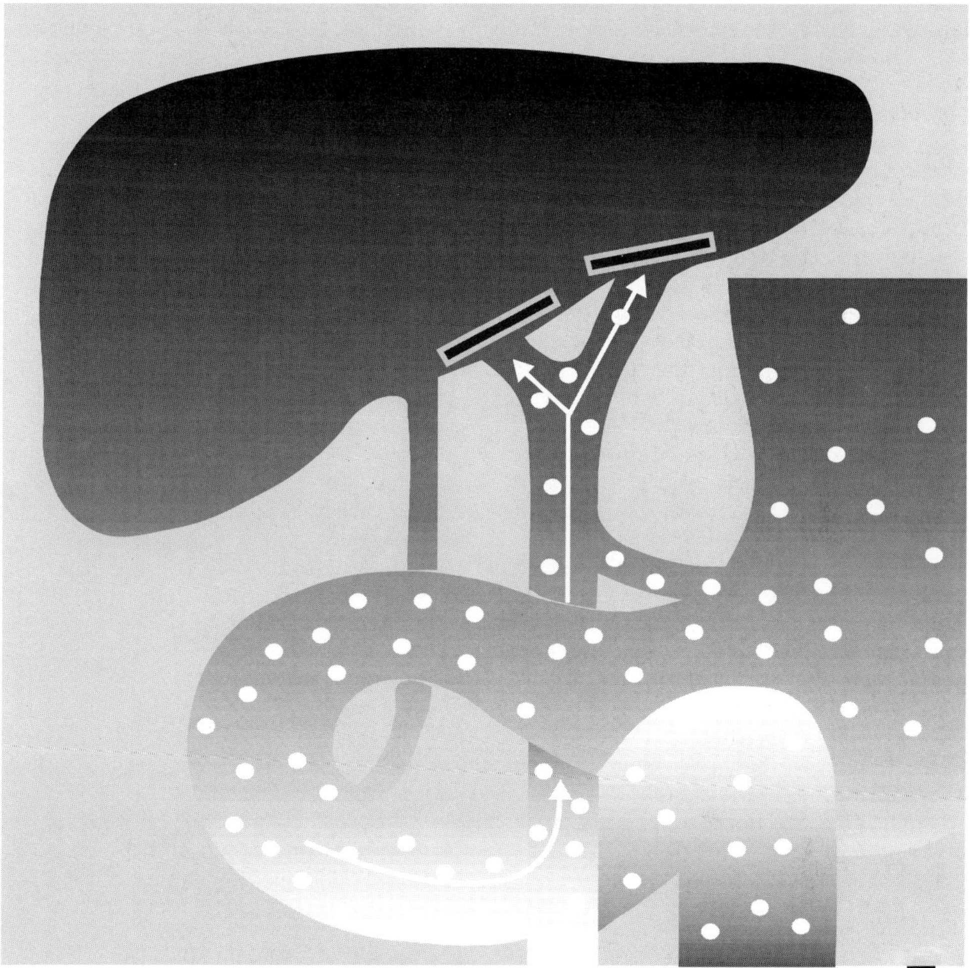

b

einer gesteigerten Regenerationsrate der (geschädigten) Leber zum Ausdruck kommt (vgl. Abb. 4-5).

Silymarin wird nach oraler Zufuhr zu 45 – 50 % resorbiert. Die Ausscheidung erfolgt vorwiegend über die Galle mit den Faeces, teils unverändert, teils als Sulfat- oder Glukuronsäurekonjugat. Über den Harn werden nur 7 % der verabfolgten Dosis eliminiert. Die biliäre Konzentration liegt um den Faktor 2 – 3 höher als die im Plasma — die Wirkung, die über die Dauer des wirksamen Blutspiegels hinausgeht, erklärt sich aus einem enterohepatischen Kreislauf des Silymarins, in dem über 8 Stunden (Ratte) mindestens 10 % der verabfolgten Dosis gebunden sind. Die Toxizität von Silymarin ist gering. Mäuse vertragen bis zu 20 g/kg oral, vom Hund werden über 1 g/kg oral symptomlos vertragen. Prüfung auf subchronische und chronische Toxizität sowie auf Beeinflussung des fremdstoffabbauenden Enzymsystems in der Leber ließen keine schädigenden Wirkungen erkennen. Intravenös verabfolgtes Silymarin (in wasserlöslicher Form) führt in Dosen über 1 g/kg zum Tod durch Herzstillstand in Diastole. Unerwünschte Wirkung am Menschen kann ein leicht abführender Effekt sein, Wechselwirkungen mit anderen Pharmaka sind nicht bekannt.

Präparat: **durasilymarin**
Arzneiform: Kapseln.
Inhaltsstoff: Silymarin.
Anwendungsgebiete: Adjuvans bei Leberschäden unterschiedlicher Genese, chronischer Hepatitis, Leberzirrhose, Leberzellschutz bei Zufuhr leberbelastender Stoffe (z. B. Zytostatika).
Gegenanzeigen: nicht bekannt.
Nebenwirkungen: Vereinzelt leicht laxierende Wirkung.
Wechselwirkungen: nicht bekannt.
Dosierung:
— 3mal tgl. 1 – 2 Kps. als Anfangsbehandlung.
— 2mal tgl. 1 Kps. als Erhaltungsdosis.

Präparat: **Hepafungin®**
Arzneiform: Tropfen
Inhaltsstoffe: Silybum marianum, Taraxacum off.
Anwendungsgebiete:
— Posthepatitisches Syndrom,
— leichte Leberschäden nach Cholezystektomien.
Gegenanzeigen:
— Schwere Leberfunktionsstörungen.
— Gallenwegsverschluß, Gallenblasenempyem.
— Ileus.
Nebenwirkungen: Laxierender Effekt.
Hinweis: Enthält 38 Vol. % Ethanol
Dosierung:
— 1mal tgl. 10 Tr. vor dem Essen.
— Kinder 3mal tgl. 5 Tr.

Präparat: **Legalon®**
Arzneiform: Dragées, Liquidum.
Inhaltsstoff: Silymarin.
Anwendungsgebiete:
— Toxische Leberschäden,
— Adjuvans bei chronisch entzündlichen Lebererkrankungen und Leberzirrhose.
Gegenanzeigen: nicht bekannt.
Nebenwirkungen: Laxierender Effekt möglich.
Wechselwirkungen: nicht bekannt.
Hinweis: Tagesdosis maximal 4 x 1 Meßlöffel, entsprechend 8 g KH (0,7 BE).
Dosierung:
— Initialbehandlung 3mal tgl. 2 Drg. oder 4mal tgl. 1 Meßl.
— Dauerbehandlung: 3mal tgl. 1 Drg. (½ Meßl.).

Abbildung 4-5 (gegenüberstehende Seite):
Silymarin stimuliert die Regeneration der durch α-Amantin geschädigten Leber. Es steigert die Proteinsynthese durch Erhöhung der Aktivität der Polymerase A mit konsekutiver Aktivitätssteigerung der ribosomalen RNA. Dies führt zu einer vermehrten Neubildung von Hepatozyten.

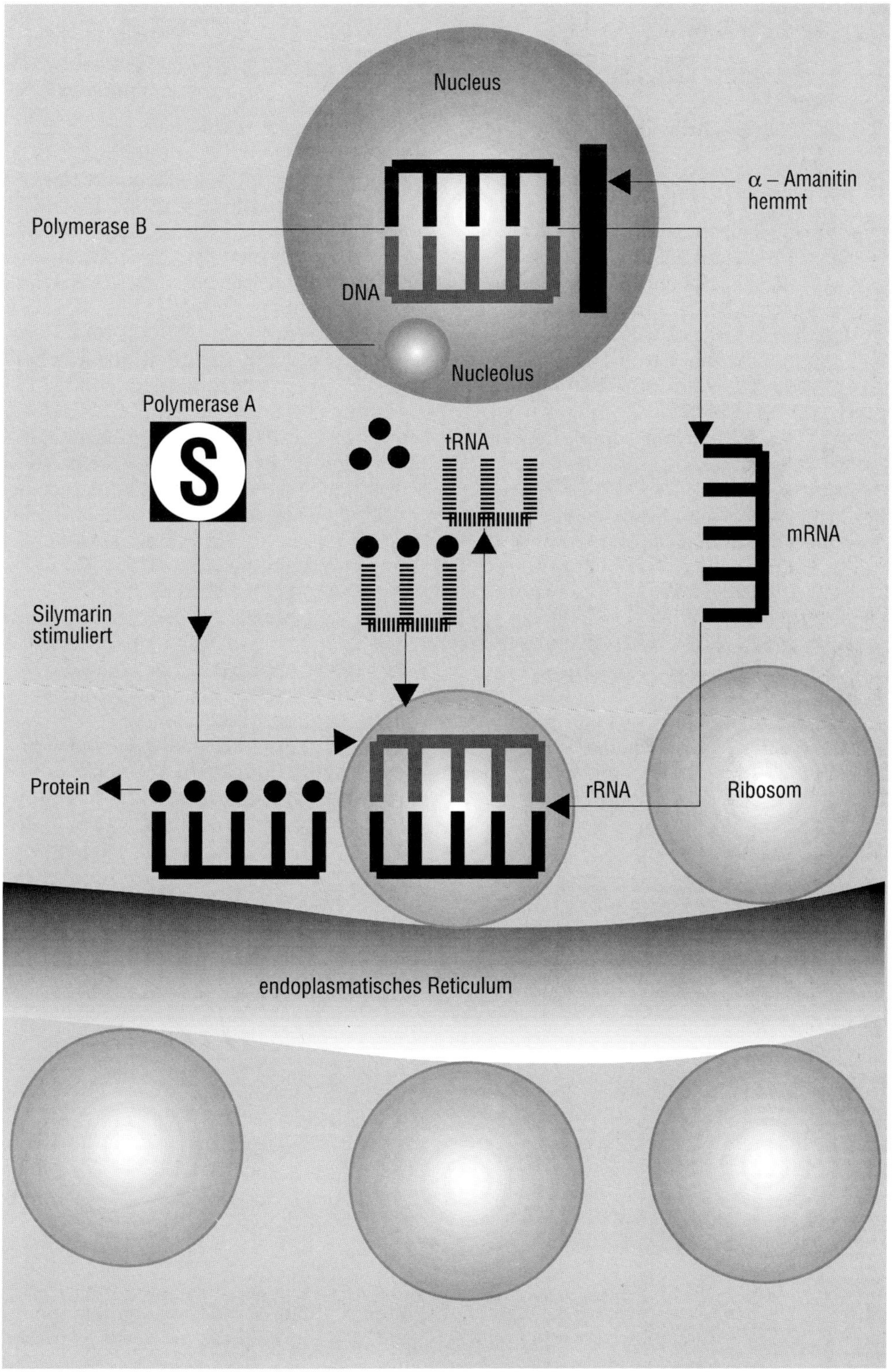
Nucleus
α – Amanitin hemmt
Polymerase B
DNA
Nucleolus
Polymerase A
S
tRNA
mRNA
Silymarin stimuliert
Protein
rRNA
Ribosom
endoplasmatisches Reticulum

4.9 Phytochemische Daten

Alpinia officinarum (Galanga minor) — **Echter Galgant**
(Zingiberaceae — Ingwergewächse)

Galgantwurzel(stock) — Galangae rhizoma (radix) Ph. Helv. VII

Der therapeutische Gebrauch von Zubereitungen der Galgantwurzel, Galangae rhizoma, wird zurückgeführt auf die gleichzeitige Anwesenheit von ätherischem Öl, Scharfstoffen der Gruppe der 4-Diarylheptanoide und von flavonoiden Verbindungen, wie z. B. Galangin, Galangin-3-methyl- und Galangin-3,5-dimethyläther.

Das wie vielfach sehr komplex zusammengesetzte ätherische Öl (Gehalt ~ 0,5 – 1,5 %) enthält zu ca. 50 % 1,8-Cineol, das bizyklische Monoterpen-α-Pinen, die Sesquiterpene α- und δ-Cadinen sowie Isovaleriansäureester (3-Methylbuttersäureester).

Scharfstoffe, wie das neben anderen Substanzen dieser Struktur in Alpinia officinalis vorkommende 7-(4-Hydroxy-3-methoxyphenyl)-1-phenyl-3,5-heptadion hemmen analog und in der Größenordnung von Indometacin die Prostaglandinsynthese.

Artemisia absinthium — Wermut
Artemisia pontica — Römischer Wermut
(Asteraceae — Korbblütler)

Wermutkraut — Absinthii herba DAB 9

Wermutkraut, Absinthii herba, soll gemäß Monographie DAB 9 mindestens 0,2 % (V/m) ätherisches Öl enthalten und einem Bitterwert von mindestens 15 000 entsprechen. Aus dieser Droge hergestellte Zubereitungen besitzen infolge dieser Stoffkombination die Eigenschaften eines Amarum aromaticum.

Die Bitterstoffe des Wermut sind Sesquiterpenlaktonstrukturen zuzuordnen. Artabsin, wegen seiner Instabilität in getrockneter Droge nur in geringer Menge (etwa 0,1 %) vorliegend, bildet, vermutlich durch Diels-Alder-Reaktion, mit seinen Isomeren das dimere Guajanolid Absinthin, den wichtigsten Bitterstoff der Droge. Der Gehalt an Absinthin, in guter Handelsdroge durchschnittlich etwa 0,2 % (Bitterwert 12 700 000) und der sensorisch bestimmte Bitterwert korrelieren.

Römischer Wermut, Artemisia pontica, oder andere Thujon-arme Varietäten des Wermut dienen zur Gewinnung von Wermutweinen. Thujon ist bei Abusus (daher Verbot von Absinthschnaps) gesundheitsschädlich bzw. toxisch.

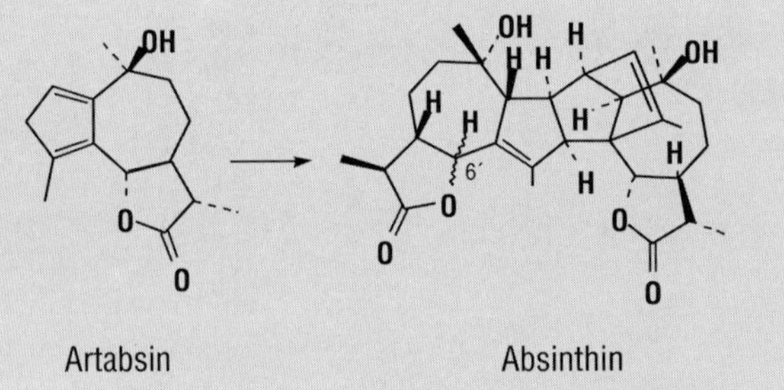

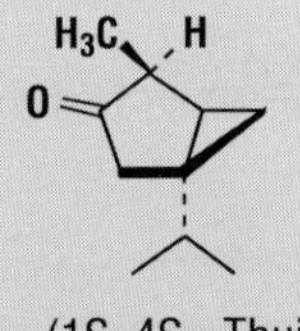

(1S, 4S - Thujan - 3 - on)
β - Thujon

Atropa belladonna — Schwarze Tollkirsche
(Solanaceae — Nachtschattengewächse)

Belladonnablätter — Belladonnae folium DAB 9
Eingestelltes Belladonnapulver — Belladonnae pulvis normatus DAB 9
Belladonnaextrakt — Belladonnae extractum DAB 9
Belladonnawurzel — Belladonnae radix 2. AB-DDR

Blätter und Wurzel der Schwarzen Tollkirsche, Atropa belladonna, enthalten die Tropanalkaloide Hyoscyamin, Atropin, Scopolamin sowie zusätzlich Nebenalkaloide.

Tropan-3α-ol, bekannt als Tropin, ergibt nach Veresterung mit Tropasäure Hyoscyamin.

Aus S-(−)-Hyoscyamin und R-(+)-Hyoscyamin folgt als Racemat das optisch inaktive Atropin, das Racemat von S-(−)-Scopolamin und dem entsprechenden Antipoden trägt die Bezeichnung Atroscin.

Infolge ihrer therapeutischen Bedeutung sind Belladonna-Alkaloide und zugehörige Ausgangsdrogen in allen modernen Arzneibüchern aufgeführt. Für Belladonnawurzel, Belladonnae radix, wird gemäß 2. AB-DDR ein Gesamtalkaloidgehalt von mindestens 0,45 %, für Belladonnablätter, Belladonnae folium, und Belladonnablätter als eingestelltes Pulver, Belladonnae pulvis normatus, gemäß DAB 9 ein Gehalt von mindestens 0,3 % bzw. 0,28 – 0,32 % gefordert. Belladonnaextrakt, ebenfalls gemäß DAB 9, soll 1,30 – 1,45 % Gesamtalkaloide enthalten. Jeweilige Berechnungsgrundlage ist das Hauptalkaloid Hyoscyamin.

Die Wurzeldroge und daraus hergestellte Zubereitungen führen, abgesehen vom höheren Gesamtalkaloidgehalt, auch einen höheren Gehalt an Belladonnin.

Tropanalkaloide sind Inhaltsstoffe weiterer Solanaceen-Drogen wie Bilsenkrautblätter (DAB 9), Stechapfelblätter (DAB 9), deren eingestellten Pulvern sowie Inhaltsstoffe von Alraunwurzel, Duboisiablättern und Glockenbilsenkrautwurzel.

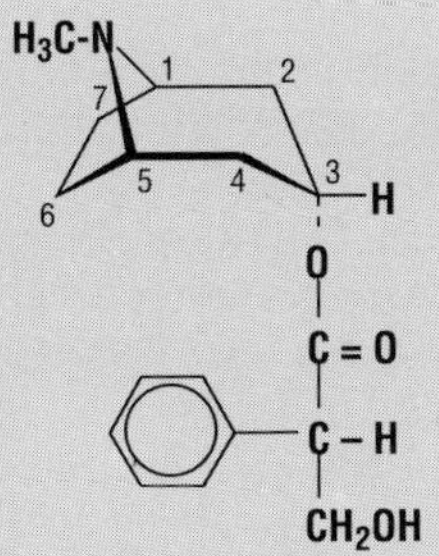

Atropin
(Racemat 1:1 von S - (−) - Hyoscyamin und R - (+) - Hyoscyamin)

Carum carvi — Kümmel
(Apiaceae — Doldenblütler)

Kümmel — Carvi fructus DAB 9
Kümmelöl — Carvi aetheroleum DAB 9

Gemäß den Monographien DAB 9 sollen Kümmel, Carvi fructus, mindenstens 4,0% (V/m) ätherisches Öl, Carvi aetheroleum, und dieses ätherische Öl mindestens 50,0% und höchstens 60,0% des Monoterpenketon D-Carvon enthalten. Weiterer Hauptbestandteil des ätherischen Öls ist Limonen (~ 40%).

Neben anderen Monoterpenen, z. B. p-Cymen, α-Pinen, finden sich in Abhängigkeit von Herkunft und Reifegrad im Kümmelöl sauerstoffhaltige zyklische Monoterpene, wie Dihydrocarvon, Carveole und Dihydrocarveole.

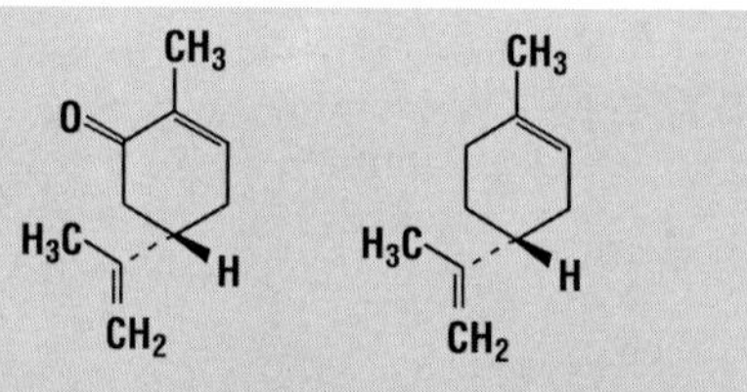

(S) -(+) - Carvon (D - Carvon)   (R) - (+) - Limonen

Cassia senna (C. acutifolia) — **Alexandriner-Senna**
Cassia angustifolia — Tinnevelly-Senna
(Caesalpiniaceae — Caesalpiniengewächse)

Sennesblätter — Sennae folium DAB 9
Alexandriner-Sennesfrüchte — Sennae fructus acutifoliae DAB 9
Tinnevelly-Sennesfrüchte — Sennae fructus angustifoliae DAB 9

Zu den wichtigsten Abführdrogen gehören die Anthracendrogen. Eine bestimmte Substitution der Anthracene ist Voraussetzung für ihre laxierende Wirkung. Substituierte Anthracene sind als sogenannte Emodine wirksam, gleichzeitig sind Emodine auch die Aglyka der verschiedenen, natürlichen Anthraglykoside.

Durch Oxydation entstehen aus den Anthronen die Dianthrone.

Glukosidierte Dianthrone sind die Wirkstoffe von Fertigarzneimitteln, die Zubereitungen aus Sennesblättern und Sennesfrüchten enthalten. Dianthron-8,8'-diglukoside sind als Sennosid A, B, C und D Hauptglukoside der erwähnten Drogen, jeweils von der Menge her überwiegen die Sennoside A und B.

Aus pharmazeutisch-technologischer Sicht ist zu erwähnen, daß die Drogen selbst zur Bereitung von Dekokten, Infusen, Kaltmazeraten angeboten werden. Zerkleinerte Drogen, ihre Extrakte oder isolierte Substanzen sind als Arzneimittelwirkstoffe in Tabletten, Dragees, Granulaten etc. deklariert. Für flüssige Zubereitungen ist die Gefahr der Instabilität der Arzneimittelwirkstoffe mit Sicherheit wesentlich höher als für feste Zubereitungen.

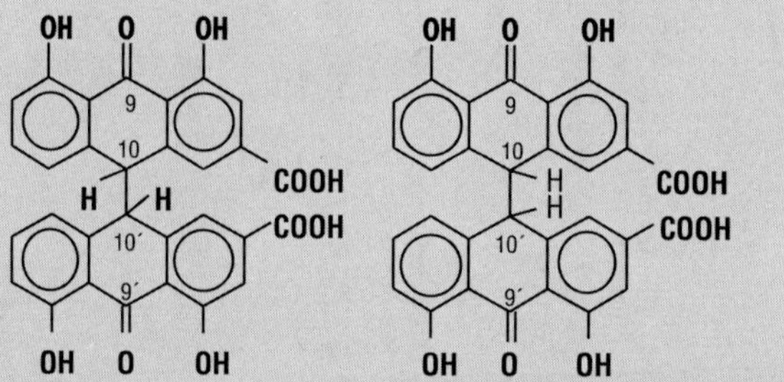

Dianthrone
Sennidin A   Sennidin B

Chelidonium majus — Schöllkraut
(Papaveraceae — Mohngewächse)

Schöllkraut — Chelidonii herba DAB 9

Schöllkraut, Chelidonium majus, und Zubereitungen daraus sind alkaloidführend. In der Droge müssen gemäß DAB 9 mindestens 0,6% Gesamtalkaloide, berechnet als Chelidonin, enthalten sein. Das Alkaloidspektrum umfaßt etwa 20, bei höheren Temperaturen teilweise zersetzliche, basische Substanzen; der Gesamtalkaloidgehalt ist stark schwankend. Die Wurzel von Chelidonium majus weist den höheren Alkaloidgehalt auf.

Hauptalkaloide sind Chelidonin, Chelerythrin und Sanguinarin.

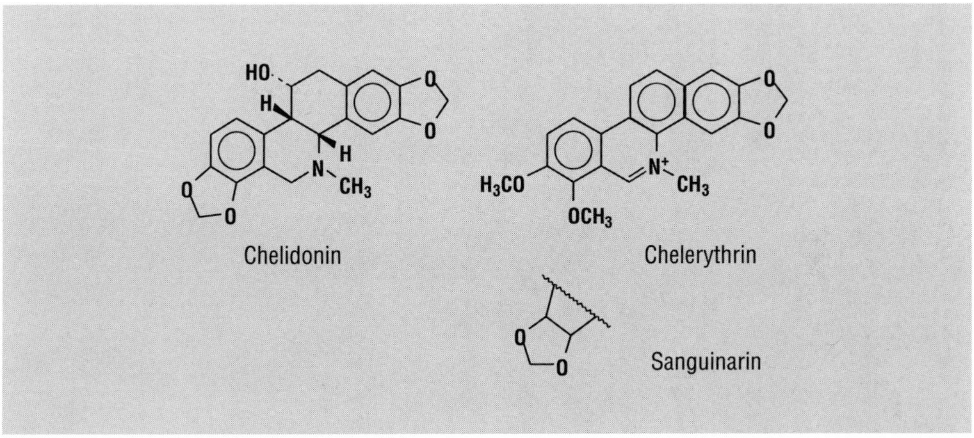

Citrus aurantium subspecies aurantium — Bitterorange
(Rutaceae — Rautengewächse)

Pomeranzenschale — Aurantii pericarpium DAB 9

Pomeranzenschale besteht nach Abtrennung der (weißen) Albedoschicht aus der (gelben) Flavedoschicht (Fruchtwand) und ist nach DAB 9 gekennzeichnet durch einen Gehalt an ätherischem Öl von mindestens 1,0% und einen Bitterwert von mindestens 600.

Das ätherische Öl enthält hauptsächlich das Monoterpen (+)-Limonen (bis zu 90%), daneben Linalool, Linalylacetat, Citronellal sowie Sesquiterpene.

Maßgeblich für den Bitterwert in dieser Droge sind Flavanonglykoside, die Neohesperidose als Zuckeranteil enthalten, wie Naringin und Neohesperidin.

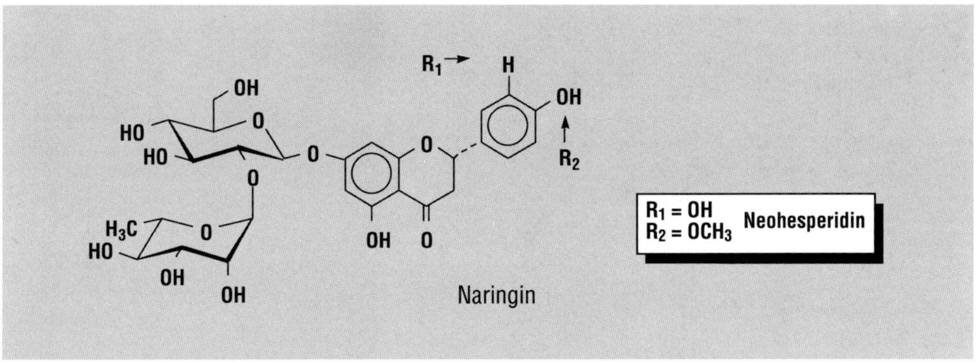

Curcuma xanthorrhiza — Javanische Gelbwurz
(Zingiberaceae — Ingwergewächse)

Javanische Gelbwurz, Temoe lawak (Temoé Lavaq) — Curcumae xanthorrhizae rhizoma DAB 9

Den nicht wasserdampfflüchtigen Curcuminoiden, gelben Farbstoffen aus der javanischen Gelbwurz, Curcuma xanthorrhiza, wird biologische Aktivität zugeordnet. Gemäß DAB 9 soll die Droge mindestens 1 % Dicinnamoylmethanderivate enthalten.

Neben Curcumin und Monodesmethoxycurcumin führt die Droge mindestens 3,5 % (DAB 9: mindestens 5 % [V/m]) ätherisches Öl, in dem β-Curcumen, ar-Curcumen, Isofuranogermacren und das phenolische Sesquiterpen Xanthorrhizol als wesentliche Bestandteile vorkommen.

Der lange Gelbwurzelstock, Curcuma domestica (syn.: Curcuma longa), identifizierbar durch die zusätzliche Anwesenheit von Bisdesmethoxycurcumin, ist als Currygewürz bekannt.

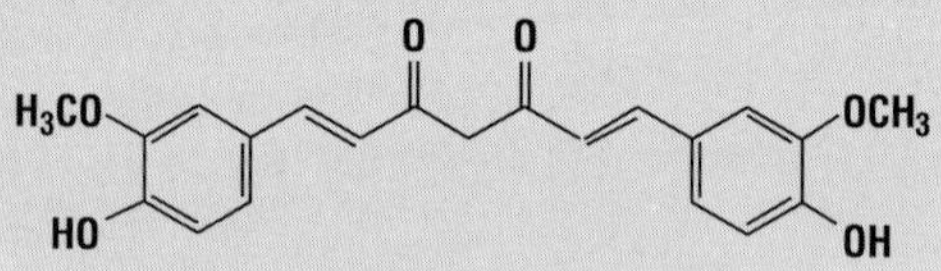

Curcumin (= Diferuloylmethan)

Gentiana lutea — Gelber Enzian
(Gentianaceae — Enziangewächse)

Enzianwurzel — Gentianae radix DAB 9

Enzianwurzel, Gentianae radix, zählt sicherlich zu den gebräuchlichsten Bitterstoffe oder Amara führenden Drogen. Bitterstoffcharakter ist chemisch unterschiedlichen Strukturen zuzuordnen, die Bitterstoffe der Enzianwurzel gehören zu den glukosidierten Secoiridoiden. Die mengenmäßig überwiegende Substanz (~ 2 – 3 %) ist Gentiopikrosid (früher als Gentiopikrin bezeichnet), Amarogentin (BW 58 000 000) ist nur in einer Konzentration von ca. 0,05 % anwesend. Der konventionell und sensorisch bestimmbare Bitterwert[1] (BW) beträgt für Gentiopikrosid 12 000, für Gentiana lutea-Droge ca. 10 000 – 20 000.

Ungarischer Enzian (Gentiana pannonica), Tüpfel-Enzian (Gentiana punctata) und Purpur-Enzian (Gentiana purpurea) enthalten weitere Acylglykoside wie Amaroswerin (BW 58 000 000) und Amaropanin (BW 20 000 000). Amarogentin und Amaroswerin weisen die höchsten bisher im Naturstoffbereich beobachteten Bitterwerte auf.

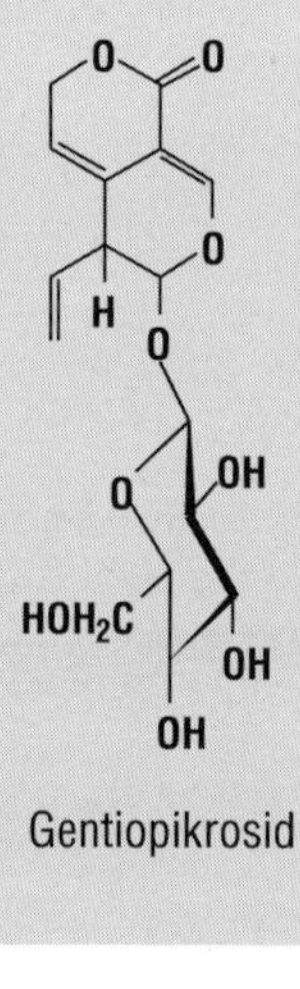

Gentiopikrosid

[1] BW, Bitterwert: Reziprokwert der als bitter empfundenen Konzentration.

Glycyrrhiza glabra — Süßholz
(Fabaceae — Schmetterlingsblütler)

Süßholzwurzel — Liquiritiae radix DAB 9
Süßholzfluidextrakt — Liquiritiae extractum fluidum DAB 9

Süßholzwurzel, Süßholzfluidextrakt und insbesondere auch Süßholzsaft, Liquiritiae succus, werden seit sehr langer Zeit arzneilich angewendet. Glycyrrhiza glabra und daraus hergestellte Formulierungen enthalten, vorwiegend als Kalium oder Kalziumsalz, Glycyrrhizinsäure (Glycyrrhizin), ein monodesmosidisches diglukuronidiertes pentacyclisches Triterpen, das zufolge seiner Substitution stark hydrophilen Charakter, zugleich hohe Süßkraft und nur wenig ausgeprägte hämolytische Eigenschaften besitzt.

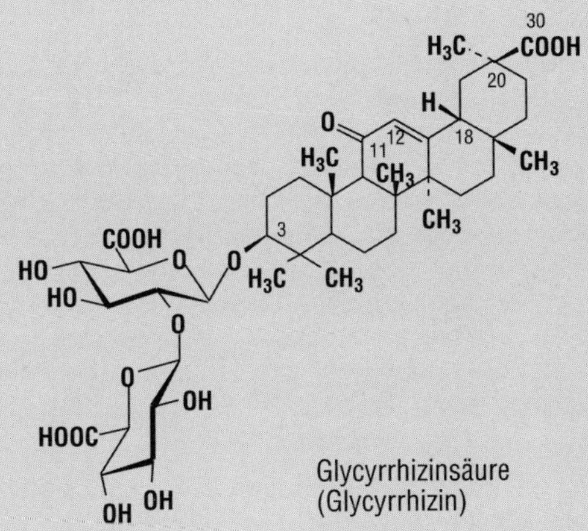

Glycyrrhizinsäure
(Glycyrrhizin)

Linum usitatissimum — Lein, Flachs
(Linaceae — Leingewächse)

Leinsamen — Lini semen DAB 9

Eine der ältesten Kulturpflanzen, Lein (Flachs), Linum usitatissimum, findet im arzneilichen, darüber hinaus im Nahrungsmittel- und im diätetischen Bereich vielseitige Anwendung. Man unterscheidet zwischen an Faser reicheren (var. vulgare) und an Öl reicheren (var. crepitans oder humile) Varietäten. Medizinische Verwendung findet nur die Varietät vulgare.

Leinsamen enthalten ca. 40% fettes Öl, nach Verseifung bestehend aus ca. 50 – 60% Linolensäure, ca. 10 – 20% Linolsäure, ca. 10 – 28% Ölsäure neben gesättigten Fettsäuren wie Palmitin- und Stearinsäure (~ 10%).

Leinöl kann zu Linimenten verarbeitet werden, das Brandliniment stellt eine Mischung von Leinöl mit Kalkwasser (Aqua calcariae, gesättigte, ca. 0,15 bis 0,17%ige Kalziumhydroxidlösung) dar.

Infolge ihres Gehaltes (~ 6%) an Heteropolysacchariden führen Leinsamen oder deren Zubereitungen zu einer Quellung (Quellungszahl der Ganzdroge gemäß DAB 9 mindestens 4).

Melissa officinalis — Melisse
(Lamiaceae — Lippenblütler)

Melissenblätter — Melissae folium DAB 9

Zubereitungen von Melissenblättern werden seit langer Zeit therapeutisch angewendet, als eindeutiges Beispiel hierfür ist Karmelitergeist, Spiritus Melissae compositus, zu nennen.

Im DAB 9 ist die Spezifikation der Droge angegeben, und im DAB 8 war der Mindestgehalt von 0,05% für ätherisches Öl festgelegt.

Neben Triterpensäuren (Betulinsäure), Flavonoiden und Lamiaceen- oder Labiatengerbstoff (Caffeoyl-α-hydroxydihydrokaffeesäure = Rosmarinsäure) bestimmt der Gehalt an ätherischem Öl die Zuordnung der Droge. Hauptbestandteile sind azyklische Monoterpene wie Citronellal, Citral, Linalool, Geraniol und wenig Sesquiterpenkohlenwasserstoffe, hauptsächlich Caryophyllen.

Melissenöl wird vielfach durch Citronellöl (Lemongrasöl/Cymbopogon winteranus) oder durch über Melissenblättern destilliertes Zitronenöl (Citri aetheroleum) ersetzt.

Ein wäßriger Trockenextrakt von Melissa officinalis findet als Virustatikum bei Herpes simplex Verwendung.

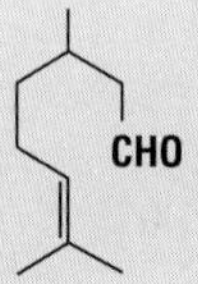

Citronellal

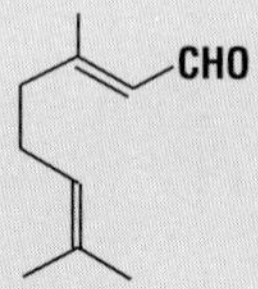

Citral a (cis) (Geranial)

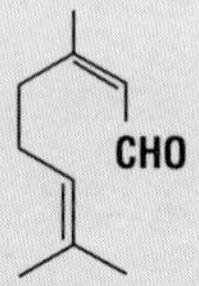

Citral b (trans) (Neral)

(für Melissa officinalis typisches Verhältnis ~ 4 : 3)

Plantago psyllium (P. afra), **Plantago indica** (P. arenaria), **Plantago ovata** (P. ispaghula) — **Indische Flohsamen**
(Plantaginaceae — Wegerichgewächse)

Flohsamen — Psyllii semen DAB 9
Indischer Flohsamen — Plantaginis ovatae semen DAB 9
Indische Flohsamenschalen — Plantaginis ovatae testa DAC

Plantagodrogen (Samen) enthalten als Substanz des pflanzlichen Primärstoffwechsels mit Wasser extrahierbare Schleime (Heteropolysaccharide). Arzneilich genutzt wird bei dieser Stoffgruppe die physikalische Eigenschaft der Quellung (Quellungszahl/ Viskosität). Quellung bedeutet signifikantes Wasserbindungsvermögen, hervorgerufen durch die Anwesenheit charakteristischer hydrophiler Gruppen. Nach Hydrolyse der Polysaccharide lassen sich Arabinose, Xylose (Pentosen), Rhamnose (6-Desoxy-L-mannose) (Hexosen) und Galakturonsäure nachweisen.

Die Plantago ovata-Heteropolysaccharide stellen verzweigte Xylane unterschiedlicher Molgewichte dar.

Der Schleim ist in der Epidermis lokalisiert. Samenschalen weisen daher die jeweils höhere Quellungszahl auf. Der Schleim tritt nicht aus, sondern führt nur zur Volumenzunahme.

Rhamnus frangula — Faulbaum
Rhamnus purshianus — Amerikanischer Faulbaum
(Rhamnaceae — Kreuzdorngewächse)

Faulbaumrinde — Frangulae cortex DAB 9
Cascararinde — Rhamni purshiani DAB 9

Faulbaumrinde, Frangulae cortex, und Amerikanische Faulbaumrinde, Rhamni purshiani cortex, zählen infolge ihres Gehaltes an Hydroxyanthracenderivaten zu den Abführdrogen, deren therapeutische Anwendung neben Teezubereitungen überwiegend in Form von aus Drogen hergestellten Extrakten erfolgt.

Franguladroge (Mindestgehalt 6% Glukofranguline) soll vor Gebrauch oder Weiterverarbeitung zur Überführung der Anthranole in Anthrachinone mindestens ein Jahr gelagert oder durch Erhitzung behandelt worden sein. Dabei wird das ansonsten zum Erbrechen führende Frangulaglykosid Frangulin fermentativ abgebaut.

Die Hauptinhaltsstoffe sind nachstehend strukturell beschrieben und tabellarisch zusammengefaßt.

Auch für Cascararinde (Mindestgehalt 8% Hydroxyanthracenglykoside) sind Lagerung oder Erhitzung vor Anwendung oder Weiterverarbeitung gefordert.

Die arzneilich wirksamen Bestandteile, die Cascaroside, sind der Reihe der C-Glykoside zuzuordnen. Sie sind gekennzeichnet durch eine C-C-Bindung zwischen Aglykon und Zucker und haben dadurch eine höhere hydrolytische Stabilität. Cascaroside, die zudem einen O-glykosidisch gebundenen Zucker enthalten, sind in Aloin und Desoxyaloin überführbar, sie stellen 80–90% des Gesamtglykosidgehaltes der Droge dar und werden im folgenden strukturell und tabellarisch geordnet aufgeführt.
(Formeln der Cascararinde s. S. 78)

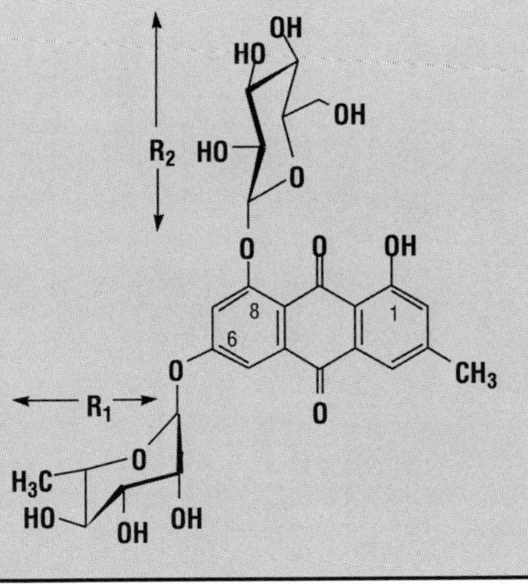

Glucofrangulin A
= Emodin - 6- O -α - L - rhamnosyl - 8 - O - β - D - glucopyranosid

R_1= β - D - glucopyranosyl	R_2 = H	Frangulin A
R_1= D - apiofuranosyl	R_2 = β - D - glucopyranosyl	Glucofrangulin B = Emodin - 6 - O - D - apiofuranosyl - 8 - O - β - D - glucopyranosid
R_1= D - apiofuranosyl	R_2 = H	Frangulin B

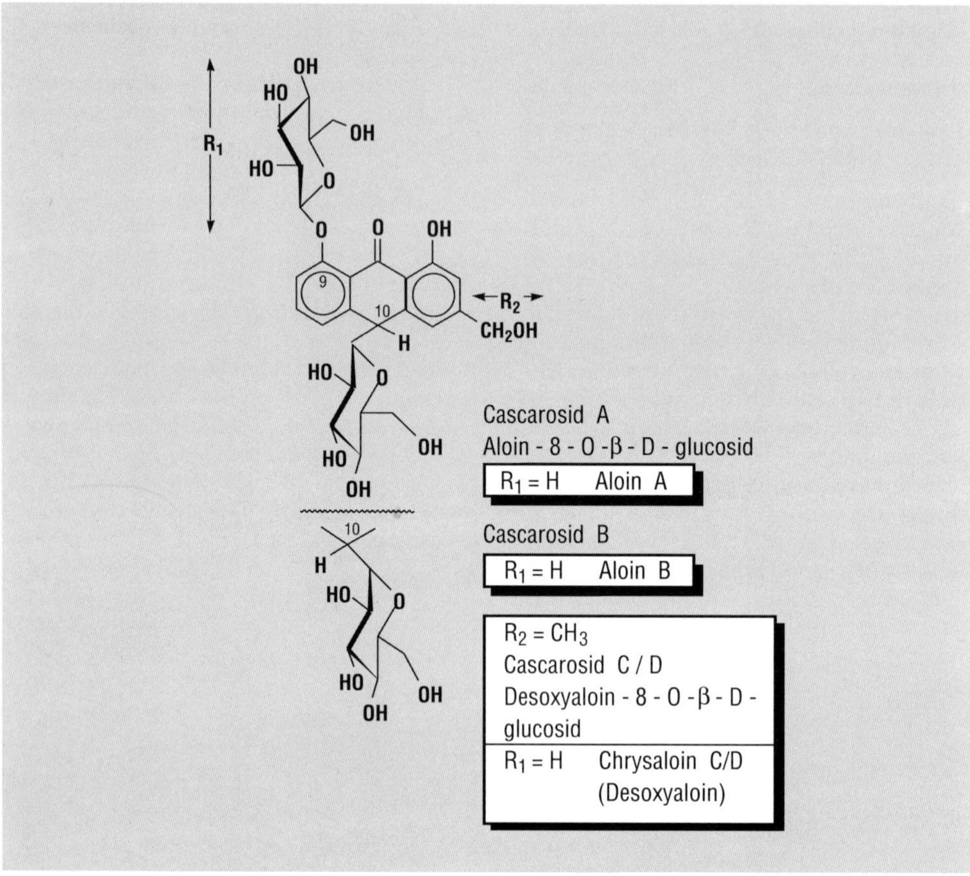

Silybum marianum — Mariendistel
(Asteraceae — Korbblütler)

Mariendistelfrüchte — Cardui mariae fructus DAB 9

Dinatriumsilibinindihydrogensuccinat, das wasserlösliche, zur Injektion geeignete Natriumsalz des Silibininbernsteinsäureesters, ist seit einigen Jahren als wichtiges Therapeutikum bei Knollenblätterpilzvergiftungen (α-Amanitin/Phalloidin-Vergiftungen) bekannt.

Diese Substanz wird aus isoliertem Silybin, der Hauptkomponente (~ 30%) einer Reihe von Verbindungen aus Mariendistelfrüchten, Cardui mariae fructus (Gehalt ~ 2–3%), gewonnen. Zu diesen Verbindungen gehören neben Silybin, Isosilybin, Silychristin und Silydianin.

Taxifolin, ein Dihydroquercetin, ist höchstwahrscheinlich die biochemische Ausgangssubstanz. Für das vorbeschriebene genuine Gemisch — zur oralen Anwendung überwiegend in Form hochangereicherter Trockenextrakte eingesetzt — wird auch die Bezeichnung Silymarin verwendet.

Das in den Früchten enthaltene fette Öl (~ 20–30%) ist reich an ungesättigten Fettsäuren, insbesondere Linolsäure und Ölsäure.

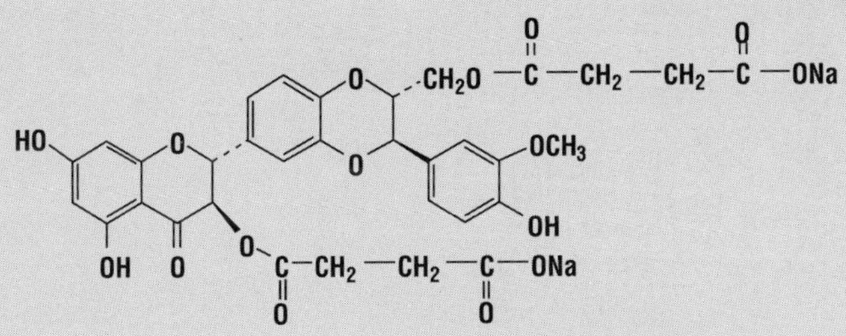

Silibinin - C - 2´, 3 - dihydrogensuccinat, Dinatriumsalz

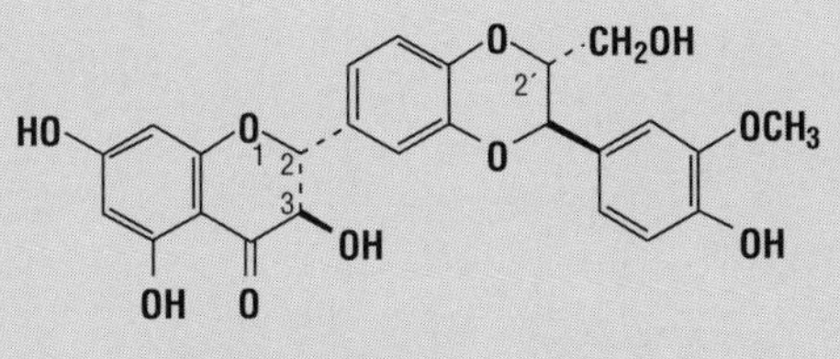

Silybin (INN: Silibinin)

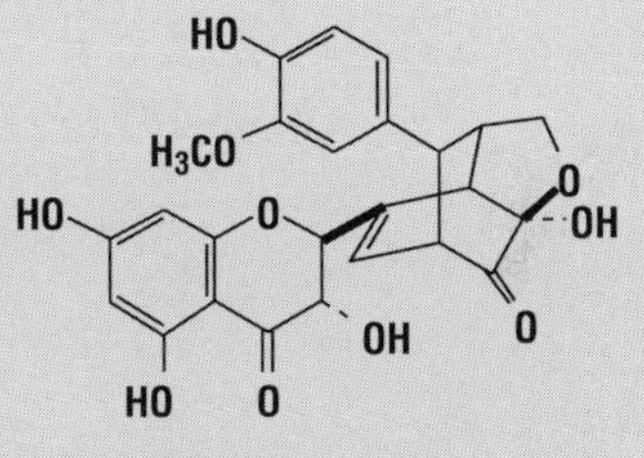

Silydianin (INN: Silidianin)

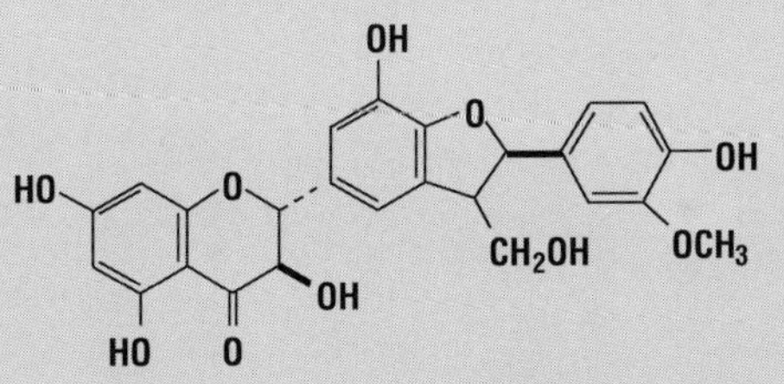

Silychristin (INN: Silicristin)

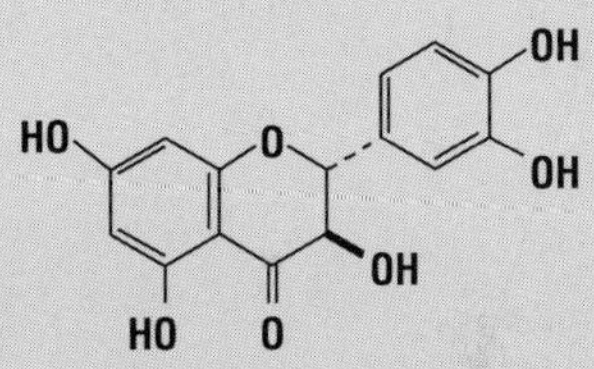

Taxifolin

Zingiber officinale — Ingwer
(Zingiberaceae — Ingwergewächse)

Ingwerwurzel — Zingiberis rhizoma (radix) ÖAB

Die verschiedenen Handelssorten (z. B. Bengalischer Ingwer, Malabar-Ingwer) der Droge Ingwerwurzel variieren in den Gehalten von ätherischem Öl und Scharfstoffen.

Das ätherische Öl (Gehalt gemäß ÖAB $\geqq$ 1,5 %) enthält ca. 60 % Zingiberen, ein monozyklisches Sesquiterpen und den Sesquiterpenalkohol Zingiberol als geruchsbestimmende Substanz. Daneben sind Monoterpene (α-Pinen) und weitere Sesquiterpene wie β-Bisabolen, ar-Curcumen, Farnesen anzutreffen.

Die Ingwerscharfstoffe, als Extraktkonzentrate von Gewürzdrogen auch als Oleoresine bezeichnet, werden als Gingerole (Methylgingerole) (Gehalt 0,6 – 0,8 %) eingeordnet.

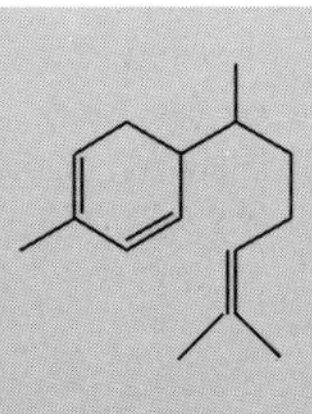

Zingiberen

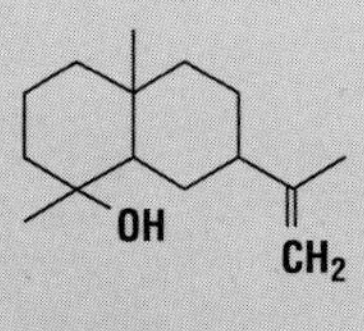

Zingiberol

5
Pflanzliche Arzneimittel zur Behandlung von Herz-Kreislauf-Erkrankungen

5.1
Herzglykoside

Zu den in der heutigen Pharmakotherapie bisher unverzichtbaren Pharmaka pflanzlichen Ursprungs zählen die Herzglykoside. Allen kardiotonen Steroiden gemeinsam ist ihre primäre Wirkungsqualität: Die Erhöhung der Kontraktionskraft des Herzmuskels (positiv inotrope Wirkung). Zwar ist der Wirkungsmechanismus der Herzglykoside vor allem auf der molekularen Basis keineswegs in allen Einzelheiten geklärt, jedoch spielen mit hoher Wahrscheinlichkeit folgende Schritte der Glykosidwirkung eine wesentliche Rolle (vgl. Abb. 5-1):
- Bindung an den Rezeptor
- Hemmung der Na^+/K^+-aktivierbaren Membran-ATP-ase
- Erhöhung des intrazellulären Na^+-Gehaltes
- Erniedrigung des intrazellulären K^+-Gehaltes

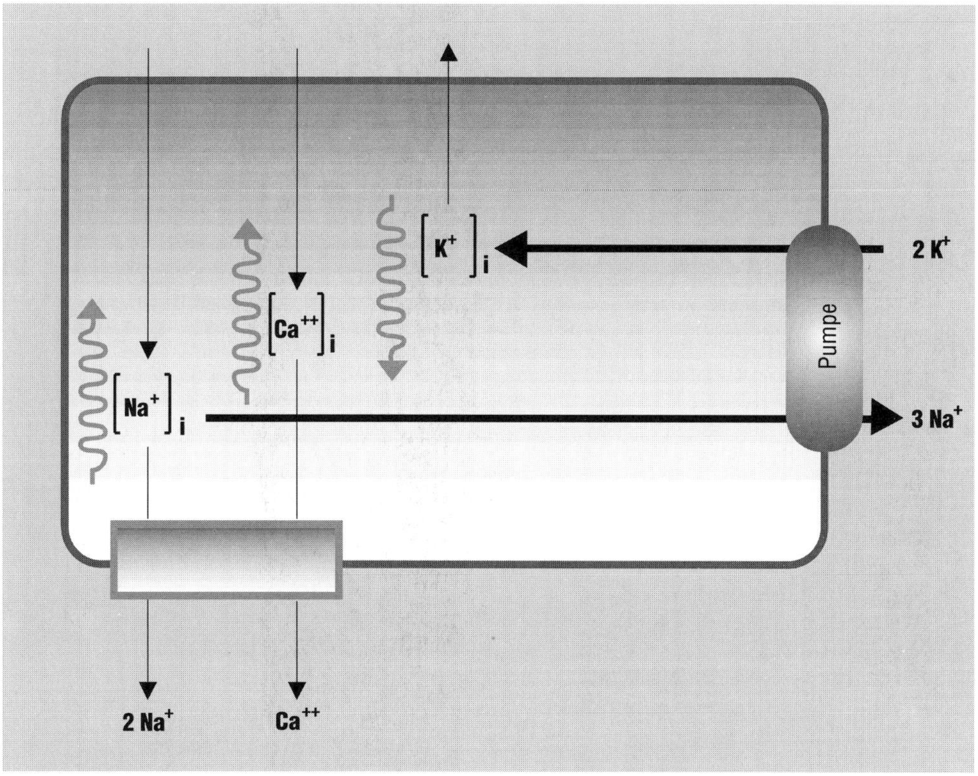

Abbildung 5-1:
Schematische Darstellung der Wirkung von Herzglykosiden auf Ionenverschiebungen in der Herzmuskelzelle (graue, geschlängelte Pfeile). Der Abtransport von Natrium aus der Zelle wird gehemmt, und die intrazelluläre Natriumkonzentration steigt. Dies bedingt eine Zunahme der intrazellulären Kalziumkonzentration. Die intrazelluläre Kaliumkonzentration sinkt.

- Anstieg der Konzentration an freiem Ca^{++}
- durch Hemmung des Ca^{++}-Auswärtsstroms und
- Steigerung des Ca^{++}-Einwärtsstroms.

Der Konzentrationsanstieg intrazellulärer Ca^{++}-Ionen dürfte das wichtigste Glied in der Wirkungskaskade der kardiotonen Glykoside sein.

Neben der primären Wirkungsqualität werden die sekundären Wirkungsqualitäten unterschieden, die auf den spezifischen physikochemischen Eigenschaften der Herzglykoside wie Löslichkeit, Bindung an Plasmaproteine u. a. beruhen. Sie bestimmen die enterale Resorptionsquote, die Geschwindigkeit des Wirkungseintrittes, die Geschwindigkeit und die Wege der Ausscheidung und damit die Abklingquote und determinieren auf diese Weise die optimalen Anwendungsgebiete für den jeweils vorliegenden klinischen Fall.

Neben dem positiv inotropen Effekt kommt den Herzglykosiden eine negativ chronotrope Wirkung (Abnahme der Herzfrequenz) zu, während eine direkte Beeinflussung des Reizbildungs- und Erregungsleitungssystems nur bei ausgewählten Herzglykosiden, z. B. Digitoxin, in nennenswertem Umfang gegeben ist. Von wesentlicher Bedeutung ist die Tatsache, daß unter herzwirksamen Glykosiden eine „Ökonomisierung“ der Herzarbeit eintritt, d. h. der Sauerstoffverbrauch des Myokards wird im Verhältnis zur Leistung vermindert.

Für die Klinik sowie für die Klienten des niedergelassenen Arztes sind drei Gruppen von Herzglykosiden bzw. glykosidhaltigen Präparationen zu unterscheiden:

- Reinglykoside aus Digitalis- und Strophanthusarten;
- Reinglykoside aus glykosidhaltigen Pflanzen, die früher als Digitaloide bezeichnet wurden;
- Extraktpräparate aus Digitaloiden, z. T. Kombinationspräparate mit anderen zusätzlichen Wirkstoffen.

Bei allen Reinglykosiden, auch bei den Extraktpräparaten auf der Basis von Digitaloiden, handelt es sich um hochwirksame Pharmaka mit geringer therapeutischer Breite. Eine Unterdosierung kann für den Patienten ebenso schädlich sein wie eine Überdosierung. Entsprechend der pharmakologischen und medizinischen Stellung der Herzglykoside ist mit Rücksicht auf die Sicherheit der Dosierung bei im allgemeinen nur geringen Schwankungen unterworfenen enteralen Resorptionsquoten der Anwendung von Reinglykosiden der Vorzug zu geben. In der Praxis haben sich jedoch Extraktpräparate auf der Basis von Digitaloiden gut bewährt und werden auch heute in verhältnismäßig breitem Umfang angewandt. Deshalb soll der Schwerpunkt der Darstellung den Extraktpräparaten gewidmet werden.

Allen Herzglykosiden mehr oder weniger gemeinsam sind folgende Gegenanzeigen:

- Glykosidintoxikation
- Kaliummangelzustände
- Hyperkalzämie.

Bei den unerwünschten Wirkungen stehen im Vordergrund: Übelkeit, Erbrechen, Herzrhythmusstörungen, Halluzinationen sowie Sehstörungen.

Unerwünschte Wechselwirkungen im Sinne einer verstärkten Glykosidwirkung treten hauptsächlich nach Dauergebrauch von Saluretika und Laxanzien infolge Kaliummangels auf, während durch intravenöse Zufuhr von Kalziumsalzen die Toxizität von Glykosiden verstärkt wird.

Die Hauptindikation für alle Herzglykoside oder glykosidhaltige Extraktpräparationen ist die Herzinsuffizienz jeder Genese. Wenn Klappenfehler oder Hypertonie die Insuffizienz bedingen, sind Herzglykoside besonders indiziert, ebenso nach Herzinfarkten.

Die Annahme eines „glykosidbedürftigen Altersherzens“ wird derzeit noch kontrovers diskutiert. Die quasi prophylaktische Anwendung von herzglykosidhaltigen Extrakten beim alten Menschen ist jedoch in der Praxis weit verbreitet.

Historisch gesehen haben die herzwirksamen Glykoside des Roten Fingerhutes, Digitalis purpurea, die wissenschaftlich begründete Therapie der muskulären Herzinsuffizienz eingeleitet. Der englische Arzt WILLIAM WITHERING (1785) benutzte alkoholische Auszüge der Blätter von Digitalis purpurea zur Behandlung cardial bedingter

Ödeme und war entsprechend dem medizinischen Wissen seiner Zeit überzeugt, mit einem Diuretikum zu behandeln. Das hauptsächliche Herzglykosid aus der Digitalis purpurea ist das Digitoxin, das wegen seiner guten Lipidlöslichkeit praktisch zu 100% enteral resorbiert wird. Charakteristisch für Digitoxin ist weiterhin der langsame Wirkungseintritt sowie die lange Wirkdauer von 14–21 Tagen. Der größere Teil des verabfolgten Digitoxins wird in der Leber metabolisiert, die Niere spielt als Ausscheidungsorgan demgegenüber eine untergeordnete Rolle. Die Abklingquote, d.h. jener Prozentsatz einer Vollwirkdosis der pro Tag ausgeschieden wird, liegt bei 7%. Das bedeutet, daß Digitoxin unter den verfügbaren Reinglykosiden diejenige Verbindung mit der am deutlichsten ausgeprägten Neigung zur Kumulation darstellt.

Aus dem Wolligen Fingerhut, Digitalis lanata, werden einige Herzglykoside als Reinsubstanzen gewonnen, von denen das wichtigste das Digoxin ist. Digoxin wird enteral zu etwa 70% resorbiert, die Eliminationsquote beträgt 20%. Digoxin ist das im deutschen Sprachgebiet derzeit am meisten angewandte Herzglykosid, meist allerdings in der Form des halbsynthetisch hergestellten α- bzw. β-Acetyldigoxins. Durch die Überführung des Digoxins in die Acetylform wird die enterale Resorptionsquote gesteigert, während die sonstigen Eigenschaften des Digoxins im wesentlichen erhalten bleiben. Im Gegensatz zum Digitoxin ist die Niere der hauptsächliche Ausscheidungsweg des Digoxins.

Das ebenfalls aus dem Wolligen Fingerhut gewinnbare Lanatosid C wird nach oraler Verabreichung zu 30–40% resorbiert, die Eliminationsquote beträgt ca. 20%.

Aus den Samen verschiedener Strophanthusarten werden die Verbindungen g-Strophanthin, k-Strophanthin sowie Cymarin (k-Strophanthin-α) gewonnen. Die Strophanthusglykoside eignen sich wegen ihrer niedrigen und individuell stark schwankenden enteralen Resorptionsquote weniger gut für eine orale Therapie. Bei intravenöser Zufuhr tritt die Wirkung binnen weniger Minuten ein, so daß sie sich vorwiegend zur Behandlung der akuten Herzinsuffizienz eignen. Die Gefahr einer Kumulation ist praktisch nicht gegeben.

Besonders zugeschnitten für die Klientel des niedergelassenen Arztes sind herzglykosidhaltige Präparationen aus der Meerzwiebel (Urginea maritima), dem Maiglöckchen (Convallaria majalis), dem Adonisröschen (Adonis vernalis) sowie dem Oleander (Nerium oleander). Die Meerzwiebel dient zwar als Ausgangsmaterial zur Gewinnung des Reinglykosides Proscillaridin, jedoch werden Extrakte aus eingestelltem Meerzwiebelpulver oder Glykosidgesamtfraktionen erfahrungsgemäß vor allem bei leichteren Formen der Herzinsuffizienz oder zur Erhaltung eines Zustandes der Kompensation verwendet. Ähnliches gilt für Extrakte aus Convallaria majalis bzw. Glykosidkonzentrate aus Maiglöckchenkraut. Neben der Behandlung leichter Formen der Herzinsuffizienz sind Digitalisüberempfindlichkeit — besonders gegenüber Digitoxin oder Digoxin — spezifische Anwendungsgebiete der Convallaria-Glykoside. Auch glykosidhaltige Präparationen aus Adonis vernalis und Nerium oleander beanspruchen die gleichen Indikationsgebiete, wobei allerdings einschränkend zu bemerken ist, daß Zubereitungen aus Nerium oleander ausschließlich als Bestandteil von Kombinationspräparaten Verwendung finden.

Präparat: **Convacard®**
Arzneiform: Dragées.
Inhaltsstoff: Convallaria majalis.
Anwendungsgebiete:
— Leichte Formen der Belastungsinsuffizienz des Herzens,
— Altersherz,
— chronisches Cor pulmonale.
Gegenanzeigen: Digitalisintoxikation, Kaliummangelzustände.
Nebenwirkungen: Übelkeit, Erbrechen, Herzrhythmusstörungen.
Wechselwirkungen: Wirkungssteigerung bei gleichzeitiger Gabe von Saluretika und Laxanzienabusus.
Dosierung: 3mal tgl. 1–2 Drg. bzw. 10–20 Tr.

Präparat: **Digitalysat®-Bürger**
Arzneiform: Tropfen.
Inhaltsstoff: Digitalis purpurea.
Anwendungsgebiete: Alle Indikationen der Digitalistherapie.
Gegenanzeigen: Hyperkalzämie, schwere Überleitungsstörungen, Kaliummangelzustände, ventrikuläre Tachycardien.
Nebenwirkungen: Übelkeit, Erbrechen, Magenbeschwerden, Überleitungsstörungen, Halluzinationen, Sehstörungen.
Wechselwirkungen: Saluretika, Laxantienabusus, Amphotericin B, Glukokorticoide, Kalziumsalze i.v. (Glykosidtoxizität verstärkt), Colestyramin (Resorptionsstörungen), Reserpin (Bradykardie), Chinidin (Glykosidwirkung erhöht).
Hinweis: Enthält 18 Vol.% Ethanol.
Dosierung: 3mal tgl. 10–25 Tr.

Präparat: **Isokomb-Dragées®**
Arzneiform: Dragées.
Inhaltsstoffe: Crataegus oxyacantha, Strophantus kombé.
Anwendungsgebiete:
- Herzinsuffizienz, Altersherz,
- Myocardschäden,
- koronare Durchblutungsstörungen,
- Kollapsneigung.

Gegenanzeigen: Hyperkalzämie, schwere Überleitungsstörungen, Kaliummangelzustände, ventrikuläre Tachykardien.
Nebenwirkungen: Übelkeit, Erbrechen, Magenbeschwerden, Überleitungsstörungen, Halluzinationen, Sehstörungen, negativ chronotroper Effekt kaum vorhanden.
Wechselwirkungen: Saluretika, Laxantienabusus, Amphotericin B, Glukokortikoide, Kalziumsalze i.v. (Glykosidtoxizität verstärkt), Colestyramin (Resorptionsstörungen), Reserpin (Bradycardie), Chinidin (Glykosidwirkung erhöht).
Dosierung: 1–2mal tgl. 1 Drg.; in schweren Fällen 3–4mal tgl. 2–4 Drg.

Präparat: **Miroton®**
Arzneiform: Dragées, Tropfen.
Inhaltsstoffe: Urginea maritima, Convallaria majalis, Nerium oleander, Adonis vernalis.
Anwendungsgebiete:
- Altersherz, latente Herzleistungsschwäche, postinfektiöse und postgrippale Herz- und Kreislaufiabilität.
- Vegetative und funktionelle Herzbeschwerden.
- Kreislaufregulationsstörungen.
- Wetterfühligkeit, zerebrale Durchblutungsstörungen.
- Orthostasesyndrom.

Gegenanzeigen: Dekompensierte Herzinsuffizienz, Digitalisintoxikation, Kaliummangelzustände.
Nebenwirkungen: Übelkeit, Erbrechen, Herzrhythmusstörungen.
Wechselwirkungen: Wirkungssteigerung bei gleichzeitiger Gabe von Salurika und Laxantienabusus.
Hinweis: Enthält 25 Vol.% Ethanol.
Dosierung: Mehrmals tgl. 20–30 Tr. perlingual oder 1–2 Drg.

Präparat: **Szillosan®**
Arzneiform: Dragées.
Inhaltsstoffe: Urginea maritima, Convallaria majalis, Adonis vernalis, Crataegus oxyacantha.
Anwendungsgebiete: Herzinsuffizienz (Stadium I–II der New York Heart Association), Altersherz.
Gegenanzeigen: Dekompensierte Herzinsuffizienz, Digitalisintoxikation, Kaliummangelzustände.
Nebenwirkungen: Übelkeit, Erbrechen, Herzrhythmusstörungen, Durchfälle.
Wechselwirkungen: Wirkungssteigerung bei gleichzeitiger Gabe von Salurika und Laxantienabusus.
Dosierung: 3mal tgl. 1–2 Drg.

5.2 Koronartherapeutika

Ein Kardiakum mit besonderer Wirksamkeitscharakteristik ist Weißdorn, Crataegus, dessen Präparationen meist auf den Pflanzenteilen Blätter, Blüten und Früchte beruhen. Wirksamkeitsbestimmende Inhaltsstoffe im strengen Sinne sind nicht bekannt, eine Standardisierung der Crataegus-Präparationen beruht auf dem Nachweis der Gesamtflavonoide oder der oligomeren Procyanidine. Die pharmakodynamischen Wirkungen, vorwiegend am Tier gemessen, sind eine positiv inotrope Wirkung sowie eine Steigerung der Koronar- und Myokarddurchblutung. Die positiv inotrope Wirkung ist jedoch wesentlich geringer ausgeprägt als die der Herzglykoside. Die Sonderstellung des Weißdorns beruht auf der Tatsache, daß sowohl die Kontraktionsleistung des Arbeitsmyokards als auch die koronare Perfusion gesteigert werden. Entsprechend der individuellen Erfahrungen des therapierenden Arztes wird daher Weißdorn teilweise als positiv inotrop wirkendes Kardiakum und teilweise als Koronartherapeutikum eingestuft. Im Gegensatz zu den Herzglykosiden ist die therapeutische Breite von Crataeguspräparationen groß. Gegenanzeigen, Nebenwirkungen und Wechselwirkungen sind nicht bekannt.

Zum Verständnis des Wirkungsmechanismus sind Vorstellungen entwickelt worden, die jedoch über Hypothesen eines gewissen Wahrscheinlichkeitsgrades nicht hinausgehen. Eine Hypothese besagt, daß Crataeguspräparationen eine Hemmung der für den Abbau des 3,5-zyklischen Adenosinmonophosphates (3,5-cAM) verantwortlichen intrazellulären Phosphodiesterase nach sich ziehen. Die Änderung der intrazellulären 3,5-cAMP-Konzentration als Folge der Hemmung der Phosphodiesterase beeinflußt ihrerseits alle pharmakodynamischen Reaktionen, deren Wirkung über eine Adenylzyklaseaktivierung und damit Bildung von 3,5-cAMP (Katecholamine) läuft. Zusätzlich entfalten nach diesen hypothetischen Vorstellungen Weißdornextrakte Wirkungen auf die Steuerungsvorgänge der intrazellulären Ca^{++}-Konzentration; sie erhöhen die Ca^{++}-Permeabilität der Ca^{++}-speichernden Zellorganellen. Untersuchungen zur Pharmakokinetik der Inhaltsstoffe von Crataeguspräparationen sind wenig zahlreich, jedoch ist bekannt, daß oligomere Procyanidine aus dem Magen-Darm-Trakt von kleinen Nagern und Hunden rasch resorbiert werden. Eine Wirkung auf die koronare Durchblutung beim Hund nach oraler Zufuhr von Crataeguspräparationen ist sicher.

Koronarmittel im eigentlichen Sinne des Wortes sind Präparationen aus Ammi visnaga. Die wirksamkeitsbestimmenden Inhaltsstoffe sind Visnadin und Khellin.

Für Visnadin ist im Tierexperiment eine Zunahme der Koronardurchblutung erwiesen, die erhöhte Durchblutung des Herzmuskels hat keine Zunahme des Sauerstoffverbrauches zur Folge. Im venösen Schenkel des Koronarkreislaufes sinkt die Konzentration von Laktat, Pyruvat und Glukose, der Gehalt an freien Fettsäuren steigt an.

Im Gegensatz zum Visnadin überwiegt beim Khellin die spasmolytische Komponente, die sich auch auf die Koronarien erstreckt. Wegen der nicht unerheblichen Nebenwirkungen wird Khellin als Monosubstanz heute nicht mehr verwandt, jedoch wird es in relativ niedrigen Dosen als Bestandteil von Kombinationsarzneimitteln eingesetzt.

Rosmarin (als Badezusatz) oder als Bestandteil von Herzsalben hat sich zumindest zur subjektiven Linderung stenokardischer Beschwerden sowie zur Behandlung von Beschwerden bei Kreislauflabililtät vielfach bewährt.

Präparat: **Carduben®**
Arzneiform: Tabletten, Dragées.
Inhaltsstoff: Visnadin.
Anwendungsgebiete:
— Angina pectoris bei Koronarinsuffizienz,
— Prophylaxe, Behandlung und Nachbehandlung des Herzinfarktes.
Gegenanzeigen: nicht bekannt.
Nebenwirkungen: nicht bekannt.
Wechselwirkungen: nicht bekannt.

Dosierung:
- Anfangsbehandlung 3–4mal tgl. 100 mg
- Erhaltungsdosis 3mal tgl. 35 mg.

Präparat: **Crataegutt®, Crataegutt novo**
Arzneiform: Dragées, Tropfen, Injektions-Lösung, Filmtabletten.
Inhaltsstoff: Crataegus oxyacantha.
Anwendungsgebiete:
- Beginnende Herzleistungsschwäche,
- Altersherz,
- pektanginöser Beschwerdekomplex,
- leichte Herzrhythmusstörungen,
- Adjuvans bei Herzglykosidtherapie.

Gegenanzeigen: Dekompensierte Herzinsuffizienz.
Nebenwirkungen: nicht bekannt.
Wechselwirkungen: nicht bekannt.
Hinweis: Tropfen enthalten 46 Vol.% Ethanol.
Dosierung:
- 2–3mal tgl. 20 Tr., bzw. 2 Drg.
- Injektionstherapie: tgl. 2 oder 5 ml i.v. oder i.m.

Präparat: **Korodin®**
Arzneiform: Tropfen.
Inhaltsstoffe: Menthol, Campher, Convallaria majalis, Crataegus oxyacantha, Valeriana off.
Anwendungsgebiete: Funktionelle Herz- und Kreislaufstörungen, Altersherz, Hypotonie, Kollapsneigung, Ohnmacht, Herz- und Kreislaufschwäche nach Infektionskrankheiten.
Gegenanzeigen: Dekompensierte Herzinsuffizienz, Digitalisintoxikation, Kaliummangel.
Nebenwirkungen: Bei therapeutischer Dosierung nicht zu erwarten. Bei Überdosierung sind Übelkeit, Erbrechen, Herzrhythmusstörungen möglich.
Wechselwirkungen: Wirkungssteigerung durch Saluretika und bei Laxantienabusus.
Hinweis: Enthält 60 Vol.% Ethanol.
Dosierung: 3mal tgl. 5–10 Tr., bei Bedarf alle 15 Min. 5 Tr.

5.3 Pflanzliche Antiarrhythmika

Unter den pflanzlichen Antiarrhythmika spielt das Alkaloid der Chinarinde, Chinidin, eine besondere Rolle. Zwar besitzt auch Chinin antiarrhythmische Eigenschaften, jedoch sind diese geringer ausgeprägt als die des Chinidins. Beide Alkaloide besitzen die gleichen Bruttosummen- und Strukturformeln, unterscheiden sich jedoch im räumlichen Aufbau; sie sind Diastereoisomere. Die Wirkung des Chinidins — übrigens auch des Alkaloids Ajmalin — beruht auf einer direkten Beeinflussung von transmemmembranären Ionenbewegungen: insgesamt kommt es zu einer Hemmung des Natriumeinstroms sowie des Kaliumausstroms und zu einer Herabsetzung des Kalziumeinstroms. Die Beeinflussung dieser Ionenbewegungen betrifft sowohl das Erregungsbildungs- und Leitungssystem als auch das Arbeitsmyokard.

Die elektrophysiologischen Parameter der Herzmuskelfaser werden wie folgt beeinflußt: es kommt zur Abnahme der Anstiegsgeschwindigkeit des Aktionspotentials und damit der Geschwindigkeit der Erregungsausbreitung. Das Schwellenpotential wird zu positiveren Werten verschoben, die Erregbarkeit nimmt ab. Des weiteren wird die Repolarisation verzögert und die Dauer des Aktionspotentials verlängert. Die Wiederherstellung der Erregbarkeit wird infolge verlangsamter Regeneration des Natriumeinstromsystems nach einem Aktionspotential verzögert; damit wird die effektive Refraktärzeit verlängert (vgl. Abb. 5-2).

Die genannten Wirkungen des Chinidins erklären seine dämpfende Wirkung auf ektopische Zentren im Vorhof sowie im His-Bündel. Die Verlangsamung der effektiven Refraktärzeit nimmt vom Vorhof über die Kammer zum Atrioventrikularknoten ab. Dies erklärt die bessere Wirksamkeit bei supraventrikulären gegenüber ventrikulären Rhythmusstörungen. Die Verlangsamung der diastolischen Depolarisationsgeschwindigkeit hat zwar eine Verlangsamung der Herzfrequenz zur Folge, jedoch resultiert dadurch ein erschwertes Auftreten von Extrasystolen und Herzflimmern. Chinidin wird nach oraler Zufuhr nahezu zu 100% resorbiert, das Maximum der Wirkung tritt

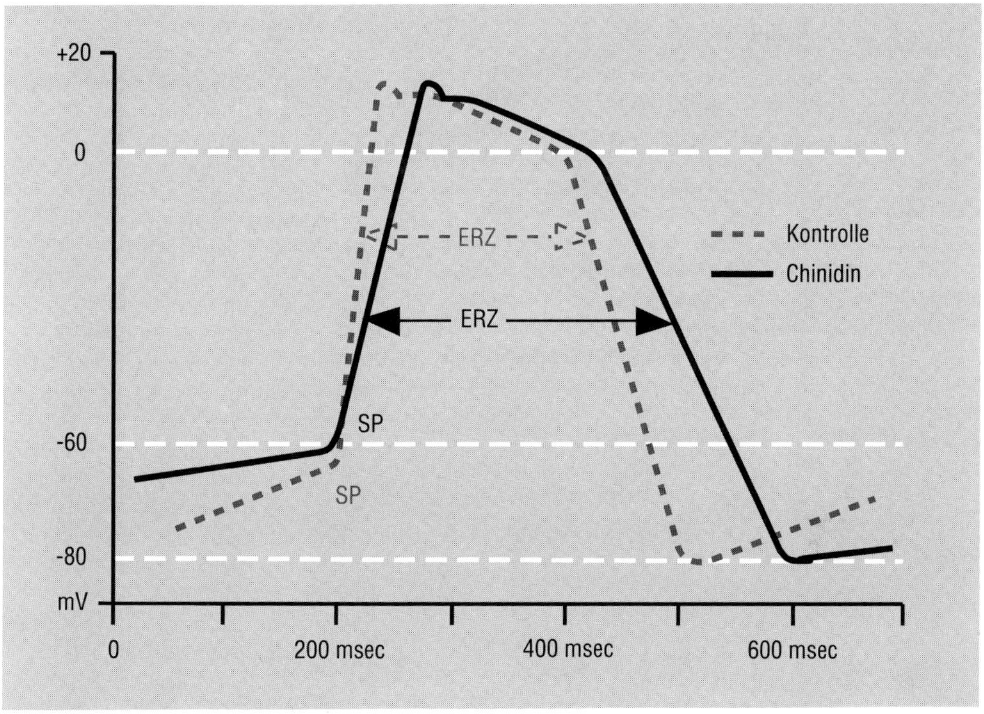

Abbildung 5-2:
Einfluß von Chinidin, eines typischen Antiarrhythmikums, auf das Aktionspotential einer Purkinjefaser. SP Schwellenpotential; ERZ effektive Refraktärzeit.

nach 1 – 3 Stunden ein. 60 – 80 % des im Plasma vorhandenen Chinidins sind an Eiweiß gebunden, die Konzentration im Gewebe ist jedoch 30 % höher als im Plasma. Dadurch bildet sich ein Depot mit einer relativ langen Wirkungsdauer von bis zu 8 Stunden. Die Elimination des Chinidins erfolgt vorwiegend unverändert über die Nieren.

An unerwünschten Wirkungen können auftreten:
- Gastrointestinale Störungen
- Schwindel
- Nystagmus
- Seh- und Hörstörungen
- Thrombopenie.

Eine Behandlung mit Chinidin ist nicht angezeigt bei einer dekompensierten Herzinsuffizienz, bei Bradykardie, bei Erregungsleitungsstörungen sowie bei Digitalisüberdosierung.

Darüber hinaus muß auf unerwünschte Wechselwirkungen geachtet werden. So wird z. B. durch Reserpin die Chinidinwirkung verstärkt. Bei der Therapie mit Cumarinderivaten wird deren gerinnungshemmende Wirkung verstärkt, ebenso kommt es bei einer gleichzeitigen Therapie mit Herzglykosiden zu einer Verstärkung der Glykosidwirkung. Die Wirkung von Anticholinergika wird ebenfalls verstärkt.

Ajmalin wird aus der Wurzel verschiedener Rauwolfiaarten gewonnen. Chemisch gesehen ist Ajmalin nahe verwandt dem Reserpin, jedoch betrifft seine Wirksamkeit vorwiegend Herzrhythmusstörungen. Verglichen mit Chinidin bewirkt es eine stärkere Abnahme der Erregungsleitung. Da unter Ajmalin auch die atrioventrikuläre Überleitung beeinträchtigt ist, besteht die Gefahr eines atrioventrikulären Blocks. Nach parenteraler Zufuhr wird das Wirkungsmaximum nach wenigen Minuten erreicht, jedoch klingt die Wirkung binnen ca. 30 min wieder ab.

Ajmalin wird in der Leber metabolisiert und über die Galle ausgeschieden, nur etwa 5% einer applizierten Dosis erscheinen unverändert im Harn.

Mit Ajmalin sollte nicht therapiert werden bei Vorliegen einer dekompensierten Herzinsuffizienz, bei Bradykardie, sowie partiellem oder totalem AV-Block sowie bei Digitalisüberdosierung.

Präparat: **Chinidin-Duriles®**
Arzneiform: Retardtabletten.
Inhaltsstoff: Chinidin (als Hydrogensulfat).
Anwendungsgebiete: Extrasystolen, paroxysmale Tachykardien, Vorbehandlung bei und nach Elektrokardioversion zur Aufrechterhaltung des Sinusrhythmus, Vorhofflimmern.
Gegenanzeigen: Dekompensierte Herzinsuffizienz, Bradykardie, Erregungsleitungsstörungen, Digitalisüberdosierung.
Nebenwirkungen: Gastrointestinale Störungen, Schwindel, Nystagneus, Kammerflimmern, Asystolie, Seh- und Hörstörungen.
Wechselwirkungen: Reserpin, Cumarinderivate, Anticholinergika, Herzglykoside, Rifampicin.
Hinweis: Strenge Indikationsstellung in der Schwangerschaft und der Stillzeit.
Dosierung:
- 2mal tgl. 1 – 2 Tbl.
- Bei Vorhofflimmern 2 – 3mal tgl. 2 – 5 Tbl.

Präparat: **Spartiol®**
Arzneiform: Tropfen.
Inhaltsstoff: Cytisus scoparius (Sarothamnus scoparius).
Anwendungsgebiete: Tachykarde Herzrhythmusstörungen, Extrasystolen, hypotoner Symptomenkomplex.
Gegenanzeigen: Partieller oder totaler AV-Block, 3. Trimenon der Gravidität (erhöhtes fetotoxisches Risiko).
Nebenwirkungen: Gastrointestinale Störungen. In toxikologischen Dosen curareähnliche Lähmung der motorischen Nervenendplatten und asystolischer Herzstillstand.
Wechselwirkungen: nicht bekannt.
Hinweis: Enthält 45 Vol.% Ethanol.
Dosierung: 3mal tgl. 20 – 30 Tr. in etwas Flüssigkeit nach dem Essen.

5.4 Pflanzliche Antihypertonika

Unter den zahlreichen Heilpflanzen, denen eine antihypertensive Wirkung zugeschrieben wird, ist im strengen Sinne des Wortes nur die Rauwolfia und darunter vor allem die Rauwolfia serpentina von Bedeutung. Zwar ist es durchaus möglich, mit Gesamtauszügen aus der Rauwolfiawurzel zu therapieren, jedoch empfiehlt sich wegen der teilweise unterschiedlichen Pharmakodynamik der einzelnen Alkaloide die Therapie mit dem Reinalkaloid Reserpin.

Die antihypertensive Wirkung des Reserpins entsteht indirekt dadurch, daß Reserpin zu einer Verminderung der Noradrenalinkonzentration in den peripheren sympathischen Nerven sowie in den adrenergen Neuronen des Gehirns führt. Dies kommt dadurch zustande, daß Reserpin in den Membranen der Vesikel angereichert wird. Die Anwesenheit vom Reserpin hat zur Folge, daß das aus den Vesikeln freigesetzte Noradrealin nicht wieder in die Vesikel rücktransportiert und dort gespeichert werden kann. Das derart freigewordene Noradrenalin wird enzymatisch abgebaut. Hält diese Wirkung von Reserpin längere Zeit an, dann kommt es zu einem Verlust von Noradrenalinspeichern in den adrenergen Nervenendigungen sowie den adrenergen Neuronen des Gehirns. Deshalb kann die Wirkung des Reserpins längere Zeit anhalten, auch wenn die Wirksubstanz nicht mehr zugeführt wird.

Über die Hemmung der Freisetzung von Noradrenalin wird der periphere Widerstand des Kreislaufs herabgesetzt. Herzfrequenz und Herzzeitvolumen nehmen ab. Die Minderung des Herzzeitvolumens ist die hauptsächliche Ursache für die Blutdrucksenkung.

Nach oraler Zufuhr wird Reserpin zu etwa 40% resorbiert. Der blutdrucksenkende Effekt tritt im allgemeinen erst nach 3 – 4 Tagen ein und ist nach 3 – 4 Wochen voll ausgeprägt. Reserpin hat eine Reihe unerwünschter Wirkungen, z. B. orthostatische Regulationsstörungen, Sedierung, Magen-Darm-Ulzera, Nasenverstopfung, Potenzstörungen, depressive Verstimmung.

Präparat: **Asgoviscum forte®**
Arzneiform: Tropfen, Kapseln.
Inhaltsstoffe: Viscum album, Crataegus oxyacantha, Allium sativum, Rauwolfia serpentina, Rutosid.
Anwendungsgebiete: Labile und essentielle Hypertonie, Herz- und Kreislaufschwäche.
Gegenanzeigen: Depressionen (auch anamnestisch), Magen-Darm-Ulzera, Kolitis, Gastroenteritis, Phäochromozytom, Schwangerschaft und Laktationsperiode (Rauwolfia).
Nebenwirkungen: Orthostatische Regulationsstörungen, herabgesetztes Reaktionsvermögen, depressive Verstimmung, Müdigkeit, gesteigerte Darmmotilität, Libidostörungen, Potenzstörungen, Nasenverstopfung, extrapyramidale Symptome, Gynäkomastie (Rauwolfia).
Wechselwirkungen von Rauwolfiaalkaloiden mit:
- Digitalisglykosiden (Bradykardie)
- zentraldämpfenden Pharmaka und Alkohol Wirkungsverstärkung)
- blutdrucksenkenden Pharmaka (Verstärkung der Blutdrucksenkung)
- Chinidin (Verstärkung des kardiodepressiven Effektes)
- Levodopa (Levodopawirkung vermindert).

Hinweis: Tropfen enthalten 30 Vol.% Ethanol, Reaktionsvermögen kann beeinträchtigt werden.
Dosierung:
- 3mal tgl. 15–20 Tr.,
- 3mal tgl. 1 Kps.

Präparat: **Raufunkton®**
Arzneiform: Dragées.
Inhaltsstoffe: Rauwolfia serpentina, Urginea maritima, Convallaria majalis, Nerium oleander, Adonis vernalis.
Anwendungsgebiete: Hypertonie, auch bei Diabetes mellitus, tachykarde Herzrhythmusstörungen.
Gegenanzeigen: Depressionen (auch anamnestisch), Magen-Darm-Ulzera, Kolitis, Gastroenteritis, Phäochromozytom, Schwangerschaft und Laktationsperiode (Rauwolfia).
Nebenwirkungen: Orthostatische Regulationsstörungen, herabgesetztes Reaktionsvermögen, depressive Verstimmung, Müdigkeit, gesteigerte Darmmobilität, Libidostörungen, Potenzstörungen, Nasenverstopfung, extrapyramidale Symptome, Gynäkomastie (Rauwolfia).
Wechselwirkungen von Rauwolfiaalkaloiden mit:
- Digitalisglykosiden (Bradykardie)
- zentraldämpfenden Pharmaka und Alkohol (Wirkungsverstärkung)
- blutdrucksenkenden Pharmaka (Verstärkung der Blutdrucksenkung)
- Chinidin (Verstärkung des kardiodepressiven Effektes)
- Levodopa (Levodopawirkung vermindert)

Hinweis: Das Reaktionsvermögen kann beeinträchtigt werden!
Dosierung: 2–3mal tgl. 1 Drg., evtl. Dosiserhöhung auf 2–3mal tgl. 2 Drg.

Präparat: **Viscysat®**
Arzneiform: Tropfen.
Inhaltsstoffe: Viscum album.
Anwendungsgebiete: Hypertonie leichten Grades, arteriosklerotische Beschwerden.
Gegenanzeigen: Eiweißüberempfindlichkeit, chronisch-progrediente Infektionen (z. B. TBC).
Nebenwirkungen: Schüttelfrost, Fieber, Kopfschmerzen, pektanginöse Beschwerden, orthostatische Kreislaufstörungen und allergische Reaktionen.
Wechselwirkungen: nicht bekannt.
Hinweis: Enthält 18 Vol.% Ethanol.
Dosierung: 3mal tgl. 20–30 Tr.

5.5 Antihypotonika

Das einzige pflanzliche Antihypotonikum von Bedeutung ist das Alkaloid Ephedrin aus Ephedra sinica, Meerträubel, das vorwiegend in der wirksameren Form vorliegt ([–]-Ephedrin), derzeit jedoch synthetisch hergestellt wird. Ephedrin ist ein indirektes Sympathikomimetikum, es wirkt vorwiegend über eine Freisetzung des Transmitters Noradrenalin aus den Speichervesikeln der Nerven. Auf Grund seiner Strukturanalogie hemmt es kompetitiv die Wiederaufnahme des freigesetzten Noradrenalins und erhöht damit dessen Konzentration an den adrenergen Rezeptoren. Deshalb kann sich bei wiederholter Gabe der Ephedrineffekt erschöpfen; es kommt zur Tachyphylaxie.

Einschränkend ist jedoch anzumerken, daß die „Hypotonie" vielfach (z. B. im angelsächsischen Raum) nicht als krankheitswertiges Zustandsbild gilt, das einer medikamentösen Behandlung bedarf.

Präparat: **Envitterin®**
Arzneiform: Tropfen.
Inhaltsstoffe: Coffein, Nukleoside-Nukleotide, Melissa off., Lavandula angustifolia.
Anwendungsgebiete: Hypotone und orthostatische Kreislaufstörungen.
Gegenanzeigen: nicht bekannt.
Nebenwirkungen: nicht bekannt.
Wechselwirkungen: nicht bekannt.
Hinweis: Enthält 56 Vol.% Ethanol.
Dosierung:
- 3mal tgl. 10–15 Tr. vor dem Essen;
- Kinder die Hälfte.

Teezubereitungen (als Adjuvanzien)

Besenginster — Sarothamnus scoparius (Cytisus scoparius)
Verwendeter Drogenteil: Kraut.
Drogendosis: 1–2 g (1 knapper Teel.) pro 150 ml Wasser.
Standardzulassung: 1986, Stand: 12.3.86

Ammi visnagae — Bischofskraut
Verwendeter Drogenteil: Früchte.
Drogendosis: 0,5 g (1 Teel. entspricht ca. 2,5 g) der Früchte werden zerstoßen, mit kochendem Wasser überbrüht und nach 10–15 min abgeseiht. Mehrmals täglich 1 Tasse frisch zubereiteten Tee trinken.

Weißdorn — Crataegus laevigata
Verwendeter Drogenteil: Blätter mit Blüten.
Drogendosis: 1 Teel. voll Blätter mit Blüten mit 150 ml heißem Wasser übergießen, 20 min ziehen lassen, dann abseihen. 2–3mal tgl. 1 Tasse frisch zubereiteten Tee trinken.

5.6 Durchblutungsfördernde oder -beeinflussende Arzneimittel

Eine isolierte Beeinflussung der cerebralen Durchblutung allein kann nicht das Ziel einer entsprechenden Pharmakotherapie sein, da das Gehirn normalerweise bereits über eine metabolisch gesteuerte Autoregulation der Durchblutung verfügt. Der einzige Träger der zerebralen Energieversorgung ist Glukose — die Reserven daran und an O_2 sind jedoch gering. Ziel einer Pharmakotherapie der zerebralen Durchblutung muß daher sein, eine verminderte Sauerstoff- Glucoseutilisation zu normalisieren und eine Schutzwirkung gegen den Verlust energiereicher Phosphate sowie gegenüber Störungen der Proteinsynthese zu gewährleisten.

Gegen die Folgen einer meist im Alter auftretenden vaskulär bedingten Hirninsuffizienz oder gegen das hirnorganische Psychosyndrom können vor allem zwei Phytopharmaka mit einer hohen Aussicht auf Erfolg eingesetzt werden: Das Dihydroergotoxin aus Mutterkorn, Secale cornutum, sowie Präparationen aus den Blättern des Gingkobaumes, Gingko biloba.

Dihydroergotoxin ist ein Gemisch aus Dihydroergocornin, Dihydroergocristin und Dihydroergotryptin. In zahlreichen klinisch-pharmakologischen Studien, darunter kontrollierte und Doppelblindversuche, ließ sich der therapeutische Nutzen besonders bei längerdauernder Zufuhr mehrere Wochen demonstrieren.

Vergeßlichkeit und Konzentrationsschwäche sowie Kopfschmerz, Schwindel, Stimmungslage und Schlafstörungen erscheinen signifikant gebessert.

Die vielfach belegte therapeutische Wirksamkeit geeigneter Präparationen aus den Blättern des Gingkobaumes läßt sich einem bestimmten Inhaltsstoff bisher nicht zuordnen, obwohl Verbindungen wie die Gingkolide in anderen Pflanzen bisher nicht beschrieben sind. Im Tierexperiment antagonisiert der Gingkoextrakt sowohl präventiv als auch kurativ verschiedene artefizielle Hirnödeme und verbessert zugleich die Hirndurchblutung. Die Hypoxietoleranz wird erhöht, die Lipidperoxidation im Hirn wird gehemmt bei gleichzeitiger Steigerung des ATP- und Glukosegehaltes im Hirn.

Zahlreichen kontrollierten Studien zufolge besserten sich die Symptome der zerebrovaskulären Insuffizienz: Schwindel, Kopfschmerz, Ohrensausen. Auch das Sprachverständnis und das Sprachvermögen nahmen zu, depressive Verstimmungs- und Angstzustände ließen nach. Die auf Grund der subjektiven Aussagen der Patienten getroffenen Feststellungen wurden durch EEG-Befunde objektiviert. Über Gegenanzeigen, unerwünschte Wirkungen, Wechselwirkungen mit anderen Pharmaka sowie Einschränkungen der Anwendungsgebiete ist bisher nichts bekannt.

Präparat: **rökan®**
Arzneiform: Filmtabletten, Lösung zum Einnehmen.
Inhaltsstoff: Ginko biloba.
Anwendungsgebiete: Zerebrale und periphere Durchblutungsstörungen.
Gegenanzeigen: nicht bekannt.
Nebenwirkungen: nicht bekannt.
Wechselwirkungen: nicht bekannt.
Hinweis: Die Lösung enthält 57,65 Vol.% Ethanol.
Dosierung: 3mal tgl. 1 Drg. bzw. 3mal tgl. 20 Tr.

Präparat: **Tebonin®**
Arzneiform: retard Dragées, forte Tabletten, forte Tropfen, Injektionslösung, Infusionslösung
Inhaltsstoff: Gingko biloba.
Anwendungsgebiete: Periphere und zentrale arterielle Durchblutungsstörungen unterschiedlicher Genese. Ohrensausen, Schwindel, Kopfschmerzen, Konzentrations- und Gedächtnisschwäche.
Gegenanzeigen: Gegenanzeigen für Infusionslösungen (Fructose, Sorbit) beachten: Fructose-1,6-diphosphatase-Mangel, Fructose-Sorbit-Intoleranz, Methylalkoholvergiftung, Hyperlaktatämie.
Nebenwirkungen: Bei parenteraler Applikation gelegentlich Kreislaufregulationsstörungen, auch allergische Hautreaktionen, Thrombophlebitis bei Infusion möglich.
Wechselwirkungen: nicht bekannt.

Hinweis: Enthält Ethanol (Injektionslösung und Infusionslösung 3,5 Vol.%).
Dosierung:
Oral:
- Morgens und abends nach den Mahlzeiten 1 – 2 retard Drg.
- 3mal tgl. nach den Mahlzeiten 20 forte Tr. in etwas Wasser verdünnt.
- 1 – 2mal tgl. 1 forte Drg.

Parenteral:
- Für Injektionen und Infusionen 25 – 50 ml tgl. (entsprechend 1 – 2 Infusionsampullen), je nach Schwere der Erkrankung.

5.7 Venenmittel

Als Venenmittel kommen die Samen der Roßkastanie, Aesculus hippocastanum, und der Steinklee, Melilotus off., in Frage. Der wirksamkeitsbestimmende Inhaltsstoff aus dem Samen der Roßkastanie ist das Aescin, ein Gemisch aus zahlreichen Triterpensaponinen. Aescin wirkt im Tierexperiment antiexsudativ und antiödematös, es steigert die Kapillarresistenz. Es bewirkt fernerhin eine „Venentonisierung" und beeinflußt postoperative und posttraumatische Ödeme im Sinne einer Hemmung. Sein Wirkungsmechanismus auf molekularer Ebene ist vermutlich in dem Sinne zu verstehen, daß die Zahl und/oder der Durchmesser der Membranporen im Anfangsteil der Blutkapillaren vermindert wird. Dadurch wird der Ausstrom einweißarmer Blutflüssigkeit aus dem Gefäßlumen in das Interstitium gebremst, was als Minderung ödematöser Schwellungen imponiert (Abb. 5-3). Durch zahlreiche — auch kontrollierte — klinische Studien ist belegt, daß traumatische Ödeme nach therapeutischer Zufuhr von Aescin rascher abschwellen. Die Ausbildung postoperativer Ödeme wird durch prophylaktische und/oder therapeutische Applikation gehemmt. Die Aescin-Wirkung geht mit einer Verminderung des kapillären Filtrationskoeffizienten einher.

Die Wirkungen des Aescins lassen es als Ventherapeutikum besonders geeignet erscheinen. Obwohl der Nutzen einer medikamentösen Ventherapie kontrovers diskutiert wird, sind Präparationen aus der Roßkastanie integraler Bestandteil zahlreicher pharmazeutischer Spezialitäten.

Die enterale Resorptionsquote reinen Aescins ist gering, aus Präparationen vom Extrakttyp ist sie höher. Durch besondere pharmazeutische Verfahren lassen sich die

Abbildung 5-3 (gegenüberstehende Seite):
Schematische Darstellung des Wirkungsmechanismus von Aescin.
a) Unbehandeltes Ödem. Die Zellen und Extrazellulärräume sind vergrößert. Zwischen intra- und extravasalem Raum findet ein ungehinderter Flüssigkeitsaustausch statt.
b) Aescin verkleinert die Zahl und/oder den Durchmesser der Poren in der Kapillarwand und vermindert den Flüssigkeitsausstrom am Beginn der Endstrombahn. Da im venösen Schenkel der Endstrombahn mehr Poren vorhanden sind, wird der Rückstrom von Flüssigkeit weniger beeinflußt. Das extravasale Flüssigkeitsvolumen nimmt also ab, und das Ödem geht zurück.

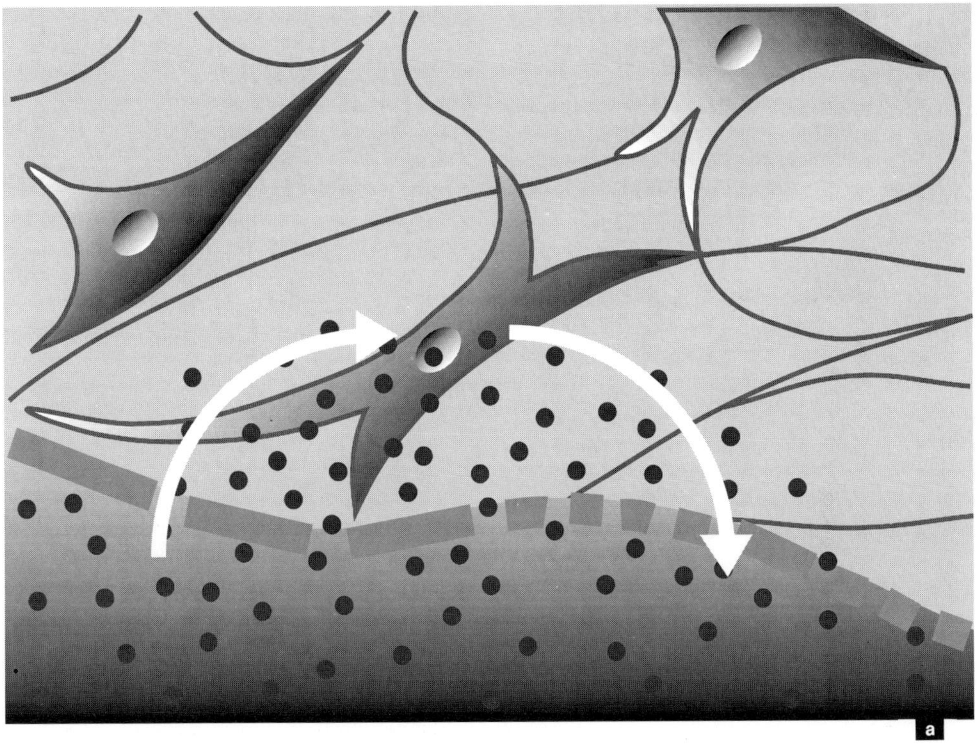
a

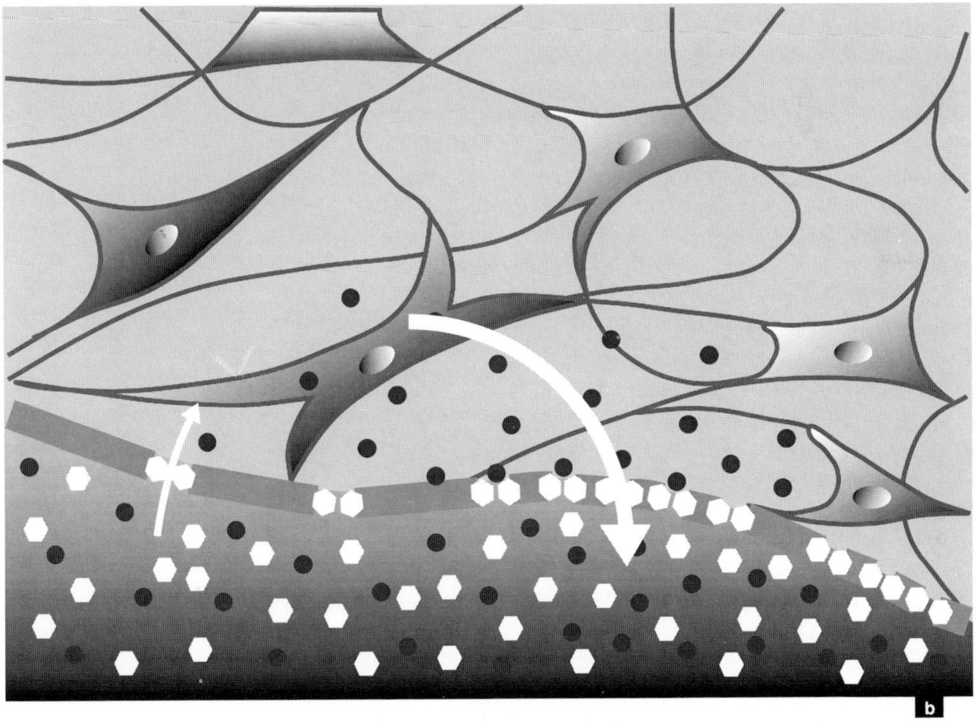
b

Löslichkeit und damit die enterale Resorption wesentlich verbessern.

Bei der Kinetik des Aescins muß offensichtlich zwischen einer Kinetik der Substanz und einer Kinetik der Wirkung unterschieden werden. Nach intravenöser Zufuhr von Aescin fällt der Blutspiegel binnen weniger Stunden auf nicht mehr meßbare Konzentrationen ab, während die Wirksamkeit voll erhalten bleibt.

Da Aescin ein oberflächenaktives Saponin ist, dürfte der Widerspruch durch folgende Tatsache aufgelöst werden: Aescin besetzt die inneren Oberflächen des Gefäßsystems und garantiert so eine Wirkung, die wesentlich länger anhält, als es der Blutkonzentration entspricht.

Im Gegensatz zur Roßkastanie und ihren Präparationen sind unsere Kenntnisse über die Pharmakodynamik von Präparationen aus Steinklee, Melilotus off., wesentlich geringer. Melilotusextrakte zeigen entzündungshemmende und spasmolytische Eigenschaften. Sie sollen die Lymphzirkulation steigern. Eine Zunahme des zirkulierenden Blutvolumens soll u.a. durch Dilatation von arteriovenösen Anastomosen zustande kommen.

Mit hoher Wahrscheinlichkeit sind Cumarine an der Pharmakodynamik des Steinklees beteiligt. Obwohl unsere Kenntnisse über den Wirkmechanismus von Melilotuszubereitungen lückenhaft sind, ist der Steinklee dennoch Bestandteil zahlreicher pflanzlicher Venentherapeutika in Kombination mit anderen wirksamen Prinzipien, z.B. Heparin, Cumarin, Rutosid, Arnica montana, Ruscus aculeatus.

Präparat: **Essaven® Gel**
Arzneiform: Gel.
Inhaltsstoffe: Aescin, Heparin, essentielle Phospholipide (EPL).
Anwendungsgebiete:
— Venöse Durchblutungsstörungen, Krampfadern, oberflächliche Venenentzündungen sowie Besenreiservarizen.
— Blutergüsse und Schwellungen, Verstauchungen und Prellungen, Sportverletzungen.

Gegenanzeigen: nicht bekannt.
Nebenwirkungen: Bei äußerlicher Anwendung nicht bekannt.
Hinweis: Nicht auf nässende Ekzeme, offene Wunden, Schleimhäute auftragen.
Dosierung: Mehrmals täglich dünn auftragen und gleichmäßig verteilen.

Präparat: **Essaven® 50000 Gel**
Arzneiform: Gel.
Inhaltsstoffe: Heparin, Arnica montana, Aesculus hippocastanum.
Anwendungsgebiete:
— Venöse Durchblutungsstörungen, Krampfadern, oberflächliche Venenentzündungen sowie Besenreiservarizen;
— Blutergüsse und Schwellungen, Verstauchungen und Prellungen, Sportverletzungen.

Gegenanzeigen: Arnikaallergie.
Nebenwirkungen: Allergieerscheinungen.
Wechselwirkungen: nicht bekannt.
Hinweis: Nicht auf nässende Wunden, Ekzeme oder Schleimhäute bringen.
Dosierung: Mehrmals täglich dünn auftragen.

Präparat: **Phlebodril®**
Arzneiform: Creme.
Inhaltsstoffe: Ruscus aculeatus, Melilotus off.
Anwendungsgebiete: Funktionelle und organische Symptome venöser und kapillarer Durchblutungsstörungen.
Gegenanzeigen: nicht bekannt.
Nebenwirkungen: Gelegentliche Hautrötungen.
Wechselwirkungen: nicht bekannt.
Hinweis: Nicht auf offene Wunden bringen.
Dosierung: 2–3mal tgl. auftragen, leicht einreiben.

Präparat: **Venalot®**
Arzneiform: Kapseln, Injektionslösung.
Inhaltsstoffe: Melilotus off., Rutosid.
Anwendungsgebiete:
- Phlebopathien, auch während der Schwangerschaft, chron. venöse Insuffizienz, postthrombotisches Syndrom, Ulcus cruris,
- Hämorrhoiden,
- posttraumatische und postoperative Entzündungen, Ödem und Wundheilungsstörungen,
- Lymphödeme, Lymphostase.

Gegenanzeigen: nicht bekannt.
Nebenwirkungen: nicht bekannt.
Wechselwirkungen: nicht bekannt.
Dosierung:
- Oral: 3mal tgl. 1 – 2 Kps.,
- Parenteral: 2 – 5 ml i.v. oder i.m.
- Infusionszusatz: 2 Amp. pro 500 ml.

Präparat: **Venalot® Depot Dragées**
Arzneiform: Dragées.
Inhaltsstoffe: Cumarin, Troxerutin.
Anwendungsgebiete:
- Phlebopathien, auch während der Schwangerschaft, chron. venöse Insuffizienz, postthrombotisches Syndrom, Ulcus cruris,
- Hämorrhoiden,
- posttraumatische und postoperative Entzündungen, Ödem und Wundheilungsstörungen,
- Lymphödeme, Lymphostase.

Gegenanzeigen: Hämorrhagische Diathese, offene Wunden, Ulzera, Abortus imminens, Hypertension, Endokarditis lenta, Gravidität, Operationen (Cumarinderivate).
Nebenwirkungen: Nausea, Erbrechen, Haarausfall, hämorrhagische Hautnekrosen (Cumarinderivate).
Dosierung: 3mal tgl. 1 – 2 Drg.

Präparat: **Venostasin®**
Arzneiform: Tropfen, forte Dragées, retard Kapseln.
Inhaltsstoffe: Aesculus hippocastanum, Thiaminverbindungen.
Anwendungsgebiete:
- Chronische venöse Insuffizienz, Schwangerschaftsvarikosis,
- oberflächliche Thrombophletitis, Hämorrhoiden, Dysmenorrhö,
- Brachialgie venöser Ätiologie, Zervikalsyndrom.

Gegenanzeigen: Paragruppenallergie (Thiaminnitrat).
Nebenwirkungen: Allergische Reaktionen.
Wechselwirkungen: nicht bekannt.
Hinweis: Enthält 25 Vol.% Ethanol.
Dosierung:
- Anfangsdosis 2 – 3mal tgl. 2 Drg.
- Erhaltungsdosis 2 – 3mal tgl. 2 Drg.
- Tropfen entsprechend.
- 2mal tgl. 1 retard Kps.

5.8 Pflanzliche Wirkstoffe gegen Arteriosklerose

Der Koblauch, Allium sativum, ist eine der ältesten uns bekannten Heilpflanzen. Bereits im alten Ägypten soll er der Gesunderhaltung der Arbeiter beim Bau der Pyramiden gedient haben. Im deutschen Sprachgebiet gehört er zu jenen Heilpflanzen, die in der Selbstmedikation einen besonders hohen Stellenwert besitzen. Als hauptsächliches Anwendungsgebiet wird z. B. in der Laienwerbung angegeben Arteriosklerose („Adernverkalkung"), wobei mehr die vorbeugende, evtl. verzögernde Wirkung als ein therapeutisch-kurativer Effekt gemeint ist. Die Argumentation stützt sich häufig auf die Behauptung, daß die Zahl der gesunden hochbetagten Menschen in Ländern mit hohem Knoblauchverbrauch besonders groß ist. Nun sind vom Knoblauch eine Menge von Wirkungen bekannt (s. u.), jedoch fehlt gerade ein exakter Wirksamkeitsnachweis dafür, daß die Ausbildung atheromatotischer Gefäßwandveränderungen gehemmt wird. Es dürfte praktisch unmöglich sein, eine über Jahrzehnte sich erstreckende kontrollierte Langzeitstudie mit einem Pharmakon, das möglicherweise eine prophylaktische Wirkung entfaltet, erfolgreich durchzuführen. Wir sind also, was die antiarteriosklerotische Wirkung anlangt, auf die Wertung von Indizien angewiesen.

Knoblauch senkt mit Sicherheit den Triglyzerid- und den Cholesterinspiegel im Plasma, seine antiatheromatöse Wirksamkeit wird folgendermaßen erklärt: Entsprechend ihrem elektrophoretischen Verhalten werden — vereinfacht dargestellt — die Lipoproteine in LDL (low density lipoproteins) und HDL (high density lipoproteins) eingeteilt. In Form der HDL vermag das im Blut frei zirkulierende Lipoprotein Phospholipide und freies Cholesterin aus anderen Lipoproteinen aufzunehmen und das freie Cholesterin in Form von Cholesterinestern zu binden. HDL transportiert die Cholesterinester zur Leber, wo diese gespalten, zu Gallensäuren abgebaut und mit der Galle ausgeschieden werden. Weiterhin besitzt HDL eine größere Affinität zur äußeren Zellmembran als LDL. Auf diese Weise vermag HDL die Bindung von LDL an die Zellen und damit die Einlagerung von Cholesterin in die Zelle zu verhindern. Auch bereits gebundenes LDL kann durch HDL wieder aus seiner Bindung an die Zelle verdrängt werden. Schließlich vermag das HDL Cholesterin aus den Gefäßendothelzellen aufzunehmen und abzutransportieren (vgl. Abb. 5-4).

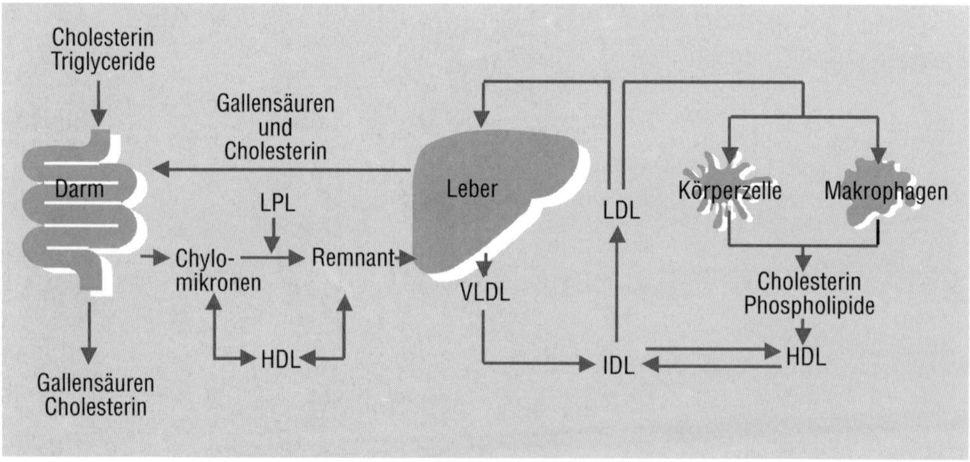

Abbildung 5-4:
Schematische Darstellung der Wirkung von Allium sativum auf den Lipoproteinstoffwechsel. Der Wirkungsmechanismus von Allium sativum ist im einzelnen nicht bekannt. Sichere Effekte sind jedoch die Senkung des Triglyceridspiegels im Plasma sowie die Senkung der LDL-Fraktion bei gleichzeitiger Erhöhung der HDL-Fraktion.

Da die Inhaltsstoffe des Knoblauchs den LDL-Spiegel erniedrigen, den für HDL jedoch erhöhen, erscheint die Hemmung der Cholesterineinlagerung in die Gefäßwandendothelien zwar plausibel, auch die Hemmung der Atheromatose ist eine der denkbaren Möglichkeiten, aber im strengen Sinne ist eine antiarteriosklerotische Wirksamkeit eben nicht erwiesen.

Mit Sicherheit kann man jedoch davon ausgehen, daß die Wirksamkeit des Knoblauchs für folgende Bereiche belegt ist:

- Da Knoblauch die Sekretion von Magen- und Darmsaft anregt und zudem einen deutlichen antibakteriellen Effekt entfaltet, wirkt er bei Verdauungsstörungen.
- Auch eine allgemein tonisierende Wirkung, besonders im fortgeschrittenen Alter, kann mit Sicherheit angenommen werden.
- Zusätzlich zu dem antilipämischen Effekt wirken die Inhaltsstoffe des Knoblauchs antithrombotisch.

Während als die wichtigsten Inhaltsstoffe die schwefelhaltigen Verbindungen Alliin und Allicin gelten, ist es dennoch nicht möglich, die vielfältigen Wirkungen von Knoblauch allein darauf zu beziehen. Die Verwendung der frischen Droge (ca. 3 Zehen täglich) muß deshalb als die zweckmäßigste Form der Darreichung angesehen werden, Fertigarzneimittel sind nur dann zu empfehlen, wenn die mittlere Tagesdosis etwa 4 g frischer Droge entspricht.

Wie Allium sativum (Knoblauch) gehört auch Allium cepa (Zwiebel, Küchenzwiebel) zu den Lauchgewächsen. Bei beiden Pflanzen handelt es sich um solche, die gleichzeitig als Gewürz, wie auch als Heilpflanze Verwendung finden. Ob das Alliin, das bei der Aufarbeitung der Knolle in Allicin übergeht, die wirksamkeitsbestimmende Verbindung darstellt, ist derzeit noch nicht entschieden, mit Sicherheit läßt sich jedoch eine weitgehende Übereinstimmung der Wirkungen beider Lauchgewächse konstatieren. So wirken geeignete Präparationen aus Allium cepa antibakteriell, als Stomachikum leicht choleretisch und beeinflussen einige sogenannte Risikofaktoren der Arteriosklerose wie Triglycerid-Konzentration im Plasma, Thrombozytenaggregation, LDL- und HDL-Plasmaspiegel. Eine wiederholt konstatierte hypoglykämische Wirkung ist zweifelhaft, angesichts besserer therapeutischer Prinzipien zur Behandlung des Diabetes mellitus auch uninteressant. Einige der Wirkungen legen den Schluß nahe, daß mit der Zwiebel, Allium cepa, eine Heilpflanze zur Verfügung steht, die zumindest die Progredienz atherosklerotischer Gefäßveränderungen zu bremsen vermag. Eine solche Möglichkeit mag durchaus gegeben sein, bewiesen im eigentlichen Sinne des Wortes ist sie nicht, zumal zur Erzielung einer solchen Wirkung sehr hohe Dosen — bezogen auf die frische Droge — benötigt werden, deren Applikation (Geruch, Geschmack, Reizwirkung!) erhebliche Schwierigkeiten bereitet.

Präparat: **Arterosan®**
Arzneiform: Kapseln.
Inhaltsstoffe: Allium sativum, Valeriana off., Crataegus oxyacantha, Melissa off.
Anwendungsgebiete:

- Durchblutungsstörungen.
- Nachlassen der geistigen und körperlichen Leistungsfähigkeit, Verstimmungszustände.
- Meteorismus, Flatulenz.

Gegenanzeigen: nicht bekannt.
Nebenwirkungen: nicht bekannt.
Wechselwirkungen: nicht bekannt.
Dosierung: 3mal tgl. 1 Kps. vor oder während der Mahlzeit unzerkaut mit Flüssigkeit einnehmen.

Präparat: **Kwai®**
Arzneiform: Dragées.
Inhaltsstoffe: Allium sativum, Rutosid, Crataegus oxyacantha, Viscum album.
Anwendungsgebiete: Altersmittel, Hyperlipidämie, Gärungs- und Fäulnisdyspepsie.
Gegenanzeigen: nicht bekannt.
Nebenwirkungen: nicht bekannt.
Wechselwirkungen: nicht bekannt.
Dosierung: 3mal tgl. 1 – 2 Drg.

5.9 Pflanzliche Arzneimittel gegen Hämorrhoiden

Unter den pflanzlichen Hämorrhoidalmitteln nimmt der virginische Zauberstrauch, Hamamelis virginiana, eine herausragende Stellung ein. Die medizinisch angewandten Präparationen werden aus den Blättern oder der Rinde gewonnen, bei den wirksamkeitsbestimmenden Inhaltsstoffen handelt es sich um Phenole im weitesten Sinne: Ellag- und Hamamelitannine, die als Gerbstoffe adstringierend und antiseptisch wirken. Die Gerbstoffe wirken infolge Koagulation des Blutes hämostyptisch/hämostatisch, außerdem lokal antiphlogistisch. Die pathologisch gesteigerte Gefäßwandpermeabilität wird dabei gemindert.

Präparat: **Hametum®**
Arzneiform: Suppositorien, Salbe.
Inhaltsstoffe: Hamamelis virginiana, Aesculus hippocastanum
Anwendungsgebiete: Hämorrhoiden, Analfissuren, Adjuvans bei Proktitis.
Gegenanzeigen: nicht bekannt.
Nebenwirkungen: nicht bekannt.
Wechselwirkungen: nicht bekannt.
Dosierung: 1 – 2 Supp. tgl. nach jedem Stuhlgang einführen, Salbe ergänzend anwenden.

Präparat: **Quercus comp.®**
Arzneiform: Suppositorien.
Inhaltsstoffe: Borago off., Hamamelis virginiana, Aesculus hippocastanum, Quercus robur, Silybum marianum.
Anwendungsgebiete: Hämorrhoiden, Analprolaps.
Gegenanzeigen: nicht bekannt.
Nebenwirkungen: nicht bekannt.
Wechselwirkungen: nicht bekannt.
Dosierung: 2 – 3mal tgl. 1 Supp. einführen.

Präparat: **Tampositorien® B**
Arzneiform: Suppositorien mit Tamponeinlage.
Inhaltsstoffe: Atropa belladonna, Guajazulen, Hamamelis virginiana.
Anwendungsgebiete: Hämorrhoidalleiden, Analfissuren, Kryptitis, Papillitis, Schließmuskelkrämpfe, Schleimhautprolaps, vor und nach Eingriffen im Analbereich.
Gegenanzeigen:
- Engwinkelglaukom.
- Mögliche systemische anticholinergische Wirkung beachten (Atropa belladonna).
- Paragruppenallergie gegen Hilfsstoffe Propyl-4- und Methyl-4-Hydroxybenzoat.

Nebenwirkungen: Mundtrockenheit, Akkomodationsstörungen, Glaukomauslösung, Tachycardie, Miktionsbeschwerden, Paragruppenallergie möglich (s. Gegenanzeigen).
Wechselwirkungen: Bei lokaler Anwendung selten, Anticholinerge Wirkung von Amantadin, Chinidin und trizyklischen Antidepressiva kann verstärkt werden.
Hinweis: Reaktionsvermögen kann beeinträchtigt werden.
Dosierung: 1 – 2mal tgl. insbesondere nach dem Stuhlgang und für die Nacht ein Tampon-Supp.

Präparat: **Venostasin®-Suppositorien**
Arzneiform: Suppositorien.
Inhaltsstoffe: Aesculus hippocastanum, Thiaminchlorid.
Anwendungsgebiete: Hämorrhoiden, Prostatabeschwerden.
Gegenanzeigen: Paragruppenallergie (Kreuzallergie zwischen 4-Hydroxybenzoaten; als Hilfsstoff enthalten).
Nebenwirkungen: Allergische Reaktionen, Überempfindlichkeitsreaktionen gegen Thiaminchlorid möglich.
Wechselwirkungen: Paragruppenallergie.
Dosierung: 2 – 3mal tgl. 1 Supp. einführen.

5.10 Phytochemische Daten

Adonis vernalis — Frühlungsadonisröschen
(Raununculaceae — Hahnenfußgewächse)

Adoniskraut — Adonis herba DAB 9
Eingestelltes Adonispulver — Adonidis pulvis normatus DAB 9

Das Frühlingsadonisröschen, Adonis vernalis, ist eine cardenolidführende Droge (Gesamtglykosidgehalt etwa 0,3 %). Hauptglykosid ist Adonitoxin (etwa 0,07 %) mit dem Aglykon Adonitoxigenin, das sich vom Strophanthidin durch das Fehlen der Hydroxylgruppe an C_5 unterscheidet, dafür an C_{16} analog Gitoxigenin eine Hydroxylgruppe trägt. Daneben sind verschiedene Strophanthidinglykoside, wie Cymarin (= Strophanthidincymarosid, etwa 0,02 %), identifiziert worden.

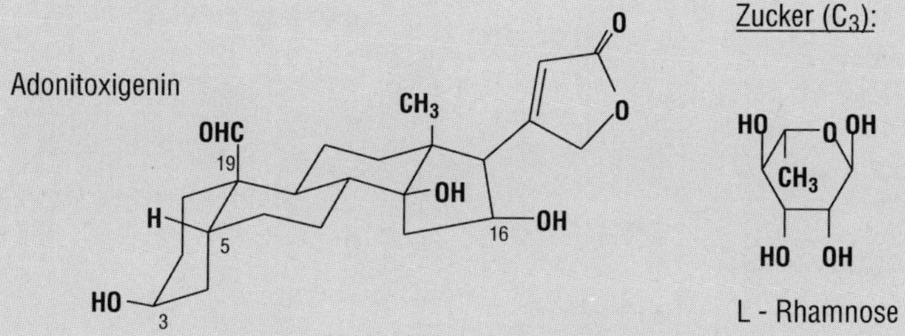

Aglykon	glykos. Bindung an C_3	Glykosid
Adonitoxigenin	Rha	Adonitoxin

Aesculus hippocastanum — Roßkastanie (Hippocastanaceae — Roßkastaniengewächse)

Roßkastaniensamen — Hippocastani semen DAB 9

Samen der Roßkastanie, Aesculus hippocastanum, daher auch fachgerecht zubereitete Extrakte, enthalten als Kaliumsalz ein Triterpensaponingemisch, das z. B. auf dem Wege des Kationenaustausches außerordentlich schonend gewonnen werden kann. Dieser Arzneimittelwirkstoff, genuin zusammengesetzt, trägt die Bezeichnung Aescin (β-Aescin).

Das Triterpenglykosidgemisch Aescin weist ein gemeinsames Bauprinzip auf und zeigt die für die erforderliche pharmazeutische Qualität konstanten Spezifikationen, wie etwa spezifische Drehung etc.

Kristallines Aescin besitzt eine sehr geringe Wasserlöslichkeit (≦0,01 %), durch geeignete Technologie kann die Wasserlöslichkeit z. B. auf >2%, etwa zur Erhöhung der Resorption bei oraler Applikation, gesteigert werden (Aescin amorphisiert).

Roßkastaniensamen haben unmittelbar nach der Ernte einen Wassergehalt in der Größenordnung von 40%. Nur eine sachgemäße, schnelle Trocknung gewährleistet die genuine Zusammensetzung des Glykosidmusters, vermeidet also enzymatische Veränderungen oder enzymatischen Abbau.

Die Mehrzahl der Fertigarzneimittel deklarieren Roßkastanienextrakte als Arzneimittelwirkstoff, hier wiederum die Mehrzahl mit einer auf den Aescingehalt bezogenen Angabe.

Aescin und seine Salze sind in wäßrigen oder ethanolisch-wäßrigen Lösungen nur begrenzt stabil (Acylwanderung, Esterbildung).

Die Samen der Roßkastanie und daraus hergestellte Extrakte enthalten zusätzlich Flavonglykoside von Quercetin und Kämpferol, die Rinde der Roßkastanie und daraus gefertigte Zubereitungen enthalten die Cumarinverbindungen Aesculin (Glukosid) und Aesculetin (6,7-Dihydroxycumarin/Aglykon).

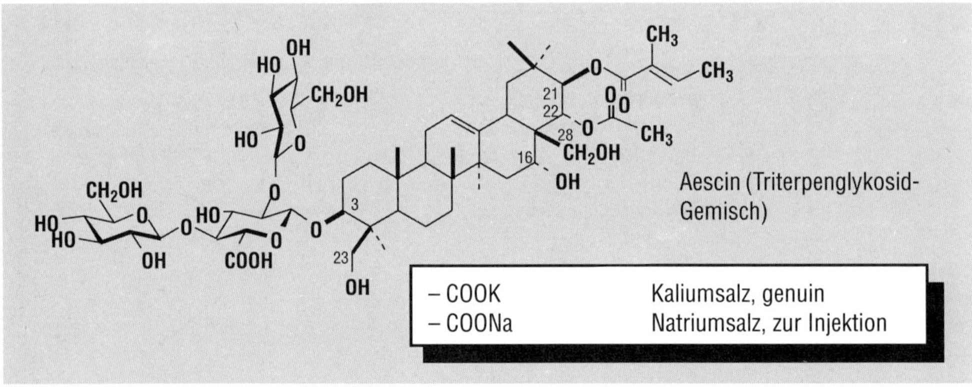

Allium cepa — Küchenzwiebel
(Liliaceae — Liliengewächse)

Küchenzwiebel — Allii cepae bulbus

Soweit Zubereitungen der Küchenziebel, Allium cepa, Extrakte, Tinkturen, Bestandteile von Fertigarzneimitteln sind, ist analog den Zubereitungen aus Allium sativum mit der Anwesenheit schwefelhaltiger Verbindungen (Gehalt der Droge ~ 0,08 – 0,1 %) wie Alliin, Allicin, vorwiegend Propylalliin und Zykloalliin sowie daraus entstehender Polysulfide zu rechnen.

Die den Tränenreiz auslösende Substanz, ein überwiegend als cis-Verbindung vorliegendes Propanthialoxid, gehört ebenfalls in die Reihe schwefelhaltiger Organika.

Allium sativum — Knoblauch
(Liliaceae — Liliengewächse)

Knoblauchzwiebel — Allii sativi bulbus
Ph.Helv.VI

Die arzneilich wirksamen Bestandteile des Knoblauchs, Allium sativum, sind schwefelhaltige organische Verbindungen, die infolge ihrer Reaktivität, daher auch ihrer Instabilität in Lösungen, während ihrer Gewinnung sekundäre, pharmakologisch aktive Substanzen bilden.

Frischer Knoblauch enthält geruchloses Alliin (~ 1 %), ein rechtsdrehendes (+)-S-Allyl-L-cysteinsulfoxid. Durch das kompartimentierte Enzym Alliinase entsteht aus 2 Mol Alliin über die Zwischenstufe Allylsulfensäure ($CH_2=CH\text{-}CH_2SOH$) das wasserlösliche, unbeständige, den typischen Geruch bestimmende Allicin, ein Diallylthiosulfinat.

Allicin ist auch genuin in der Droge, je nach Herkunft, in Größenordnungen von ca. 0,4 – 3,0 % (Frischgewicht) enthalten und nachweisbar antibiotisch wirksam.

Knoblauchzubereitungen, z. B. aetherisches Knoblauchöl, Knoblauchölmazerate (fettes Öl), Knoblauchextrakte, enthalten Allicin und dessen genuin und sekundär auftretende, nicht enzymatisch gebildete Folgeprodukte, wie Ajoen (cis/trans), Diallyldisulfid und -trisulfid, Mono- und Polysulfide sowie Vinyldithiine.

Für Knoblauchzubereitungen enthaltende Fertigarzneimittel ist infolge der beschriebenen Stabilitätsprobleme die Angabe eines Verwendbarkeitsdatums erforderlich.

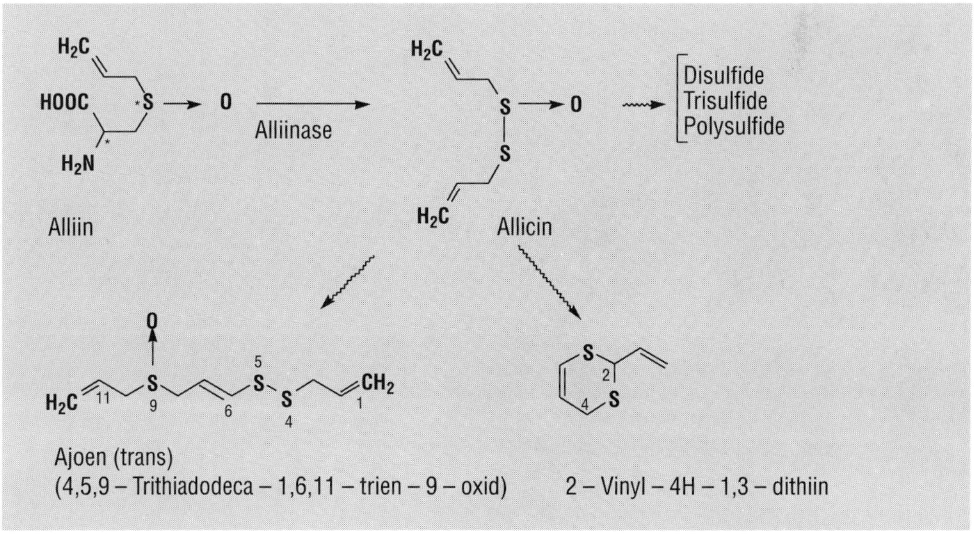

Ammi visnaga — Bischofskraut
(Apiaceae — Doldengewächse)

Ammi visnaga-Früchte — Ammeos visnagae fructus DAB 9

Die Früchte von Ammi visnaga, Ammeos visnagae fructus, werden im DAB 9 als Monographie beschrieben, und ein Mindestgehalt von 1% γ-Pyronen, berechnet als Khellin, wird gefordert.

Die pharmakodynamisch wirksamen Stoffe dieser Droge gehören zur Gruppe der Furanochromone (Khellingruppe γ-Pyrone) und zur Gruppe der Pyranocumarine (Visnagangruppe/Seselinderivate [0,2–0,5%]). Ihre wichtigsten Vertreter Khellin und Visnadin sind strukturell wie unten gezeigt zuzuordnen.

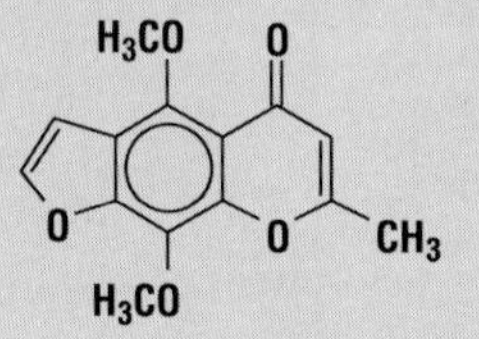

Khellin (Visammin)

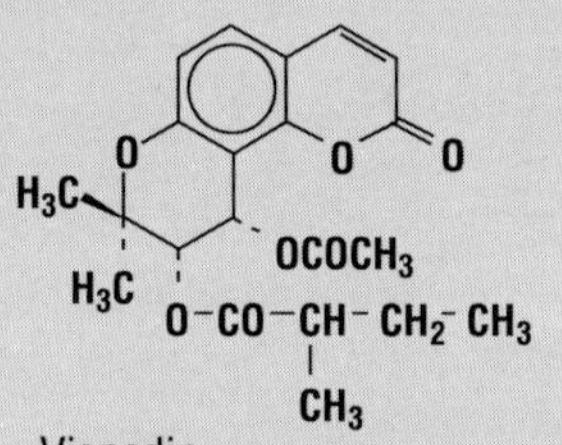

Visnadin

Cinchona pubescens — Chinarindenbaum
(Rubiaceae — Rötegewächse)

Chinarinde — Cinchonae cortex DAB 9
Zusammengesetzte Chinatinktur — Cinchonae tinctura composita DAB 9

DAB 9 beschreibt jeweils als Monographie Chinarinde, Cinchonae cortex, und zusammengesetzte Chinatinktur, Cinchonae tinctura composita. Die Rinde soll ≧ 6,5% Gesamtalkaloide mit einem Chininanteil von ≧ 30% und ≦ 60% enthalten; für die als Mischperkolat durch Zusatz von Enzianwurzel, Pomeranzenschale und Zimtrinde erhaltene Tinktur wird lediglich ein Bitterwert ≧ 300 vorgeschrieben. In wenigen Fällen werden auch Fluid- und Trockenextrakte der Droge arzneilich gebraucht.

Die phytochemisch und gleichermaßen pharmaziehistorisch bedeutsame Stamm-, Zweig- oder Wurzelrinde beinhaltet ca. 30 Alkaloide. Hauptalkaloide sind die Diastereomerenpaare Chinin (Gehalt ~0,8–4%) / Chinidin (Gehalt ~0,2–0,4%) und Cinchonidin (Gehalt ~1,5—5%) / Cinchonin (Gehalt ~ 1,5–3%).

Die Hauptalkaloide Chinin — ausschließlich aus Drogenmaterial isoliert — und Chinidin — teilweise halbsynthetisch durch Isomerisierung aus Chinin dargestellt — besitzen differenzierte Wirkungsprofile. Infolge der Anwesenheit von zwei N-Atomen sind neutrale und saure Salze möglich. DAB 9 beschreibt lediglich die neutralen Salze Chinidinsulfat, Chininhydrochlorid und Chininsulfat.

Auf den Chiningehalt (max. 80 mg/l) insbesondere in Tonic-Wässern sei hingewiesen.

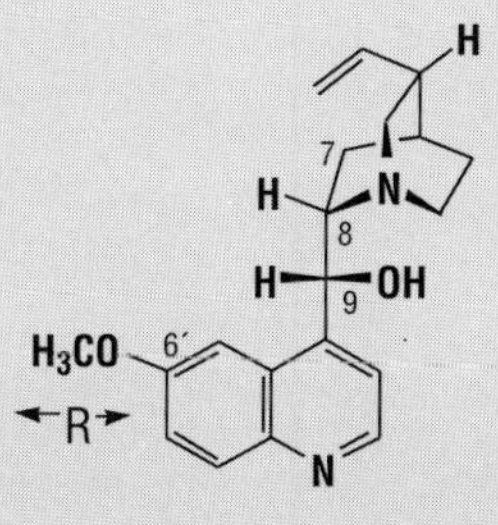

Chinin = (8S̲, 9R̲) - 6′- Methoxy - 9 - cinchonanol

R = H Cinchonidin

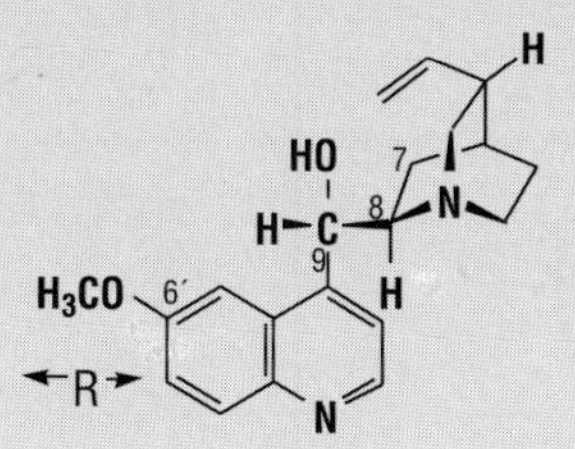

Chinidin = (8R̲, 9S̲) - 6′- Methoxy - 9 - cinchonanol

R = H Cinchonin

Convallaria majalis — Maiglöckchen
(Liliaceae — Liliengewächse)

Maiglöckchenkraut — Convallariae herba DAB 9
Eingestelltes Maiglöckchenpulver — Convallariae pulvis normatus DAB 9

Die herzwirksamen Glykoside des Maiglöckchens, Convallaria majalis, gehören zu den sogenannten Cardenoliden, die an C_{17} des Steroidgerüstes einen einfachen ungesättigten Butenolidring tragen.

Convallatoxin wurde als erstes Glykosid 1929 isoliert, inzwischen sind etwa 35 glykosidierte Steroide aus Convallaria majalis beschrieben, etwa 80% des Glykosidgehaltes entfallen auf Convallatoxin, Convallatoxol, Convallosid, Convallatoxolosid, Lokundjosid, Desglucocheirotoxin und Desglucocheirotoxol.

Das Glykosidmuster ist ganz wesentlich vom Standort (Osteuropa, Balkan, Westeuropa) abhängig. Das Chinesische Maiglöckchen, Convallaria keiskei, weist einen sehr hohen Gesamtglykosidgehalt auf.

Die Aglyka der Hauptglykoside gehören zum Strophanthidol-($C_{19} = CH_2OH$)-, Strophanthidin-($C_{19} = CHO$)- oder Bipindogenin-($C_{19} = CH_3$)-Typ.

Convallariaglykoside zeigen ein ausgeprägtes polares (hydrophiles), dem g-Strophanthin (= Ouabain) vergleichbares Verhalten gegenüber den unpolaren (lipophilen) Eigenschaften des Digitoxins. Daraus resultieren die unterschiedlichen therapeutischen Anwendungen.

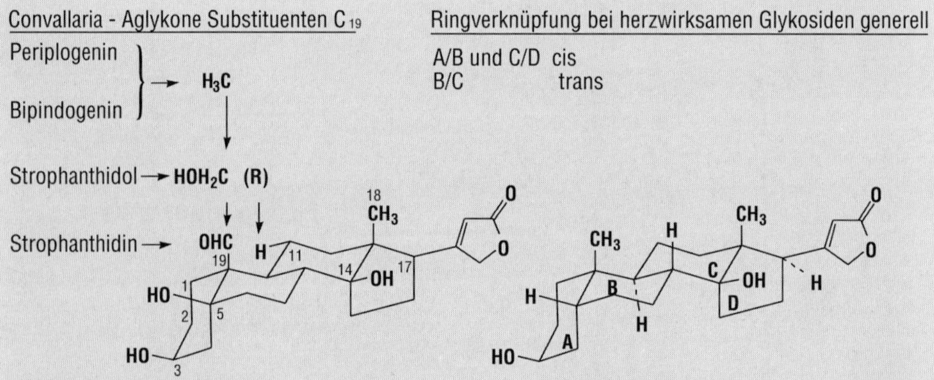

Aglykon	glykos. Bindung an C_3	Glykosid
Strophanthidol	Rha Rha - gluc Gulometh	Convallatoxol Convallatoxolosid Desglucocheirotoxol
Strophanthidin	Rha Rha - gluc Gulometh	Convallatoxin Convallosid Desglucocheirotoxin
Bipindogenin (R ⟶ OH)	Rha	Lokundjosid

Crataegus laevigata (Cr. oxyacantha) — **Weißdorn**
(Rosaceae — Rosengewächse)

Weißdornblätter mit Blüten — Crataegi folium cum flore DAB 9

DAB 9 beschreibt Weißdornblätter mit Blüten, Crataegi folium cum flore. In der Monographie werden fünf Stammpflanzen zugelassen und ein Mindestgehalt von 0,7 % Flavonoiden, berechnet als Hyperosid, gefordert. Auch Weißdornfrüchte (Scheinfrucht), Crataegi fructus, finden allein sowie in Kombination mit Weißdornblättern und/oder Weißdornblüten arzneiliche Anwendung.

Hauptinhaltsstoffe sind Procyanidine (~ 1 – 2 %), z. B. das 4,8-all-2,3-cis-Procyanidin, entstanden durch Dimerisierung von Epicatechin oder Phenylhydroxychroman, auch höher polymere Verbindungen (Tri-, Tetra-, Pentaoligomere) werden beschrieben oder sind zu erwarten.

Zu den nachgewiesenen Flavonoiden (~ 1 – 2 %) gehören Rutin, Hyperosid (Quercetin-3-galaktosid) und Glykosylflavone, wie Vitexin und Vitexin-2"-rhamnosid (Neohesperidose siehe Bitterorange, Citrus aurantium) sowie dessen 4'''-Acetylderivat. Das Flavonoidmuster variiert innerhalb der Species und innerhalb der Pflanzenteile.

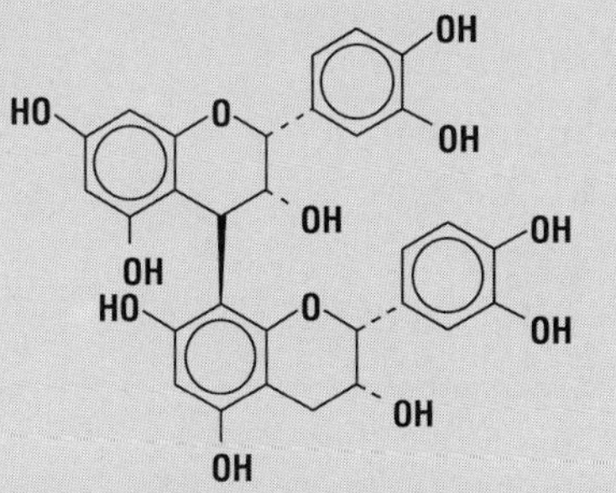

4,8 – all – 2,3 – cis – Procyanidin

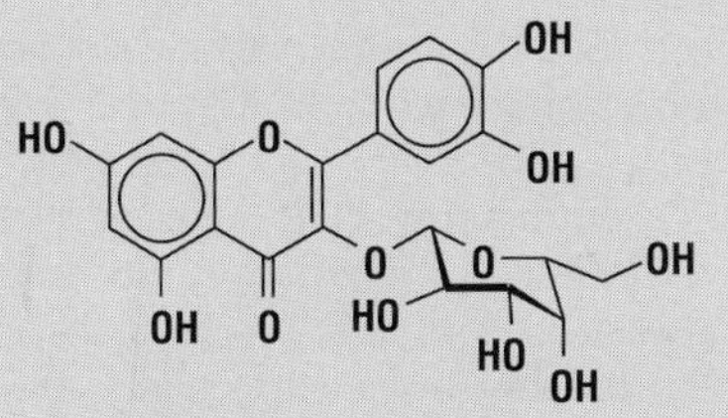

Hyperosid

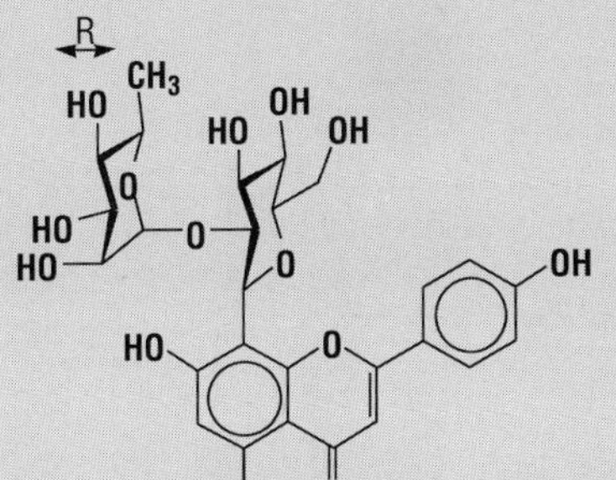

Vitexin – 2'' – rhamnosid

R = CH_3–C–O (with =O on C)	4''' – Acetylderivat des Vitexinrhamnosid

Digitalis lanata — Wolliger Fingerhut
Digitalis purpurea — Roter Fingerhut
(Scorphulariaceae — Rachenblütler)

Digitalis lanata-Blätter — Digitalis lanatae folium DAB 9
Digitalis purpurea-Blätter — Digitalis purpureae folium DAB 9

Die Therapie mit herzwirksamen Glykosiden aus dem Wolligen Fingerhut, Digitalis lanata, und dem Roten Fingerhut, Digitalis purpurea, wird mit Arzneimittelwirkstoffen durchgeführt, die im technischen Maßstab aus diesen Drogen gewonnen werden.

Wolliger und Roter Fingerhut sind kultivierbare, zwei- bis mehrjährige Arzneipflanzen, deren Ernte im allgemeinen nach dem ersten Jahr aus Gründen einer besseren Gewinnbarkeit und infolge höherer Konzentrationen der Digitalisglykoside erfolgt.

DAB 9 beschreibt die Drogen sowie deren auf Wirkungsäquivalente bzw. auf Wirkwerte eingestellten Pulver.

Die Hauptglykoside aus Rotem Fingerhut, Digitoxin, und Wolligem Fingerhut, Digoxin, gelten derzeit, da es sich um isolierte Substanzen handelt, nicht als typische Phytopharmaka. Sie sind Bestandteil vorwiegend der großen klinischen Therapie.

Wegen der geringen therapeutischen Breite und der Notwendigkeit, individuell exakt zu dosieren, finden galenische Zubereitungen wie ein Infusum Digitalis kaum noch Anwendung. Deshalb soll hier lediglich auf Digitalis hingewiesen werden, eine ausführliche Darstellung würde den Rahmen dieses Kompendiums sprengen.

Ginkgo biloba (Salisburia adiantifolia) — Ginkgobaum
(Ginkgoaceae — Ginkgogewächse)

Ginkgoblätter — Ginkgo folium

Extrakte aus Ginkgoblättern, Extracta Ginkgo bilobae, werden als durchblutungsfördernde Arzneimittel eingesetzt. Sie sind auf Ginkgoheteroside oder Ginkgoflavonglykoside standardisiert. Diese Deklaration resultiert aus dem Flavonoidgehalt der Droge (Größenordnung ~ 1 %).

Als Flavonoide werden Kämpferol-3-rhamnoglucosid, Quercetin-3-rhamnoglucosid und p-Cumarsäureester vorgenannter Verbindungen beschrieben, letztere als spezifische Vertreter für das Flavonoidmuster der Droge. Gleichzeitig wird über den Nachweis dimerer Flavonoide (Biflavone), wie z. B. Ginkgetin, Sciadopytisin etc. berichtet.

Zur Reihe der Procyanidine gehören zwei dimere Prodelphinidine der Summenformel $C_{30}H_{26}O_{14}$ und $C_{30}H_{26}O_{13}$. Außerdem typisch für Ginkgo biloba sind die sogenannten Ginkgolide, käfigartig gebaute Diterpenverbindungen sowie die Sesquiterpene Bilobanon ($C_{15}H_{20}O_2$) und Bilobalid ($C_{15}H_{18}O_8$).

Ginkgo biloba ist vom Standpunkt botanischer Systematik außerordentlich interessant, weil er keine Verwandtschaft zu heute lebenden Pflanzen aufweist und daher als „lebendes Fossil“ angesehen wird.

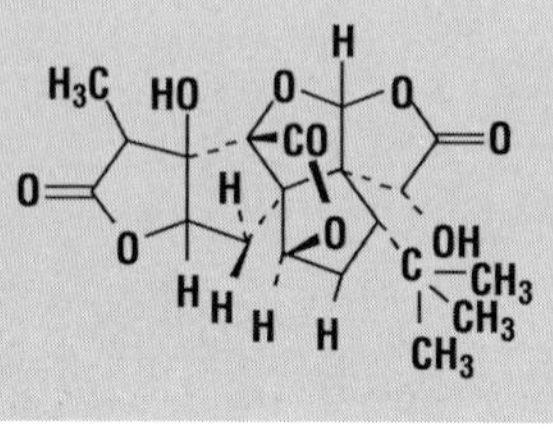

Ginkgolid A
(weitere Ginkgolide (B, C) mit unterschiedlicher Hydroxylsubstitution sind beschrieben)

Hamamelis virginiana — Virginische Zaubernuß
(Hamamelidaceae — Zaubernußgewächse)

Hamamelisblätter — Hamamelidis folium Ph.Helv.VII
Hamamelisrinde — Hamamelidis cortex

Sowohl die Blätter als auch die Rinde der Virginischen Zaubernuß, Hamamelis virginiana, enthalten in Abhängigkeit von der Vegetationsperiode Gerbstoffe in der Größenordnung von 3 – 8 bzw. ca. 12% (Hamamelisblätter gemäß Ph.Helv.VII: ≧ 5,5% Gerbstoff).

Neben flavonoiden Verbindungen sind in beiden Pflanzenteilen wasserdampfflüchtige Substanzen in geringen Konzentrationen nachweisbar. Aus den Wasserdampfdestillaten entsteht je nach Ursprung Aqua Hamamelidis (frische, blühende Zweige) oder Hamamelisrindenwasser, Aqua corticis Hamamelidis.

Die Rinde enthält β-Hamamelitannin, wahrscheinlich γ-Hamamelitannin sowie Ellagitannin. In den Blättern sind zu Pentagalloylglukose abbaubare Gallotannine anzutreffen.

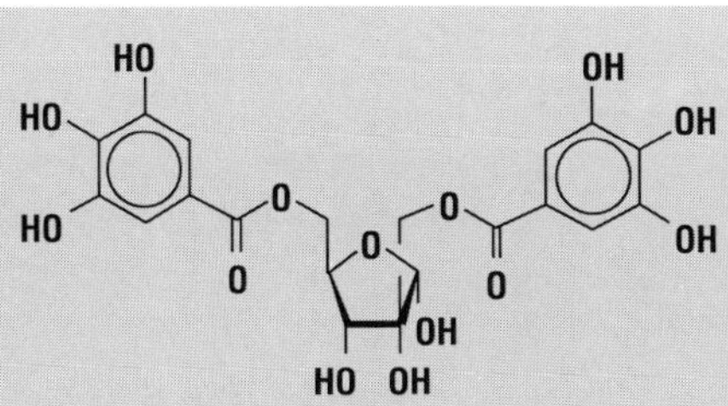

β – Hamamelitannin
(Digalloyl – α – hydroxymethylribose)

Galloyl – gluc – gluc – Galloyl

γ – Hamamelitannin

Melilotus officinalis — Steinklee
Melilotus altissimus — Hoher Steinklee
(Fabaceae — Schmetterlingsblütler)

Steinklee — Meliloti herba

Sweet clover disease[1], hervorgerufen nach Verfütterung von faulendem Süßklee (Melilotus albus) an Rinder, führte zur Isolierung von Dicoumarol (Dicumarol), einer Substanz mit hoher, die Blutgerinnung hemmender Wirksamkeit.

Dicumarol, das in einer ordnungsgemäß gelagerten, trockenen Droge nicht nachweisbar ist, entsteht aus Cumarin-Glykosiden, den Hauptinhaltsstoffen des Steinklees, Meliloti herba.

Aus Melilotosid, dem β-D-Glukosid der o-Hydroxy-Zimtsäure bildet sich Cumarin (Coumarin), ein Benzo-α-pyron mit typischem Waldmeistergeruch.

Der Melilotosidgehalt kann in jungen Blättern bis zu ca. 6% des Trockengewichtes betragen, mit zunehmendem Blattalter sinkt er bis nahe Null ab.

[1] Süßkleekrankheit (hohe, vielfach tödliche Blutungsbereitschaft bei Rindern).

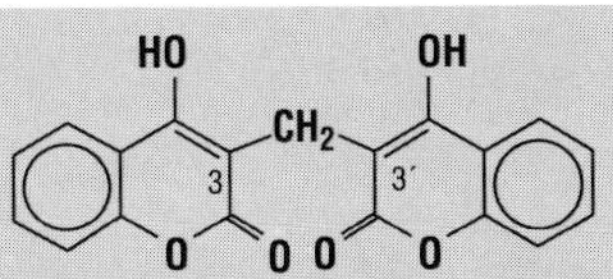

Dicumarol (Dicoumarol)
(Melitoxin)
(3,3' – Methylen – bis (4 – hydroxycumarin))

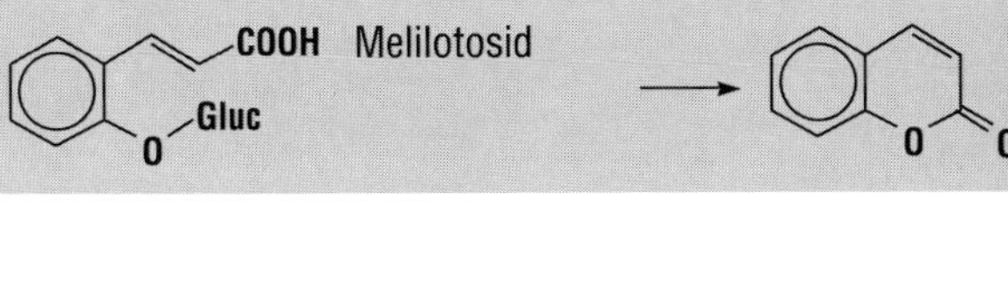

Cumarin
(2H – Benzo – 1 – pyran – 2 – on)

Nerium oleander — Oleander
(Apocynaceae — Hundsgiftgewächse)

Oleanderblätter — Oleandri folium DAB 9
Eingestelltes Oleanderpulver — Oleandri pulvis normatus DAB 9

Die herzwirksamen Glykoside (~1–2%) der Oleanderblätter, Oleandri folium, besitzen als Aglyka die Strukturen von Digitoxigenin und Gitoxigenin, woraus die Zuordnung ihrer Wirkungsqualität resultiert.

DAB 9 beschreibt Oleanderblätter und deren eingestelltes Pulver, Oleandri pulvis normatus mit einem 0,5% Oleandrin entsprechenden Wirkwert am Meerschweinchen.

Hauptglykosid, in Abhängigkeit von Herkunft, Trocknung und Lagerung, ist Gentiobiosyloleandrin oder Oleandrin (Folinerin) (Oleandrigenin-L-oleandrosid). Oleandrigenin ist 16-Acetylgitoxigenin.

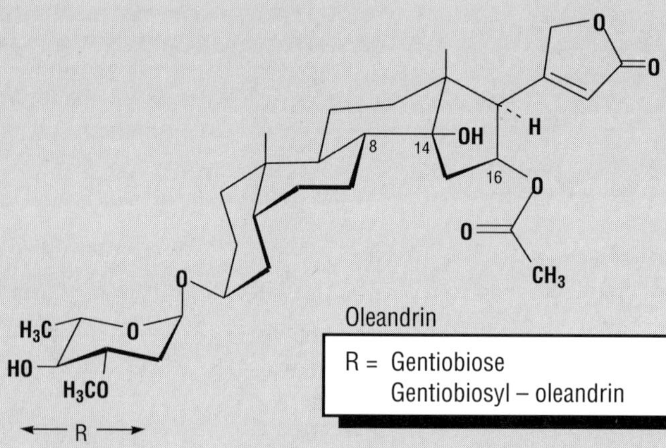

Oleandrin

R = Gentiobiose
Gentiobiosyl – oleandrin

Gentiobiose = 6 – (β – D – Glucosido) – D – Glucose

Rauwolfia serpentina — Schlangenwurz
(Apocynaceae — Hundsgiftgewächse)

Rauwolfiawurzel — Rauwolfiae radix
DAB 9
Reserpin — Reserpinum DAB 9

Rauwolfiawurzel, Rauwolfiae radix, obwohl seit geraumer Zeit als Arzneidroge bekannt, hat erst seit Beginn der 50er Jahre nach Isolierung verschiedener Substanzen Eingang in europäische Therapiemaßnahmen gefunden. DAB 9 fordert als Stammpflanze Rauwolfia serpentina mit einem Alkaloidgehalt ≧ 1,0%, berechnet als Reserpin, obwohl industriell zur Alkaloidgewinnung auch Rauwolfia vomitoria, Rauwolfia canescens (syn. Rauwolfia tetraphylla resp. heterophylla) herangezogen werden. Zumindest Rauwolfia serpentina wird heutzutage kultiviert.

Neben galenischen Zubereitungen, etwa Trockenextrakten mit Gesamtalkaloiden, werden isolierte Einzelalkaloide wegen deren unterschiedlichen Wirksamkeiten arzneilich gebraucht.

Etwa 50 Alkaloide sind bisher beschrieben worden. Hauptvertreter sind die an C_{18} veresterten Indolalkaloide mit Yohimbin-Struktur wie Reserpin, Rescinnamin, Deserpidin, die Heteroyohimbanalkaloide mit dem als Heterozyklus ausgebildeten Ring E wie Raubasin, Serpentin und Alkaloide vom Ajmalintyp.

Die Gehalte vorgenannter Basen in den Drogen liegen in Größenordnungen von ca. 0,14% und darunter.

Indolalkaloide mit
Yohimbin-Struktur

Reserpin
18 – O – (3,4,5 – Trimethoxybenzoyl) – methylreserpsäure

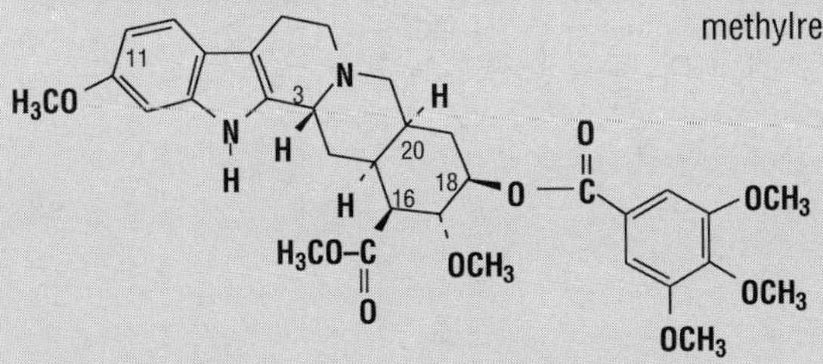

Raubasin-Struktur

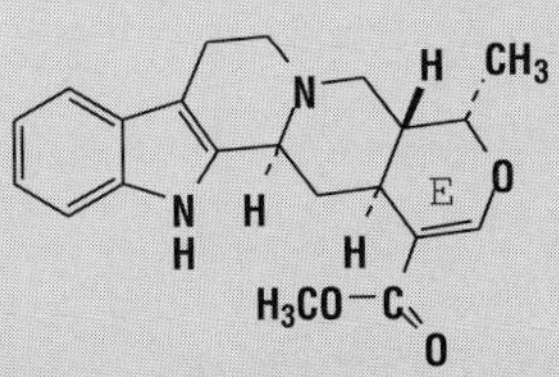

Raubasin
syn.: Ajmalicin
δ – Yohimbin
Tetrahydroserpentin

Ajmalin-Struktur

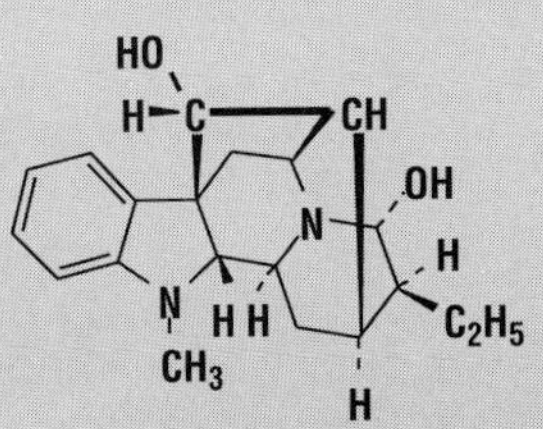

Ajmalin
syn.: Rauwolfin

Rosmarinus officinalis — Echter Rosmarin
(Lamiaceae — Lippenblütler)

Rosmarinblätter — Rosmarini folium
Rosmarinöl — Rosmarini aetheroleum
DAB 9

Die Inhaltsstoffe des ätherischen Öls (~ 1%) von Rosmarin, Rosmarinus officinalis, 1,8-Cineol (Eucalyptol), Campher, Borneol, α-, β-Pinen etc. bedingen die hautreizende, hyperämisierende Wirkung speziell bei ihrer externen Anwendung (Salben- und Badezusätze).

Gleichzeitig sind die Anwesenheit von Lamiaceengerbstoff (Rosmarinsäure = Caffeoyl-α-hydroxydihydrokaffeesäure) und das Vorkommen des bitteren Diterpenlaktons Carnosol (Pikrosalvin) zu erwähnen, wobei letztgenannter Substanz antioxidative Eigenschaften zugeschrieben werden.

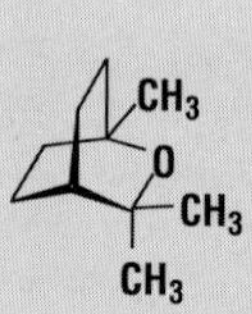

1,8 - Cineol
(Eucalyptol)

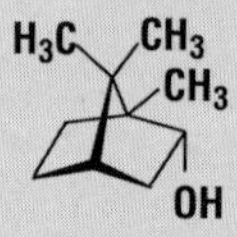

Borneol

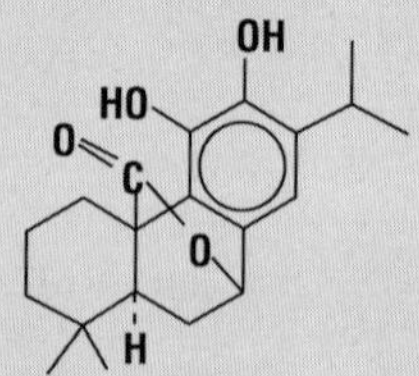

Carnosol
(= Pikrosalvin)

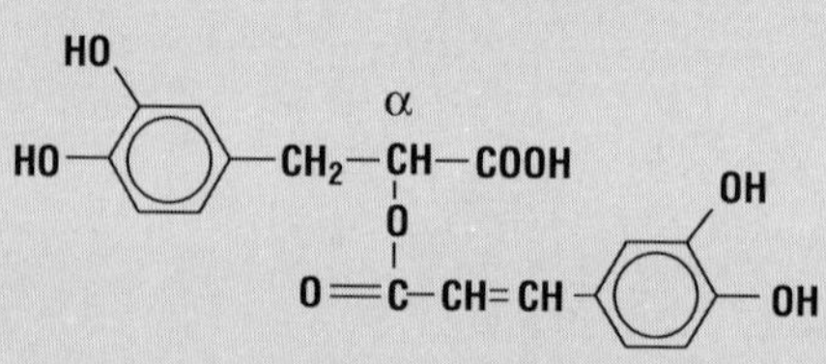

Rosmarinsäure

6
Pflanzliche Arzneimittel zur Behandlung von Erkrankungen der Niere und des Urogenitaltraktes

6.1
Diuretika

Diuretika sind Substanzen, die das Harnvolumen vergrößern. Der gesunde erwachsene Mensch scheidet pro Tag 1,5 l Harn aus, was einer Vorharnmenge von 150 l (Filtrat) entspricht; 99% des Vorharnvolumens werden mithin auf dem Weg durch das Tubulussystem reabsorbiert. Eine Vergrößerung der Endharnmenge ist prinzipiell durch mehrere Mechanismen möglich. Zum einen könnte die Menge Vorharn vergrößert werden. Dies ist jedoch beim Menschen nur über eine Steigerung des glomerulären Filtrationsdruckes möglich. Theoretisch wäre denkbar, daß zu einer bestimmten Zeit nicht sämtliche Glomerula Vorharn produzieren, sondern daß es „aktive" und „inaktive" Glomerula gibt und die inaktiven in den Zustand der aktiven Glomerula überführt werden. Ein solches „Vikariieren" der Glomerula ist jedoch für den Menschen nicht nachgewiesen, so daß in der Tat die Vorharnproduktion unter physiologischen Bedingungen eine Funktion des Filtrationsdruckes ist.

Auf dem Weg durch das Tubulussystem wird jedoch nicht nur die Menge Vorharn drastisch vermindert, vielmehr wird durch Reabsorption und Sekretion von Soluten die Zusammensetzung des Vorharns so lange variiert, bis daraus der Endharn entstanden ist. Die Reabsorption von 99% des in den Glomerula filtrierten Wassers beruht jedoch nicht auf einem primären Wassertransport. Primär transportiert — und zwar im Sinne eines stoffwechselabhängigen „aktiven" Transportes — werden vor allem das positiv geladene Natriumion und — mengenmäßig weniger ins Gewicht fallend — das negativ geladene Chlorion. Unter physiologischen Bedingungen wird durch den primären Transport von Soluten ein osmotischer Gradient aufgebaut, längs dessen das Wasser den transportierten Soluten folgt. Da Na^+ und Cl^- als hauptsächliche Solute aus dem Tubuluslumen in das umgebende Blut transportiert werden, folgt das Wasser auf dem gleichen Wege. Netto resultiert also eine Absorption.

Diuretika sind nach unserem heutigen Verständnis primär Hemmstoffe für den Rücktransport der Solute aus dem Tubuluslumen in das Blut. Diese Hemmstoffe können entweder unspezifisch über Enzymhemmungen wirken oder z. B. die Permeabilität verschiedener Abschnitte des Tubulus für bestimmte Solute selektiv vermindern. Die primäre Wirkung eines Diuretikums ist demnach eine Mehrausscheidung von Na^+ (Natriurese), die Mehrausscheidung von Flüssigkeit ist eine Folge der Mehrausscheidung von Na^+.

Diuretika in dem dargestellten Sinn sind uns aus dem Pflanzenreich nicht bekannt. Bestimmte Inhaltsstoffe des Wacholderbeeröls (Juniperus comunis), z. B. das Terpinen-4-ol sind zwar zweifelsfrei diuretisch wirksam, jedoch nicht frei von nephrotoxischen Nebenwirkungen wie z. B. Albuminurie. Darüber hinaus ist — zumindest im Tierexperiment nachweisbar — ihre allgemeine Toxizität groß.

Ähnlich den früher in der Pharmakotherapie benutzten Quecksilberverbindungen als Diuretika, wirkt das Wacholderbeeröl diuretisch, weil es infolge seiner nephrotoxischen Eigenschaften die Reabsorption von Natrium und Wasser besonders im proximalen Tubulus hemmt. Präparationen aus Wacholderbeeren können demnach höchstens — in niederer Dosierung — Bestandteile von Kombinationspräparaten sein.

Diuretische Eigenschaften werden sehr vielen Arzneipflanzen zugeschrieben. Hier seien aufgeführt:

- Birkenblätter — Betula pendula
- Indischer Nierentee — Orthosiphon aristatus
- Löwenzahn — Taraxacum officinalis

— Goldrutenkraut — Solidago virgaurea
— Brennessel — Urtica dioica
— Hauhechel — Ononis spinosa
— Schachtelhalm — Equisetum arvense.

Für alle diese Drogen, die vorwiegend als Teedrogen Anwendung finden, sind wirksamkeitsbestimmende Inhaltsstoffe nicht bekannt. Die Ergebnisse aus Tierexperimenten sind uneinheitlich und teilweise widersprüchlich. Mit Sicherheit läßt sich eines konstatieren: Alle Drogen pflanzlicher Herkunft sowie ihre Gesamtauszüge sind reich an Kalium. Die milde diuretische Wirkung der genannten Arzneipflanzen ist sicher zumindest teilweise auf das in den Präparationen enthaltene Kalium zurückzuführen, auch Flavonoide können an der Wirkung der pflanzlichen Diuretika beteiligt sein (vgl. Abb. 6-1). Da die genannten Arzneipflanzen vorwiegend für die Bereitung von Medizinaltees Verwendung finden, darf das mit dem Tee zugeführte Wasser als eine der Ursachen für die milde diuretische Wirkung nicht unterschätzt werden.

Entsprechend der milden diuretischen Wirkung der genannten Arzneipflanzen sind auch die Indikationsansprüche wesentlich geringer als die der synthetisch gewonnenen Diuretika. Die Ansprüche beziehen sich vorwiegend auf die Durchspülungstherapie als adjuvante Therapie bei Harnwegsinfektionen sowie zur Vorbeugung gegen rezidivierende Harnsteinbildung.

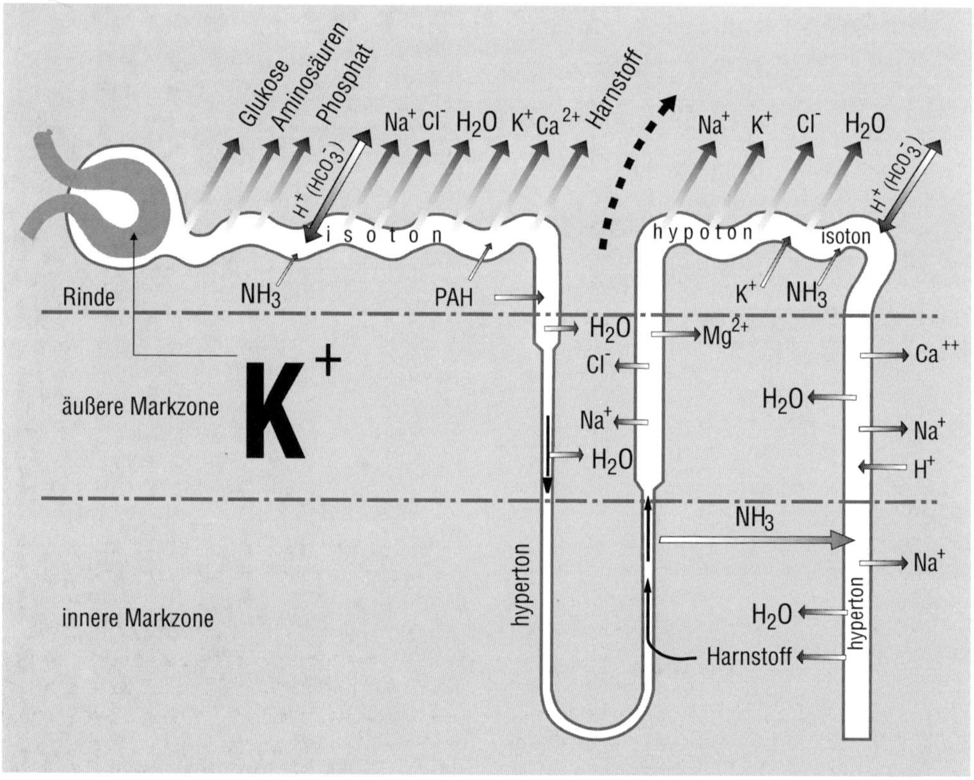

Abbildung 6-1:
Lokalisation von Flüssigkeits- und Substanzbewegungen längs des Nephron. Zumindest teilweise steigern „pflanzliche Diuretika" die glomeruläre Filtration von Kalium und bewirken dadurch eine osmotisch bedingte Mehrausscheidung von Wasser.

Präparat: **Salus® Zinnkraut-Tropfen**
Arzneiform: Tropfen.
Inhaltsstoff: Equisetum arvense.
Anwendungsgebiet: Leichtes Diuretikum.
Gegenanzeigen: nicht bekannt.
Nebenwirkungen: nicht bekannt.
Wechselwirkungen: nicht bekannt.
Hinweis: Enthält 23 Vol.% Ethanol.
Dosierung: 2–3mal tgl. 10–20 Tr.

Präparat: **Wacholder-Kapseln**
Arzneiform: Kapseln.
Inhaltsstoff: Juniperus communis.
Anwendungsgebiet: Mildes Diuretikum.
Gegenanzeigen: Schwere Nierenfunktionsstörungen, akute Nephritiden, Schwangerschaft.
Nebenwirkungen: Gastrointestinale Störungen, Hämaturie.
Wechselwirkungen: nicht bekannt.
Dosierung: 3mal tgl. 1–2 Kaps. nach dem Essen.

Präparat: **Nierentee 2000**
Arzneiform: Teepulver.
Inhaltsstoffe: Betula pendula, Orthosiphon aristatus, Juniperus communis, Foeniculum vulgare.
Anwendungsgebiete: Adjuvans bei bakteriellen, entzündlichen und krampfartigen Erkrankungen der ableitenden Harnwege, Nierengrieß.
Gegenanzeigen:
- Akute Nephritiden und schwere Nierenfunktionsstörungen.
- Schwangerschaft (Juniperus aristatus).

Nebenwirkungen: Gastrointestinale Störungen, Hämaturie.
Dosierung: Mehrmals tgl. bis stdl. jeweils 1 Tasse Tee trinken.

Weitere **Teezubereitungen** s. Abschn. 6.4

Als Zusätze geeignete Mittel

Präparat: **Kneipp® Birkenblätter-Pflanzensaft**
Arzneiform: Saft.
Inhaltsstoff: Betula pendula.
Anwendungsgebiet: Zur Diureseförderung bei bakteriellen und entzündlichen Erkrankungen der ableitenden Harnwege und bei Nierengrieß.
Gegenanzeigen: nicht bekannt.
Nebenwirkungen: nicht bekannt.
Wechselwirkungen: nicht bekannt.
Dosierung: 3mal tgl. 1–2 Teel. mit reichlich Flüssigkeit.

Präparat: Kneipp® Brennessel-Pflanzensaft.
Arzneiform: Saft.
Inhaltsstoff: Urtica dioica.
Anwendungsgebiete:
- Milde Diurese bei entzündlichen Erkrankungen der ableitenden Harnwege.
- Versuch der Vorbeugung und Behandlung von Nierengrieß.

Gegenanzeigen: nicht bekannt.
Nebenwirkungen: nicht bekannt.
Wechselwirkungen: nicht bekannt.
Dosierung: 3mal tgl. 1–2 Teel. mit reichlich Flüssigkeit.

6.2 Harndesinfizierende Arzneimittel

Ganz anders als die „pflanzlichen Diuretika“ wirkt die Bärentraube (Arctostaphylos uva-ursi). Ihre wirksamkeitsbestimmenden Inhaltsstoffe sind die Hydrochinonglykoside Arbutin und Methylarbutin. Aus der Hauptkomponente Arbutin entsteht in der Blase — allerdings nur bei alkalischem Harn — freies Hydrochinon, das gute antibakterielle Eigenschaften besitzt. Nach In-vitro-Versuchen wirkt Arbutin in einem alkalischen Harn etwa gleich stark wie Gentamycin und Nalixidinsäure, seine Nebenwirkungsquote ist deutlich geringer als die der letztgenannten Verbindungen. Hydrochinon wird als Glukuronid oder Schwefelsäureester ausgeschieden. Ein diuretischer Effekt im engeren Sinne kommt der Bärentraube nicht zu.

Präparat: **Gelosantal®**
Arzneiform: Kapseln.
Inhaltsstoff: Santalum album (Oleum).
Anwendungsgebiete: Zur Diureseförderung und als Harnwegsdesinfiziens.
Gegenanzeigen: nicht bekannt.
Nebenwirkungen: nicht bekannt.
Wechselwirkungen: nicht bekannt.
Dosierung: 3mal tgl. 1 – 2 Kps.

Präparat: **Kneipp® Brunnenkresse-Pflanzensaft**
Arzneiform: Saft.
Inhaltsstoff: Nasturtium off.
Anwendungsgebiet: Mildes Harnwegsantiseptikum, als Additiv.
Gegenanzeigen: nicht bekannt.
Nebenwirkungen: Wegen Senfölen gelegentlich Magenreizungen.
Wechselwirkungen: nicht bekannt.
Dosierung: 3mal tgl. 1 Eßl.

Präparat: **Tromacaps®**
Arzneiform: Kapseln.
Inhaltsstoff: Benzylisothiocyanat (Benzylsenföl).
Anwendungsgebiete:
— Chronische Pyelonephritis (Langzeitbehandlung);
— Soorinfektionen des Atemtraktes und der harnableitenden Wege.
— Infektiöse Atemwegserkrankungen.
Gegenanzeigen: Magen- und Darmulzera.
Nebenwirkungen: Gastrointestinale Störungen, Haut- und Schleimhautreizungen.
Wechselwirkungen: Alkoholtoleranz kann vermindert werden.
Dosierung: Initialdosis 3mal 2 Kps., danach 3mal 1 Kps.

Präparat: **Uvalysat® Bürger**
Arzneiform: Tropfen.
Inhaltsstoff: Arctostaphylos uva-ursi.
Anwendungsgebiete: Entzündliche Erkrankungen des uropoietischen Systems, besonders Zystitis, Pyelitis, Pyelonephritis.
Gegenanzeigen: nicht bekannt.
Nebenwirkungen: Übelkeit und Erbrechen bei magenempfindlichen Patienten möglich.
Wechselwirkungen: Nicht zusammen mit Mitteln geben, die den Urin ansäuern; bakteriostatische Wirkung in alkalischem Milieu (pH 8)!
Hinweis: Enthält 19 Vol.% Ethanol.
Dosierung: 3mal tgl. 30 – 40 Tr.

Teezubereitungen s. Abschn. 6.4

6.3 Arzneimittel zur Behandlung der Urolithiasis

Ein pflanzliches Urologikum besonderer Art ist der Krapp (Färberröte), Rubia tinctorum. Wirksamkeitsbestimmende Inhaltsstoffe sind Hydroxyanthrachinonderivate, darunter Ruberythrinsäure und Asperulosid. Besonders die Ruberythrinsäure bindet durch Chelatbildung Kalzium und Magnesium im Harn (bei pH 5 – 7), senkt deren Konzentration im Urin und wirkt damit der Bildung von Harnsteinen entgegen. Die Hemmung der Steinbildung bezieht sich dabei ausschließlich auf kalziumhaltige Steine, nicht z. B. auf die Bildung von Harnsäurekonkrementen. Da die Bildung von Harnsteinen bis zum Auftreten von Beschwerden symptomlos verläuft, eignen sich Präparationen aus Rubia tinctorium vor allem für die Rezidivprophylaxe. Eine mögliche Rotfärbung des Harn durch den Übertritt von Hydroxyanthrachinonderivaten ist harmlos.

Präparat: **Urol®**
Arzneiform: Kapseln.
Inhaltsstoffe: Rubia tinctorum, Ammi Visnaga, Solidago virgaurea, Taraxacum, Aescin.
Anwendungsgebiete: Steinprophylaxe, Steinaustreibung.
Gegenanzeigen: nicht bekannt; strenge Indikationsstellung im ersten Schwangerschaftstrimenon.
Nebenwirkungen: Rotfärbung des Urins möglich (Rubia tinct.).
Wechselwirkungen: nicht bekannt.
Dosierung: 3mal 2 Kps. nach den Mahlzeiten mit Flüssigkeit einnehmen. Bei beginnenden Koliken Dosiserhöhung bis zu 2 Kps. alle 10 Minuten möglich.

6.4 Prostatotrope Arzneimittel

Wissenschaftlich noch nicht abgeklärt, jedoch durch zahlreiche klinische Untersuchungen und Erfahrungsberichte belegt, ist die Tatsache, daß durch Präparationen aus dem Samen des Kürbis, Curcubita pepo, sowie der Wurzel der Brennessel, Urtica dioica, sowie aus den Wurzeln der in Südafrika vorkommenden Pflanze Hypoxis rooperi die benigne Prostatahyperplasie therapeutisch beeinflußt werden kann.

Tierexperimentelle Daten, die einen Beitrag zum Verständis des Wirkungsmechanismus liefern könnten, existieren nicht, weil keines der üblicherweise zur Verwendung kommenden Laboratoriumstiere eine dem Menschen vergleichbare Prostata besitzt. Der wirksamkeitsbestimmende Inhaltsstoff in den genannten pflanzlichen Präparationen ist mit hoher Wahrscheinlichkeit β-Sitosterin, für dessen Wirkungsmechanismus eine interessante Hypothese existiert. Danach soll es eine Wechselwirkung zwischen β-Sitosterin-haltigem Extrakt aus Brennessel, Urtica dioica, und dem sexualhormonbindenden Globulin geben. β-Sitosterin bewirkt danach eine Senkung an bindungsfähigem sexualhormonbindendem Globulin im Plasma, es würde weiterhin die Bindungsstelle des sexualhormonbindenden Globulin für Androgene besetzen und die Synthese von neuem sexualhormonbindendem Globulin verhindern. Dies würde eine Erhöhung an freiem Androgen zur Folge haben, die Kongestion des Prostatagewebes vermindern und damit die Obstruktion der Harnröhre öffnen.

Einschränkend ist zu bemerken, daß durch β-Sitosterinhaltige Präparationen höchstens die Stadien I und das beginnende Stadium II der benignen Prostatahyperplasie beeinflußt werden können.

Nahezu ausschließlich auf ärztlicher und klinischer Erfahrung beruht die Anwendung von Präparationen aus den Früchten der amerikanischen Sägepalme, Sabal serrulata. Die Indikation für entsprechende Präparate sind neben Stadium I der benignen Prostatahyperplasie, Miktionsbeschwerden und dysurische Beschwerden sowie Beschwerden im Gefolge einer Reizblase. Experimentell wurden zwar antiphlogistisch-antiödematöse Wirkungen sowie eine Reduktion der gesteigerten Kapillarpermeabilität und antiandrogene Effekte im Bereich der Prostata von Ratten und Mäusen bobachtet, jedoch ist unklar, ob die experimentellen Befunde mit der Wirksamkeit am Menschen in einen inneren Zusammenhang zu bringen sind.

Sowohl für Präparationen aus der Zwergpalme als auch aus Kürbis kernen, Brennesselwurzeln sowie den Wurzeln aus Hypoxis rooperi sind Indikationseinschränkungen, unerwünschte Wirkungen und Wechselwirkungen mit anderen Pharmaka nicht bekannt.

Präparat: **Bazoton®**
Arzneiform: Kapseln.
Inhaltsstoff: Urtica dioica.
Anwendungsgebiet: Benigne Prostatahyperplasie Stadium I/II.
Gegenanzeigen: nicht bekannt.
Nebenwirkungen: nicht bekannt.
Wechselwirkungen: nicht bekannt.
Dosierung:
- Initialtherapie 2mal tgl. 2 Drg.;
- Erhaltungstherapie 2mal tgl. 1 Drg.

Präparat: **Prostagutt®**
Arzneiform: Kapseln.
Inhaltsstoffe: Serenoa repens (Sabal serrulata), Urtica dioica, Populus tremula.
Anwendungsgebiete: Benigne Prostatahyperplasie Stadium I/II, Sphinktersklerose, postoperative Miktionsstörungen, Prostatitis, Reizblase, Harninkontinenz.
Gegenanzeigen: nicht bekannt.
Nebenwirkungen: nicht bekannt.
Wechselwirkungen: nicht bekannt.
Dosierung: 3mal tgl. 1 Kps.

Präparat: **Sitosterin Intermuti**
Arzneiform: Kapseln.
Inhaltsstoff: Hypoxis rooperi.
Anwendungsgebiet: Benigne Prostatahyperplasie Stadium I/II.
Gegenanzeigen: nicht bekannt.
Nebenwirkungen: nicht bekannt.
Wechselwirkungen: nicht bekannt.
Dosierung: 3mal tgl. 1 – 2 Kps.

Präparat: **Urgenin®**
Arzneiform: Dragées, Liquidum, Suppositorien.
Inhaltsstoffe: Serenoa repens (Sabal serrulata), Echinacea purpurea resp. angustifolia.
Anwendungsgebiete: Benigne Prostatahyperplasie Stadium I/II, unspezifische Prostatitis, Reizblase.
Gegenanzeigen: nicht bekannt.
Nebenwirkungen: nicht bekannt.
Wechselwirkungen: nicht bekannt.
Dosierung:
- 3mal tgl. 15 – 25 Tr. bzw. 1 – 2 Drg. vor dem Essen;
- als Dauertherapie: 1 – 2mal tgl. 20 Tr. bzw. 2 Drg. oder 1 Supp.

Teezubereitungen

a) Monoteezubereitungen

Bärentraube — Arcostaphylos uva-ursi
Verwendeter Drogenteil: Blätter.
Drogendosis: 2 g (1 knapper Teel.) pro 150 ml Wasser
Standardzulassung: 1986, Stand: 12.3.86

Birke — Betula pendula
Verwendeter Drogenteil: Blätter.
Drogendosis: 5 – 10 g (1 – 2 Eßl.) pro 150 ml Wasser.
Standardzulassung: 1986, Stand: 12.3.86

Brennessel — Urtica dioica
Verwendeter Drogenteil: Kraut.
Drogendosis: 4 g (3 – 4 Teel.) pro 150 ml Wasser.
Standardzulassung: 1986, Stand: 12.3.86

Färberginster — Genista tinctoria
Verwendeter Drogenteil: Kraut.
Drogendosis: 1 – 2 g (1 kl. Teel.) pro 150 ml Wasser.
Standardzulassung: 1986, Stand: 12.3.86

Gartenbohne — Phaseolus vulgaris
Verwendeter Drogenteil: samenfreie Hülsen.
Drogendosis: 5 g (1 Eßl.) pro 150 ml Wasser.
Standardzulassung: 1986, Stand: 12.3.86

Goldrute — Solidago virgaurea
Verwendeter Drogenteil: Kraut.
Drogendosis: 3 – 5 g (1 – 2 Teel.) pro 150 ml Wasser.
Standardzulassung: 1986, Stand: 12. 3. 86

Hauhechel — Ononis spinosa
Verwendeter Drogenteil: Wurzel.
Drogendosis: 3 – 4 g (2 Teel.) pro 150 ml Wasser.
Standardzulassung: 1986, Stand: 12. 3. 86

Löwenzahn — Taraxacum off.
Verwendeter Drogenteil: Wurzel und Kraut.
Drogendosis: 1 – 2 Teel. pro 150 ml Wasser.
Standardzulassung: 1986, Stand: 12. 3. 86

Orthosiphon — Orthosiphon aristatus (syn.: Orthosiphon stamineus)
Verwendeter Drogenteil: Blätter.
Drogendosis: 2 – 3 g (1 Teel.) pro 150 ml Wasser.
Standardzulassung: 1986, Stand: 12. 3. 86

Quecke — Agropyrum repens
Verwendeter Drogenteil: Wurzel.
Drogendosis: 5 – 10 g (2 – 3 Teel.) pro 150 ml Wasser.
Standardzulassung: 1986, Stand: 12. 3. 86

Riesengoldrute — Solidago serotina (Solidago gigantea)
Verwendeter Drogenteil: Kraut.
Drogendosis: 3 – 5 g (1 – 2 Teel.) pro 150 ml Wasser.
Standardzulassung: 1986, Stand: 12. 3. 86

Schachtelhalm — Equisetum arvense
Verwendeter Drogenteil: Kraut.
Drogendosis: 2 – 4 g (2 – 3 Teel.) pro 150 ml Wasser.
Standardzulassung: 1986, Stand: 12. 3. 86

Schwarze Johannisbeere — Ribes nigrum
Verwendeter Drogenteil: Blätter.
Drogendosis: 2 – 4 g (1 – 2 Teel.) pro 150 ml Wasser.
Standardzulassung: 1986, Stand: 12. 3. 86

b) Kombinationsteezubereitungen

Blasen- und Nierentee I
Inhaltsstoffe:
— Birke — Betula pendula: 20 Teile
— Quecke — Agropyrum repens: 20 Teile
— Riesengoldrute — Solidago serotina: 20 Teile
— Hauhechel — Ononis spinosa: 20 Teile
— Süßholz — Glycyrrhiza glabra: 20 Teile.
Verwendete Drogenteile: Blätter — Wurzel — Kraut — Wurzel — Wurzel
Drogendosis: 2 – 3 Teel. Drogengemisch pro 150 ml Wasser.
Standardzulassung: 1987, Stand: 3. 3. 87

Species anticystiticae — Blasentee
Inhaltsstoffe:
— Birke — Betula pendula: 20 Teile
— Bärentraube — Arcostaphylos uva-ursi: 40 Teile
— Süßholz — Glycyrrhiza glabra: 25 Teile
— Quecke — Agropyrum repens: 15 Teile.
Verwendete Drogenteile: Blätter — Blätter — Wurzel — Wurzel
Drogendosis: 2 – 3 Teel. Drogengemisch pro 150 ml Wasser.
Standardzulassung: 1989, Stand: 16. 12. 1988

6.5 Phytochemische Daten

Arctostaphylos uva ursi — Bärentraube
(Ericaceae — Heidekrautgewächse)

Bärentraubenblätter — Uvae ursi folium DAB 9

Bärentraubenblätter, Uvae ursi folium, enthalten gemäß Monographie DAB 9 mindestens 6,0% Hydrochinonderivate, berechnet als Arbutin. Dieses Monoglukosid des Hydrochinons wirkt als Harndesinfiziens. In Abhängigkeit von der Provenienz der Droge (z. B. Droge aus Alpengebieten) wird auch Methylarbutin gefunden. Die Droge führt außerdem Gallotanningerbstoffe (etwa 10%), Ellagtannine, Proanthocyanidine sowie flavonoide Verbindungen.
Die Arbutinwirkung ist an die Alkalität des Harnes (pH 8) gebunden, die z. B. durch vegetabilische Kost oder durch Gaben von Natriumhydrogenkarbonaten herbeigeführt werden kann. Die Metaboliten des Arbutins (Glukuronsäure- und Schwefelsäureester des Hydrochinons) sind die eigentlichen Träger der Wirkungen.

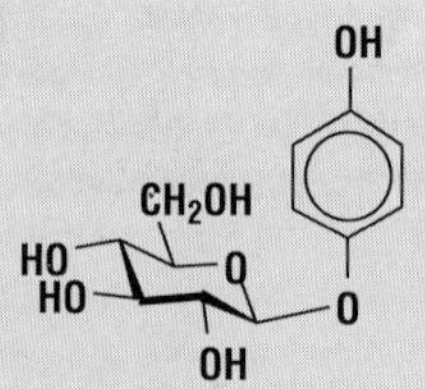

Arbutin
(Hydrochinon – β – O – glukosid)

Betula pendula (B. verrucosa) — **Hängebirke**
Betula pubescens — Moorbirke
(Betulaceae — Birkengewächse)

Birkenblätter — Betulae folium DAB 9

Als Inhaltsstoffe von Birkenblättern, Betulae folium, zur Durchspülung der Harnwege, bei Gicht und Rheuma herangezogen, werden Flavonoide, hauptsächlich Hyperosid (Quercetin-3-Galaktosid) und Quercitrin (Quercetin-3-Rhamnosid) beschrieben sowie andere Quercetin-, Kämpferol-, Myricetinglykoside wie Myricetindigalaktosid und wenig ätherisches Öl nicht bekannter Zusammensetzung. Der Flavonoidgehalt wird gemäß DAB 9 quantitativ bestimmt, als Hyperosid berechnet und mit mindestens 1,5% limitiert.

Cucurbita pepo — Kürbis
Cucurbita maxima — Riesenkürbis
(Cucurbitaceae — Kürbisgewächse)

Kürbissamen — Cucurbitae semen

Tetrazyklische Triterpene, Cucurbitacine (Elaterine, Elatericine) sind die typischen Inhaltsstoffe von Kürbisgewächsen, z. B. von Koloquinten (Citrullus colocynthidis), Zaunrübe (Bryonia dioica), Schwammgurke (Luffa operculata) oder Spritzgurke (Ecballium elaterium).

Kürbissamen enthalten hauptsächlich die Bitterstoffe Cucurbitacin E (α-Elaterin) und Cucurbitacin I (Ibamarin). Die Cucurbitacine, teilweise glykosidiert vorkommend, sind ungesättigte Lanostanderivate mit Keto- und Hydroxylgruppen, die zur Bindung an körpereigene Rezeptoren befähigen. Charakteristisch für diese Substanzgruppe ist die Methyl- oder auch Hydroxymethylgruppierung an C_9 anstelle von C_{10}.

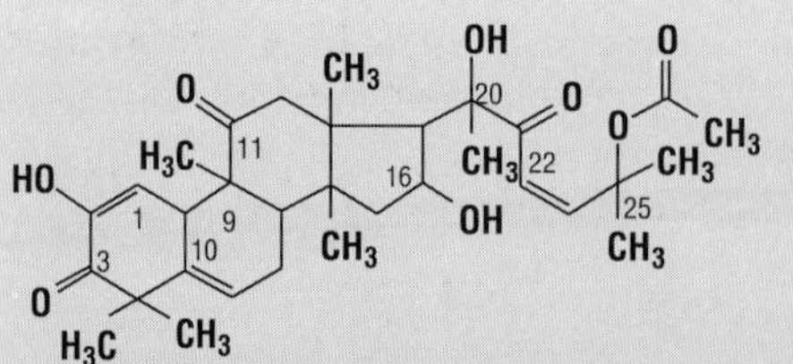

Cucurbitacin E

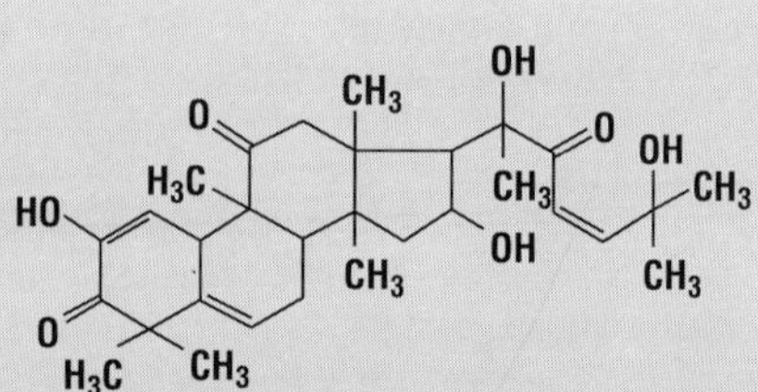

Cucurbitacin I

Equisetum arvense — Acker-Schachtelhalm
(Equisetaceae — Schachtelhalmgewächse)

Schachtelhalmkraut — Equiseti herba
DAB 9

Zubereitungen des Schachtelhalmkrautes, Equiseti herba, werden zur Duchspülungstherapie der Harnwege eingesetzt. Die Droge enthält Flavonolglykoside mit vorwiegend Kämpferol und Quercetin als Aglyka. Die Flavonoidgehalte schwanken durch Standortbedingungen erheblich.

Auffällig ist der hohe Gehalt (~6%) an Kieselsäure (Silikaten) und deren wasserlöslichen Anteil (~10%). Schachtelhalmkraut führt in Spuren Nikotin.

Juniperus communis — Gemeiner Wacholder
(Cupressaceae — Zypressengewächse)

Wacholderbeeren — Juniperi fructus
DAB 9

Wacholderbeeröl — Aetheroleum Juniperi
ÖAB

Gemäß DAB 9 enthalten Wacholderbeeren ≧ 1,0% (V/m) ätherisches Öl, daneben ca. 30% Zucker (Glukose, Fruktose), Gerbstoffe vom Catechintyp und wenig flavonoide Verbindungen.

Das ätherische Öl besteht aus bizyklischen Monoterpenen, wie α- und β-Pinen, Δ^3-Caren, Myrcen, Sabinen, 1,4-Cineol, Camphen und aus Sesquiterpenen, wie α- und β-Cadinen.

Dem Terpinen-4-ol wird allgemein die diuretische Wirksamkeit zugesprochen.

Ätherisches Wacholderbeeröl zeigt außerdem stark hyperämisierende Eigenschaften, Wacholderteer (Pix Juniperi) wird neben Nadelholzteeren wegen des bakteriostatischen und juckreizstillenden Effektes noch immer zu dermatologischen Rezepturen herangezogen.

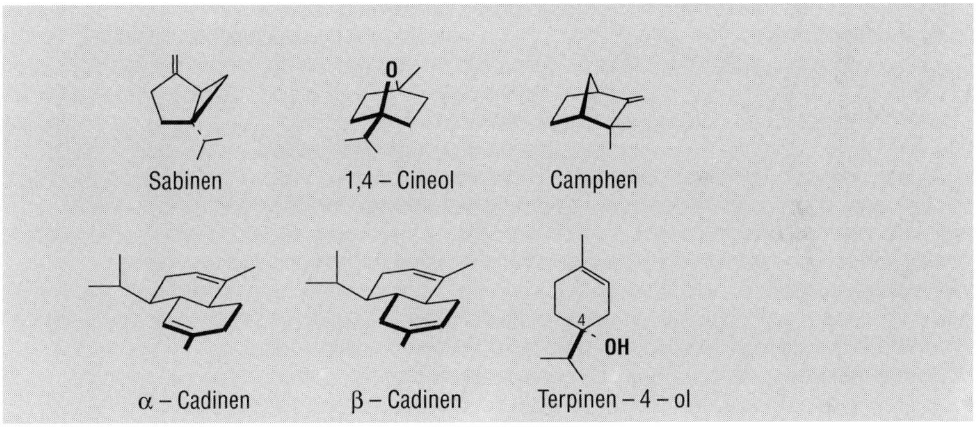

Orthosiphon aristatus (O. spicatus/stamineus) — **Orthosiphon**
(Lamiaceae — Lippenblütler)

Orthosiphonblätter (Indischer Nierentee/Javatee) — Orthosiphonis folium DAB 9

In der zur Behandlung von Nierenerkrankungen, z. B. in Teezubereitungen, verwendeten, schwach diuretisch wirksamen Droge Orthosiphon aristatus finden sich ätherisches Öl, wahrscheinlich sauerstoffhaltige Sesquiterpene enthaltend, und lipophile Flavone (~0,2%) wie Sinensetin, Scutellareintetramethyläther sowie Eupatorin.

Populus balsamifera, candicans, nigra, tremuloides, trichocarpa — Pappeln
(Salicaceae — Weidengewächse)

Pappelknospen — Populi gemma
Pappelrinde — Populi cortex
Pappelblätter — Populi folium

Zur Herstellung arzneilicher Zubereitungen aus Pappeldrogen finden Pappelknospen, Populi gemma, Pappelrinde, Populi cortex, und Pappelblätter, Populi folium, Verwendung.

Als Stammpflanzen allgemein für wirkstoffreiche Drogen sind verschiedene Populus-Arten und ihre Hybriden zu nennen. Für die Droge Pappelknospen und deren Zubereitungen wird die Verwendung von Populus nigra empfohlen.

Eine bekannte Formulierung ist die aus Pappelknospen zubereitete Pappelsalbe, Unguentum populi. Pappelknospen enthalten in den wachsartigen Überzügen lipophile Flavonoide und wohlriechendes ätherisches Öl.

Pappelrinde und Pappelblätter führen die genuinen Phenolglykoside Salicortin, Tremulacin und Salicin. Die Phenylglykosidgehalte, berechnet als Gesamtsalicin, von Populusdrogen liegen durchschnittlich höher (> 5%) als diejenigen von Salixdrogen.

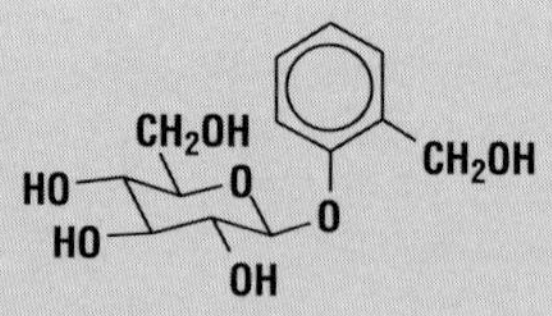

Salicin

Rubia tinctorum — Krapp
(Rubiaceae — Rötegewächse)

Krappwurzel (Färberröte) — Rubiae tinctorum radix 2.AB-DDR

Ruberythrinsäure, das Hauptglykosid (Gehalt etwas über 2,0%) der Krappwurzel, vermag unter bestimmten pH-Bedingungen (ca. 5 – 7) Kalzium- und Magnesiumionen aus dem Harn wahrscheinlich in Form von Chelatkomplexen zu binden. Die Droge oder ihre Zubereitungen finden daher Verwendung zumindest zur Prophylaxe oder zur Vermeidung von Rezidiven bei der Bildung von kalziumoxalat- oder kalziumphosphathaltigen Harnkonkrementen.

Gleiche pharmakologische Eigenschaften werden anderen Glykosiden, wie Galiosin, Lucidin-3-primverosid und den überwiegend in Ring C substituierten Aglyka, wie Alizarin, Purpurin (1,2,4-Trihydroxyanthrachinon/Krapp-Purpur), Christofin (1,4-Dihydroxy-2-aethoxymethylanthrachinon) etc. zugesprochen.

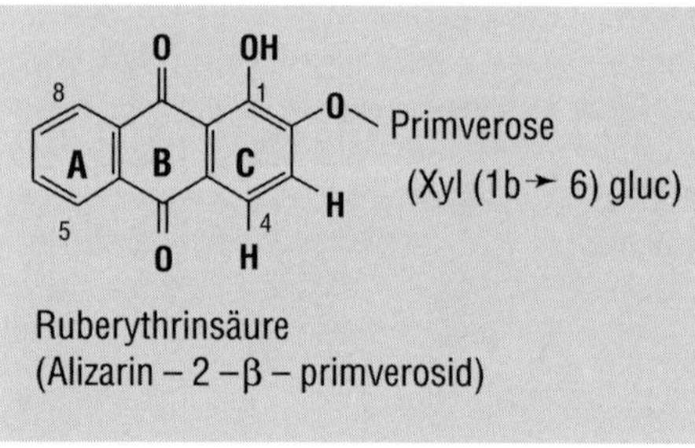

Ruberythrinsäure
(Alizarin – 2 –β – primverosid)

7 Pflanzliche Arzneimittel mit Wirkung auf das Nervensystem (Nervina)

Der aus den unreifen Fruchtschalen des Schlafmohns, Papaver somniferum, gewonnene Milchsaft (Latex) wird als Opium bezeichnet und enthält ca. 20 – 25 % Alkaloide, darunter Morphin (7 – 20 %), Noscapin (Narcotin) (2 – 12 %), Papaverin (0,8 – 1,2 %), Codein (0,3 – 3 %), Narcein (0,2 %) sowie zahlreiche weitere Alkaloide. Diese liegen im Opium als Salze anorganischer und organischer Säuren (Schwefel-, Mekon-, Milch-, Fumarsäure) vor. Obwohl Morphin das Hauptalkaloid des Opiums ist, sind die Wirkungen von Opium und Morphin nicht identisch, da im Opium antagonistische Prinzipien enthalten sind (vgl. Tab. 7-1).

Tabelle 7-1:
Wirkungsweise verschiedener Alkaloide aus dem Milchsaft (Latex) **des Schlafmohns** (Papaver somniferum).

Wirkungsweise	**Morphin**	**Codein**	**Papaverin**	**Noscapin**
Zentral-analgetische Wirkung	+++	+	0	+
Hypnotische Wirkung	+++	+	0	0
Wirkung auf Atemzentrum	lähmend	0	0	erregend
Lähmung der glatten Muskulatur	+	+	++	+

Von den in der Vergangenheit beanspruchten Indikationsgebieten spielt heute Opium als Obstipans noch eine gewisse Rolle. Es führt zu einer atonischen Obstipation — Morphin zu einer spastischen — und hat gegenüber den isolierten Alkaloiden wegen der langsameren Resorption den Vorteil einer protrahierten Wirkung.

Für Morphin steht die analgetische Wirkung im Vordergrund, die Erregbarkeit des Atem- und Hustenzentrums wird herabgesetzt, die des Kreislaufzentrums nach Zufuhr therapeutischer Dosen jedoch noch nicht. Charakteristisch ist fernerhin die euphorisierende Wirkung, die dem Schmerz seine bedrohliche Färbung nimmt und anderen Problemen ihre bedrängende Bedeutung. Die Pupillenverengung (Miosis) ist durch Lähmung intrazerebraler Hemmungen verursacht; intrakonjunktivales Einbringen von Morphin bewirkt keine Miosis. Am Gastrointestinaltrakt resultieren eine Verzögerung der Magenentleerung mit Herabsetzung der Drüsensekretion, spastische Obstipationen sowie eine Tonussteigerung des Blasenschließmuskels. Morphin wirkt über eine Besetzung von Opiatrezeptoren, an die auch endogene Substanzen (Endorphine) gebunden werden.

Die toxische Wirkung des Morphins ergibt sich aus der Depression des Atemzentrums. Als deren Folge kommt es zum Atemstillstand, während dessen die CO_2-Konzentration im Blut ansteigt und erregend auf das Atemzentrum wirkt. Die Folge dieser alternierenden Einflüsse von Depression und Erregung des Atemzentrums ist die Cheyne-Stokes-Atmung.

Codein ist der Methyläther des Morphins. Es wirkt ähnlich wie Morphin, hat indes kaum einen euphorisierenden Effekt, jedoch eine spezifische Wirkung als zentraler Husten(reiz)blocker. Deshalb ist es Bestandteil zahlreicher Antitussiva.

Die Indikationsgebiete Unruhezustände, Einschlafstörungen, Angstzustände, nervös bedingte Einschlafstörungen, nervöse Unruhezustände finden sich für Präpara-

tionen aus einer Reihe von Drogen, z. B.:
- Valeriana officinalis — Echter Baldrian
- Humulus lupulus — Hopfen
- Melissa officinalis — Melisse
- Lavandula angustifolia — Lavendel
- Passiflora incarnata — Passionsblume.

Baldrian ist eine altbekannte Heilpflanze, von der es mehrere Subspezies (V. wallichii, V. edulis) gibt. Letztere unterscheiden sich vom europäischen Baldrian vor allem durch ihren höheren Gehalt an Valepotriaten — sie sollen hier außer Betracht bleiben, da Valepotriate über eine bemerkenswerte alkylierende Potenz verfügen und der Verdacht zytotoxischer Wirkungen nicht von der Hand zu weisen ist. Bei globaler Betrachtung kann Baldrian als Nervinum bzw. Sedativum bezeichnet werden, jedoch wird nur eine differenzierte Analyse den Wirkungsqualitäten der Inhaltsstoffe der Baldrianwurzel gerecht. Die Valepotriate haben sowohl thymoleptische (Valtrat) als auch sedierende (Didrovaltrat) Eigenschaften. Jedoch ist die sedierende, Angst- und Spannungszustände lösende Wirkung wahrscheinlich auf das Zusammenwirken vieler Komponenten wie ätherisches Öl, Abbauprodukte der Valepotriate und sonstige Faktoren zurückzuführen. Die Sesquiterpene (Valerensäure und ihre Derivate) entfalten zusätzliche eine (schwache) muskelrelaxierende und spamolytische Wirkung (vgl. Abb. 7-1).

Im Tierexperiment senkt Baldrian die Spontanmotilität, Erregungszustände nach Cocain, Amphetamin und Coffein werden antagonistisch beeinflußt, die Barbituratwirkung wird verstärkt. Mit der motorischen Dämpfung braucht jedoch keine Abnahme des Vigilanzniveaus einherzugehen, so daß das Wirkungsprofil des Baldrians doch als recht komplex zusammengesetzt angesehen werden muß.

Beim Hopfen, Humulus lupulus, liegen die Dinge einfacher. Die wirksamkeitsbestimmenden Inhaltsstoffe sind letztendlich vor allem die Bitterstoffe Humulon und Lupulon, die bei der Lagerung der Droge autooxidativ einen C_5-Alkohol (2-Methyl-3-buten-2-ol) abspalten. Dieser C_5-Alkohol ähnelt in seinen pharmakodynamischen Eigenschaften in starkem Maße dem synthetisch gewonnenen Methylpentynol, das ein bekanntes Sedativum bzw. Hypnotikum darstellt.

Präparationen aus der Melisse, Melissa off., sind nicht reine Nervina bzw. Sedativa, obwohl der Melisse eine milde sedative Wirkung nicht abzusprechen ist. Weitere Eigenschaften sind: leicht spasmolytische, choleretische und antivirale/antibakterielle Wirkung. Deshalb findet sie vorwiegend bei vegetativ-nervösen Magenbeschwerden Anwendung, wobei das Zusammenwirken von Verdauungsförderung und milder Sedation zur Überwindung von Einschlafstörungen führt.

Lavendelblüten, Lavandula angustifolia, zählen zu den Phytopharmaka mit einer milden sedierenden Wirkung. Der wirksame Bestandteil ist zweifellos das ätherische Öl, das mehrere Hauptbestandteile enthält. Präparationen aus Lavendelblüten sind in zahlreichen Kombinationspräparaten — vorwiegend Flüssigarzneimitteln — enthalten, wobei nicht immer klar differenziert wird, ob sie als Pharmaka sensu strictiori oder als „Schönungsdroge" wegen des angenehmen Geruchs enthalten sind. Indes darf nicht verkannt werden, daß die „Aromatherapie" auch eine mögliche Therapieform darstellt und daß über Sinneswahrnehmungen auch somatische Vorgänge angestoßen werden können.

Die Anwendungsgebiete für Präparationen aus dem Johanniskraut, Hypericum perforatum, sind vielfältig. Zu den wichtigsten Anwendungsgebieten gehören psychovegetative Störungen, depressive Verstimmungszustände, Angst und/oder nervöse Unruhe. Ob Hypericin der wirksamkeitsbestimmende Inhaltsstoff ist, kann derzeit noch nicht mit Sicherheit entschieden werden, möglich erscheint es angesichts der Tatsache, daß Hypericin den Monoaminooxydasehemmern zuzuordnen ist. Hypericum perforatum wird zu Recht als mildes Antidepressivum bzw. Neurolepticum bezeichnet.

Über die Passionsblume, Passiflora incarnata, arzneilich genutzt wird das oberirdische Kraut, ist relativ wenig bekannt. Die Droge enthält Flavonoide, Maltol, Cuma-

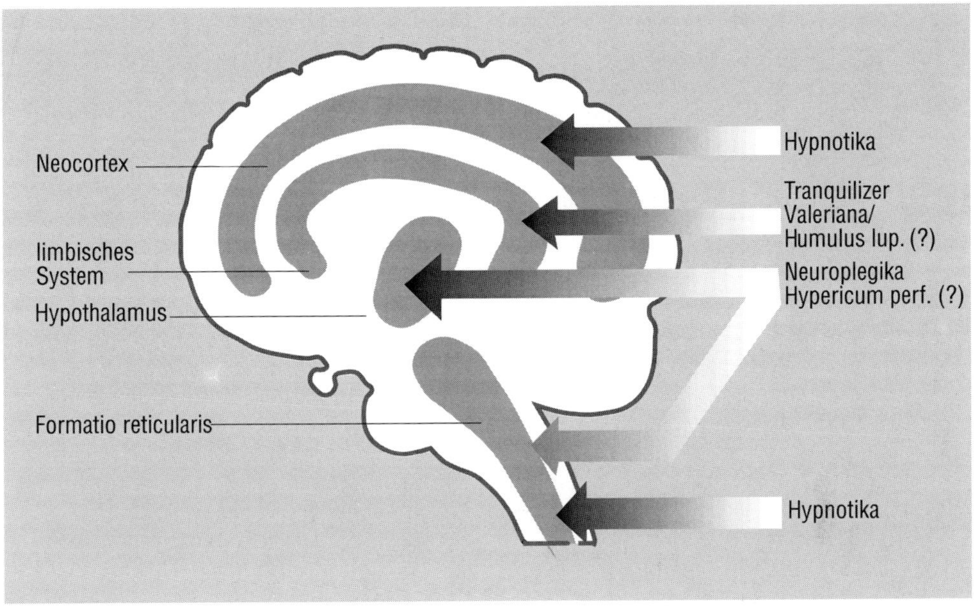

Abbildung 7-1:
Schematische Darstellung möglicher zentralnervöser Angriffspunkte der pflanzlichen Nervina Valeriana officinalis, Humulus lupulus und Hypericum perforatum.

rinderivate und geringe Mengen von ätherischem Öl. Der Gehalt an Harmalaalkaloiden schwankt in weiten Grenzen, er sollte 0,01 % nicht überschreiten. Was der wirksamkeitsbestimmende Inhaltsstoff ist, kann derzeit nicht entschieden werden. Im Tierexperiment wurde mehrfach eine motilitätshemmende Wirkung beschrieben, Präparationen aus Passivflora incarnata sind unter der Bezeichnung Nervinum bzw. Sedativum in zahlreichen Kombinationspräparaten enthalten. Zur Behandlung verschiedener Schwindelzustände sollte ein Versuch mit Ingwer, Zingiber off., gemacht werden.

Präparat: **Baldrian-Dispert®**
Arzneiform: Dragées.
Inhaltsstoff: Valeriana off. cialis.
Anwendungsgebiete: Schlaflosigkeit, Nervosität, Unruhezustände.
Gegenanzeigen: nicht bekannt.
Nebenwirkungen: nicht bekannt.
Wechselwirkungen: nicht bekannt.
Dosierung: 1 – 2 Drg. bei Bedarf.

Präparat: **Baldriparan®**
Arzneiform: Dragées
Inhaltsstoff: Valeriana off., Humulus lupulus, Crataegus oxyacantha, Viscum album.
Anwendungsgebiete: Erregungs- und Unruhezustände, Nervosität.
Gegenanzeigen: nicht bekannt
Nebenwirkungen: nicht bekannt.
Wechselwirkungen: nicht bekannt.
Dosierung:
— Erw. u. Jugendl. über 14 J. 3mal tgl. 1 – 3 Drg.
— Kdr. 2 – 3mal tgl. 1 Drg.

Präparat: **Kytta-Sedativum®**
Arzneiform: Dragées
Inhaltsstoff: Valeriana off., Humulus lupulus, Crataegus oxyacantha, Passiflora incarnata, Viscum album.
Anwendungsgebiete: Schlafstörungen, nervöse Erregbarkeit.
Gegenanzeigen: nicht bekannt.
Nebenwirkungen: nicht bekannt.
Wechselwirkungen: nicht bekannt.
Dosierung:
— 3mal tgl. 1 – 3 Drg.,
— Kdr. 2 – 3mal tgl. 1 Drg.

Präparat: **Passiflora-Tropfen Curarina**
Arzneiform: Tropfen.
Inhaltsstoff: Passiflora incarnata.
Anwendungsgebiete: Tagessedativum, nervöse Unruhezustände, Neurasthenie, Angstzustände, nervös bedingte Beschwerden im Magen-Darm-Bereich.
Gegenanzeigen: nicht bekannt.
Nebenwirkungen: nicht bekannt.
Wechselwirkungen: nicht bekannt.
Hinweis: Enthält 40 Vol.% Ethanol.
Dosierung: 1–3mal tgl. 20–30 Tr.

Präparat: **Psychotonin® M**
Arzneiform: Tinktur.
Inhaltsstoff: Hypericum perforatum.
Anwendungsgebiete: Depressive Verstimmungszustände unterschiedlicher Genese, Antriebsverminderung.
Gegenanzeigen: Photosensibilität.
Nebenwirkungen: Photosensibilisierung.
Wechselwirkungen: nicht bekannt.
Hinweis: Enthält 50 Vol.% Ethanol.
Dosierung: 3mal tgl. 20–30 Tr. je nach Reaktionslage verdünnt mit Wasser.

Präparat: **Sedariston®**
Arzneiform: Tropfen.
Inhaltsstoff: Valeriana off., Hypericum perforatum, Lycopus virginicus, Melissa off., Cytisus scoparius.
Anwendungsgebiete: Angstzustände, nervöse Unruhe, Gereiztheit, Schlafstörungen, depressive Verstimmung.
Gegenanzeigen: Photosensibilität (Hypericum perf.).
Nebenwirkungen:
— Photosensibilisierung (Hypericum perf.).
— In toxischen Dosen entfalten die Inhaltsstoffe von Cytisus scoparius (Spartein, Chinolizidinalkaloide u. a.) curareähnliche Lähmung motorischer Nervenendplatten und Herzrhythmusstörungen.

Wechselwirkungen: nicht bekannt.
Hinweis: Enthält 52,9 Vol.% Ethanol.
Dosierung: 3mal tgl. 5–15 Tr., Kinder die Hälfte

Präparat: **Sedariston® Konzentrat**
Arzneiform: Kapseln.
Inhaltsstoff: Hypericum perforatum, Valeriana off.
Anwendungsgebiete: Angstzustände, nervöse Unruhe, Gereiztheit, Schlafstörungen.
Gegenanzeigen: Photosensibilität (Hypericum perf.).
Nebenwirkungen: Photosensibilisierung (Hypericum perf.).
Wechselwirkungen: nicht bekannt.
Dosierung:
— Erw. 2–3 Kaps.,
— Kdr. 1 Pks. tgl.

Als **Antivertiginosa** werden Therapieversuche mit homöopathischen Komplextherapeutika in phytotherapeutischen Konzentrationsverhältnissen empfohlen. Als Präparate werden Hevertigon® und Vertigoheel® vorgeschlagen. Sie sind auch zur Therapie von Kinetosen oder postkommotionellen Schwindelerscheinungen geeignet.

Auch der Ingwer, Zingiber off., fällt in diesen Indikationsbereich. Ihm werden antivertiginöse und antiemetische Eigenschaften zugesprochen. Die Rezeptur von Zingiber off. kann entweder als Tinktur erfolgen (z. B. Tinctura zingiberis, DS bei Bed. 10–20 Tr.) oder in der homoöpathischen Dilution D1 (z. B. Zingiber D1 Tbl., DS: bei Bed. 1 Tbl.).

Teezubereitungen

a) Monoteezubereitungen

Baldrian — Valeriana off.
Verwendeter Drogenteil: Wurzel.
Drogendosis: 3–5 g (1 Teel.) pro 150 ml Wasser.
Standardzulassung: 1985, Stand: 25.2.85

Hopfen — Humulus lupulus
Verwendeter Drogenteil: Frucht (Hopfenzapfen).
Drogendosis: 1–2 Teel. pro 150 ml Wasser.
Standardzulassung: 1986, Stand: 12.3.86

Johanniskraut — Hypericum perforatum
Verwendeter Drogenteil: Kraut.
Drogendosis: 1–2 Teel. pro 150 ml Wasser.
Standardzulassung: 1986, Stand: 12.3.86

Lavendel — Lavandula angustifolia
Verwendeter Drogenteil: Blüten.
Drogendosis: 1 – 2 1 Teel. pro 150 ml Wasser.
Standardzulassung: 1986, Stand: 12.3.85

Melisse — Melissa off.
Verwendeter Drogenteil: Blätter.
Drogendosis: 1 – 3 Teel. pro 150 ml Wasser.
Standardzulassung: 1985, Stand: 12.3.86

Passionsblume — Passiflora incarnata
Verwendeter Drogenteil: Kraut.
Drogendosis: 2 – 3 g (1 Teel.) pro 150 ml Wasser.
Standardzulassung: 1986, Stand: 12.3.86

b) Kombinationsteezubereitungen

Beruhigungstee I
Inhaltsstoffe:

— Baldrian — Valeriana off.:	40 Teile
— Pomeranze — Citrus aurantium:	10 Teile
— Hopfen — Humulus lupulus:	20 Teile
— Melisse — Melissa off.:	15 Teile
— Pfefferminze — Mentha piperita:	15 Teile.

Verwendete Drogenteile: Wurzel — Schale — Zapfen — Blätter — Blätter
Drogendosis: 1 Eßl. Drogengemisch pro 150 ml Wasser.
Standardzulassung: 1987, Stand: 3.3.87

Species sedativae — beruhigender Tee
Inhaltsstoffe:

— Melisse — Melissa off.:	10 Teile
— Pfefferminze — Mentha piperita:	10 Teile
— Baldrian — Valeriana off.:	25 Teile
— Orange — Citrus aurantium:	20 Teile
— Anis — Pimpinella anisum:	15 Teile.

Verwendete Drogenteile: Blätter — Blätter — Wurzel — Blüte — Frucht — Kraut
Quelle: Ph.Helv.VI

Species sedativae — Nerventee
Inhaltsstoffe:

— Melisse — Melissa off.:	10 Teile
— Pfefferminze — Mentha piperita:	10 Teile
— Baldrian — Valeriana off.:	60 Teile
— Orange — Citrus aurantium:	10 Teile
— Pomeranze — Citrus aurantium:	10 Teile.

Verwendete Drogenteile: Blätter — Blätter — Wurzel — Blüten — Schale
Quelle: ÖAB

7.1
Phytochemische Daten

Humulus lupulus — Hopfen
(Cannabaceae — Hanfgewächse)

Hopfenzapfen — Lupuli strobuli
Hopfendrüsenschuppen — Glandula Lupuli ÖAB

Die Fruchtzapfen, Lupuli strobuli, weiblicher Hopfenpflanzen (zweihäusig), überwiegend die daran haftenden Drüsenschuppen (Lupuli glandula/Lupulin/Hopfenmehl), enthalten ca. 15 – 30 % Harzbestandteile mit nichtterpenoiden Bitterstoffen, den sogenannten Hopfenbittersäuren. Der Harzanteil im Hopfenmehl liegt bei über 70 %.

Diese α- und β-Hopfenbittersäuren sind prenylierten[1] Phloroglucinabkömmlingen zuzuordnen.

Man neigt heute zu der Auffassung, dem Humulon, entstanden durch Isomerisierung und Oxidation von Lupulon, den gewünschten bitteren Charakter zuzuschreiben.

Das hauptsächlich aus Hopfenmehl bis zu 3 % gewinnbare ätherische Öl, Hopfenöl, besteht zu ca. 90 % aus den Kohlenwasserstoffen Humulen (~ 40 %), Myrcen (~ 30 %), Farnesen und β-Caryophyllen (~ 20 %).

Hopfenbittersäuren besitzen bakteriostatische und daher konservierende Eigenschaften, sie sind allerdings instabil, empfindlich gegenüber Licht, Temperatur, Oxidation und fermentativen Einflüssen.

[1] Prenylierung bedeutet Substitution durch Isoprenreste

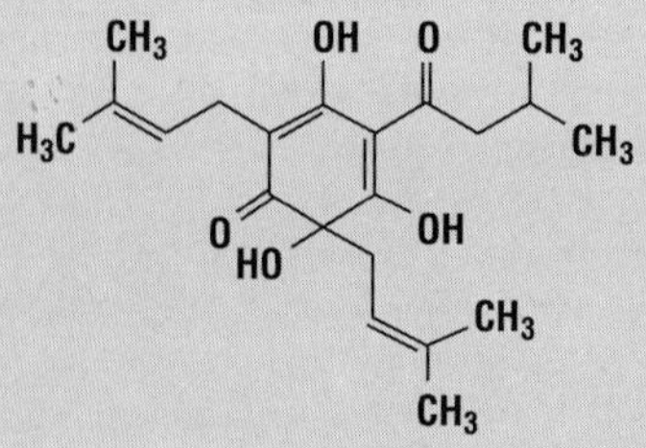

α – Hopfenbittersäuren
(Diisopentenylphloracylphenone)

Humolon
(α – Lupulinsäure)

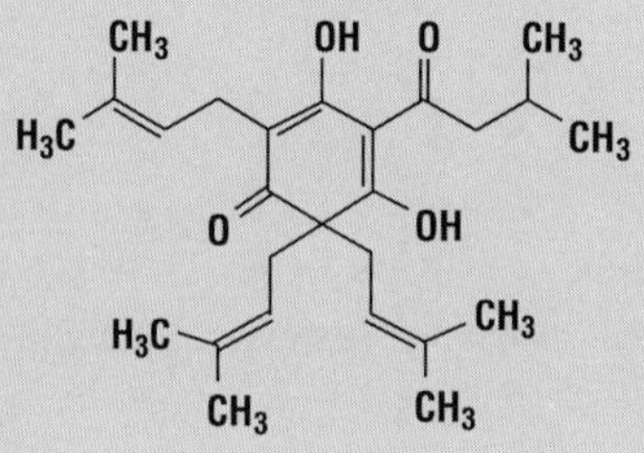

β – Hopfenbittersäuren

Lupulon
(β – Lupulinsäure)

Hypericum perforatum — Johanniskraut
(Hypericaceae — Hartheugewächse)

Johanniskraut — Hyperici herba DAC

Johanniskraut, Hyperici herba, enthält Hypericin (gemäß DAC mindestens 0,05%). Dieses kirschrote Pigment ist strukturell den Dehydrodianthronen zuzuordnen und photosensibilisierend wirksam. Weitere Hypericinderivate wie Pseudohypercin (unterschiedliche Dehydrierungsgrade) sind nachgewiesen.

Die Droge führt neben wenig ätherischem Öl (vorwiegend aus Alkanen bestehend) flavonoide Verbindungen wie Hyperosid (Quercetin-3-galaktosid), Rutin (Quercetin-3-rutinosid), Quercitrin (Quercetin-3-rhamnosid) sowie Quercetin.

Die zunächst an verschiedenen Extrakten erwiesene, hohe antibiotische Wirksamkeit wird neuerdings auf Hyperforin zurückgeführt.

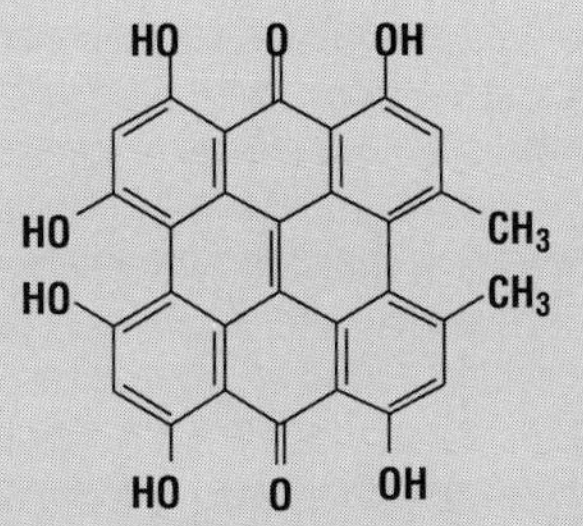

Hypercin

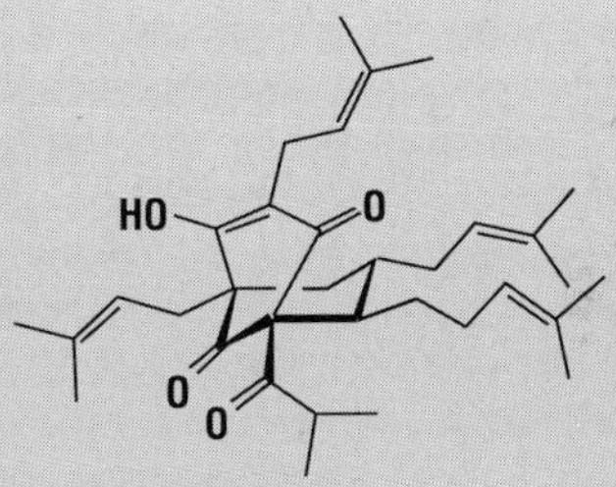

Hyperforin

Papaver somniferum — Schlafmohn
(Papaveraceae — Mohngewächse)

Opium,
Opiumalkaloide
DAB 9 — Hinweis siehe Text
Opioide

Opium führt etwa 40 Alkaloide, also Substanzen mit heterozyklisch gebundenem Stickstoff, die durch die Elektronenkonfiguration des Stickstoffs zur Salzbildung geeignet und vielfach zu ausgeprägter und intensiver Wirkung als Pharmakon befähigt sind. Der Alkaloidgehalt liegt in der Regel über 20%.

Die Strukturen der wichtigsten Opiumalkaloide sind nachstehend aufgeführt.

Obwohl das DAB 9 gleichsam traditionell Monographien für Opium (mindestens 10,0% Morphin), eingestelltes Opium (9,8 – 10,2% Morphin) und Opiumtinktur (0,95 – 1,05% Morphin) beinhaltet, gibt es keine industriell hergestellten opiumhaltigen Zubereitungen. Die isolierten Alkaloide stellen hochwirksame Arzneimittelwirkstoffe dar, die allerdings die Gefahr einer Abhängigkeit bergen. Morphin (DAB 9) wird als Narkoanalgetikum eingesetzt; Codein (DAB 9), vielfach durch Methylierung aus Morphin gewonnen, und Noscapin (DAB 9) dienen als Antitussiva. Heute synthetisch zugängliches Papaverin (DAB 9) und das davon abgeleitete Moxaverin finden als muskulotrope Spamolytika Verwendung.

Auf die sogenannten endogenen Morphine, Enkephaline und Endorphine (β-Endorphin), mit den Opiaten zur Gruppe der Opioide zusammengefaßt, kann hier nur hingewiesen werden.

(Weitere Formel s. S. 129)

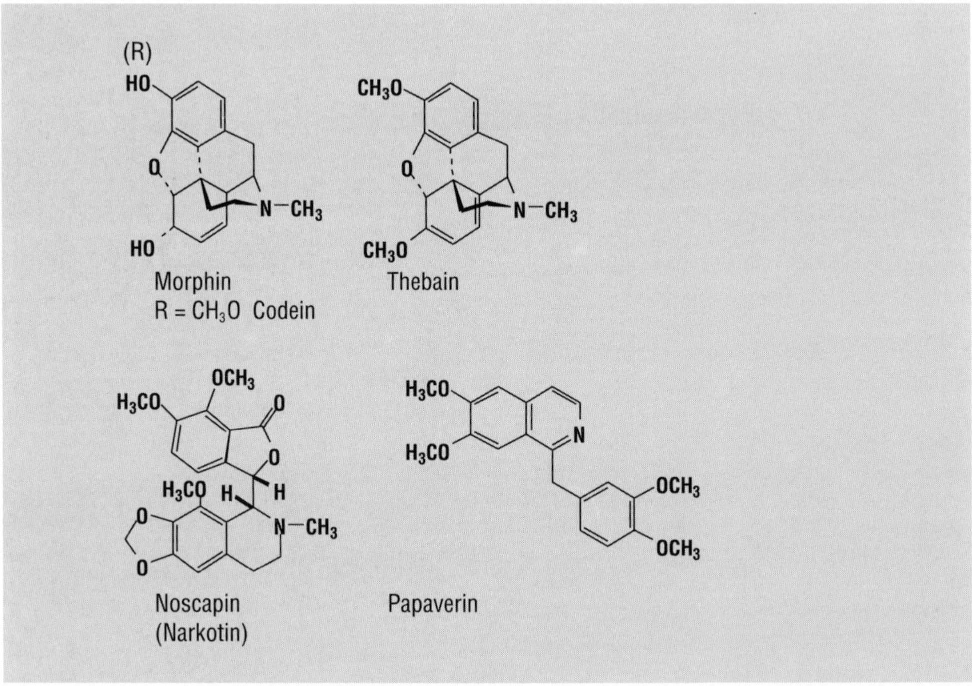

Morphin/Codein/Thebain-Abkömmlinge sind:
z.B. Hydromorphon (DAB 9)
(Dilaudid(R))
Hydrocodon (DAB 9)
$R_1 \rightarrow OCH_3$
(Dicodid(R))
Oxycodon (DAB 9)
$R_1 \rightarrow OCH_3$ und $R_2 \rightarrow OH$
(Eukodal(R))

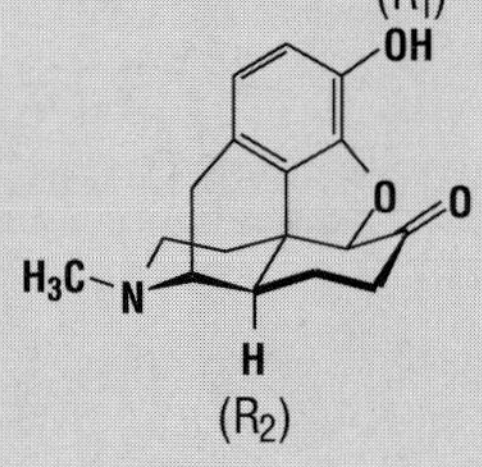

Passiflora incarnata — Fleischfarbige Passionsblume
(Passifloraceae — Passionsblumengewächse)

Passionsblumenkraut — Passiflorae (incarnatae) herba Ph.Helv.VII

Wesentliche, wenn auch in sehr geringen Konzentrationen oder in Spuren vorliegende Inhaltsstoffe von Passiflora incarnata gehören zur Gruppe der Indolalkaloide (Carbolinalkaloide). Es handelt sich um Harman und substituierte Derivate des Harman wie Harmin (7-Methoxyharman), Harmol (7-Hydroxyharman) bzw. um Harmalin, die 3,4-Dihydroverbindung des Harmin.

Außerdem sind C-glykosidierte Flavone wie Vitexin, Orientin (Luteolin-8-C-Glykosid) beschrieben (Ph.Helv.VII: Flavonoidgehalt 0,3 %, berechnet als Hyperosid).

Die halluzinogene Wirkung der Harmal-Alkaloide ist von indianischen Zaubertränken (Banisteriopsis-Arten) bekannt.

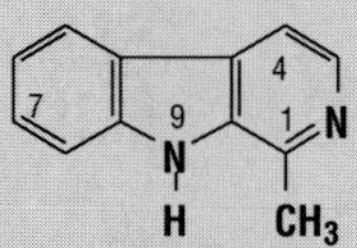

Harman
(1 – Methyl – 9H – pyrido [3,4 – b] indol)

Valeriana officinalis sensu latiori — Baldrian
Valeriana walichii — Indischer Baldrian
Valeriana edulis ssp. procera — Mexikanischer Baldrian
(Valerianaceae — Baldriangewächse)

Baldrianwurzel — Valerianae radix DAB 9
Baldriantinktur — Valerianae tinctura DAB 9

Baldrianwurzel, Valerianae radix, ist eine sehr wirkstoffreiche Arzneidroge. Eine eindeutige Festlegung auf einen Wirkstoff oder eine Wirkstoffgruppe steht allerdings noch aus. Den Wirkstoffen zuzuordnen sind:

- Ein durch Wasserdampfdestillation gewinnbares, bräunlichgelbes, ätherisches Öl (DAB 9 mit 0,5 % [V/m]), das neben anderen Monoterpenen hauptsächlich das bizyklische Borneol in veresterter Form und Sesquiterpenketone wie Valeranon (Jatamanson) enthält.
- Typisch (Leitsubstanzen) für Valeriana officinalis und die daraus hergestellte Baldriantinktur sind die spezifischen Cyclopentansesquiterpene, Valerensäure, Hydroxyvalerensäure, Acetoxyvalerensäure und Valerenal (Gesamtgehalt > 0,1 %).
- Die Valepotriate (Valerianaepoxytriester) als Ester dreiwertiger Monoterpenalkohole mit dem Grundgerüst des Iridodials sind weitere Inhaltsstoffe.

Der Gehalt an Valepotriaten (0,5 – 2 %) und ihre Zusammensetzung schwanken entsprechend der Spezies und Rasse. Valeriana officinalis führt hauptsächlich Valtrat und Isovaltrat (Dien-Typen) neben wenig Didrovaltrat und Isovaleroxyhydroxy-didrovaltrat.

Es muß besonders erwähnt werden, daß die Valepotriate als Alkylanzien zelltoxisch sind.

Die lipophilen Valepotriate sind infolge ihrer Instabilität kurz nach Herstellung der Baldriantinktur (Ethanol 70 %) nicht mehr nachweisbar. Sie werden abgebaut, z. B. zu Baldrianol.

In Baldrianwurzel sind Spuren von Alkaloiden (0,01 – 0,05 %) wie Valerianin und α-Methylpyrrhylketon anzutreffen.

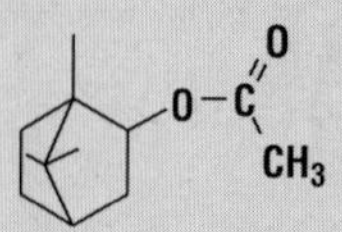

Bornylacetat

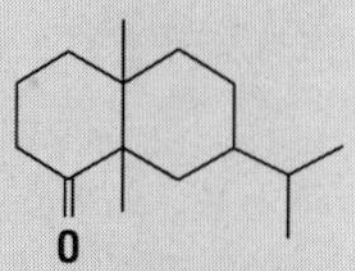

Valeranon (Jatamanson)

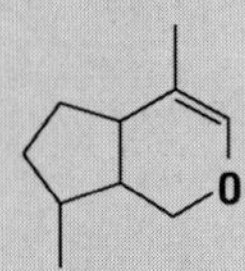

Iridodial (zyklische Form)

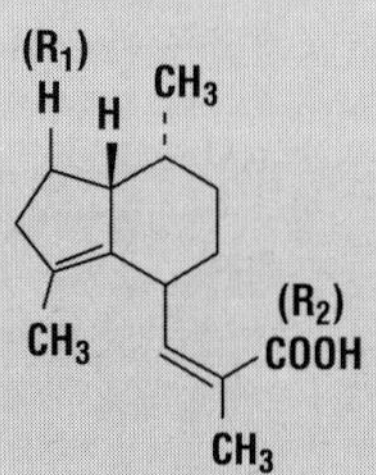

Valerensäure

Hydroxyvalerensäure	R_1 = OH	R_2 = COOH
Acetoxyvalerensäure	R_1 = $OCOCH_3$	R_2 = COOH
Valeranal	R_1 = H	R_2 = CHO

8
Pflanzliche Arzneimittel zur Behandlung von Stoffwechselerkrankungen — Schweißtreibende Arzneimittel

Die beiden Zwiebelgewächse Allium cepa, Küchenzwiebel, und Allium sativum, Knoblauch, sind in Kapitel 5.8 abgehandelt, da sie mit hoher Wahrscheinlichkeit altersbedingten Veränderungen der Gefäßwände vorbeugen. Man kann beide Heilpflanzen jedoch auch unter die Stoffwechselmittel subsumieren, da sie mit Sicherheit die Konzentration der Triglyzeride senken, sowie — und dies ist besonders für Allium sativum nachgewiesen — den LDL-Spiegel erniedrigen und den für HDL erhöhen.

Ein Stoffwechselmittel sui generis ist das aus den Knollen und Samen der Herbstzeitlose, Colchicum autumnale, gewonnene Colchicin. Es ist eines der ältesten und wirksamsten Arzneimittel zur Behandlung der Gicht (Arthritis urica). Colchicin wirkt derart spezifisch, daß es zur Differentialdiagnose herangezogen werden kann. Läßt die Intensität der Gelenkschmerzen nach Zufuhr von Colchicin binnen einiger Stunden merklich nach, kann dies als Beweis gewertet werden, daß eine echte Arthritis urica vorliegt.

Cholchicin wirkt antiphlogistisch und beeinflußt die pathophysiologischen Veränderungen im Sinne einer deutlichen Hemmung. Dieser Effekt kommt dadurch zustande, daß Colchicin die chemotaktischen Eigenschaften der Leukozyten unterdrückt und dadurch die entzündlichen Reaktionen auf die Ablagerung der Harnsäurekristalle hemmt. Colchicin besitzt eine hohe Affinität zu den Proteinen des tubulären Systems. Es verhindert die Polymerisation des Tubulins. Damit werden keine Mikrotubuli in den Leukozyten gebildet, und diese verlieren damit ihre Beweglichkeit. Colchicin hemmt über den tubulären Apparat die Aktivität letztlich jeder Zelle, d. h. es ist ein allgemeines Zellgift.

Nach oraler Zufuhr wird Colchicin rasch resorbiert und in der Leber z. T. metabolisiert. Es unterliegt einem enterohepatischen Kreislauf. Zusätzlich gelangt Colchicin aus der Blutbahn über die intestinalen Ephitelien in das Innere des Darmes, wo es wieder resorbiert wird.

Lipidsenkende Mittel sind z. T. in Abschnitt 5.8 abgehandelt, jedoch sei an dieser Stelle ausdrücklich darauf hingewiesen, daß β-Sitosterin, ein Gemisch pflanzlicher Sterine, dann indiziert ist, wenn diätetische Maßnahmen allein nicht zum gewünschten Erfolg führen.

Holunderblüten, Sambucus nigra, gelten als wirksames Diaphoretikum (schweißtreibendes Mittel) und werden häufig bei Erkältungskrankheiten angewandt. Über wirksamkeitsbestimmende Inhaltsstoffe ist nichts Sicheres bekannt, die Holunderblüten enthalten Flavonoide, Hydroxyphenylcarbonsäuren und Triterpene.

Da jedoch Holunderblüten vorwiegend als Teeaufgüsse möglichst heiß getrunken werden sollen, ist die Entscheidung schwierig, ob die schweißtreibende Wirkung auf die Zufuhr von reichlich heißer Flüssigkeit oder als spezifische Wirkung bestimmter Inhaltsstoffe aufzufassen ist.

Präparat: **Colchicum-Dispert®**
Arzneiform: Dragées.
Inhaltsstoff: Colchicum autumnale.
Anwendungsgebiete:
— Akuter Gichtanfall, chronische Gelenkveränderungen und Entzündungen.
— Familiäres Mittelmeerfieber.
Gegenanzeigen: Schwangerschaft, Frauen im konzeptionsfähigen Alter, Stillperiode.
Nebenwirkungen:
— Durchfall, Übelkeit, Erbrechen, Bauchschmerzen, Leukopenie, Agranulocytose, aplastische Anämie.
— Bei längerem Gebrauch Hautveränderungen, Alopezie.
Wechselwirkungen: nicht bekannt.
Hinweis: Vorsicht bei alten und geschwäch-

ten Personen sowie bei Herz-, Nieren- und gastrointestinalen Erkrankungen.
Dosierung:
- Akutbehandlung: 6–7mal tgl. 1 Drg. im Abstand von 1 Std.;
- Dauerbehandlung: 1–3 Drg. tgl. oder jeden 2. Tag.
- Anfallsprophylaxe und Therapie des familiären Mittelmeerfiebers: tgl. 0,5–1,5 mg Colchicin. Gesamttagesdosis nicht über 8 mg Cholchicin.

Präparat: **Colchysat® Bürger**
Arzneiform: Tropfen.
Inhaltsstoff: Colchicum automnale.
Anwendungsgebiete:
- Akuter Gichtanfall, chronische Gelenkveränderungen und Entzündungen.
- Familiäres Mittelmeerfieber.

Gegenanzeigen: Schwangerschaft, Frauen im konzeptionsfähigen Alter, Stillperiode.
Nebenwirkungen:
- Durchfall, Übelkeit, Erbrechen, Bauchschmerzen, Leukopenie, Agranulocytose, aplastische Anämie.
- Bei längerem Gebrauch Hautveränderungen, Alopezie.

Wechselwirkungen: nicht bekannt.
Hinweis:
- Enthält 24 Vol.% Ethanol.
- Vorsicht bei alten und geschwächten Personen sowie bei Herz-, Nieren- und gastrointestinalen Erkrankungen.

Dosierung:
- Akutbehandlung: einmalig 35 Tr.
- Dauerbehandlung: 2–3mal tgl. 10–15 Tr.

Präparat: **Diabetonit® 125**
Arzneiform: Dragées.
Inhaltsstoff: Vaccinium myrtillus.
Anwendungsgebiete: Adjuvans bei Diabetes mellitus, Prädiabetes, Altersdiabetes, Prophylaxe diabetogener Durchblutungsstörungen.
Gegenanzeigen: nicht bekannt.
Nebenwirkungen: nicht bekannt.
Wechselwirkungen: nicht bekannt.
Dosierung: 3mal tgl. 1–2 Drg. nach den Mahlzeiten mit Flüssigkeit einnehmen.

Präparat: **Glucotard®**
Arzneiform: Granulat.
Inhaltsstoff: Cyamopsis tetragonoloba (Guarmehl).
Anwendungsgebiete: Adjuvans bei Diabetes mellitus und erhöhten Blutfetten durch Resorptionsverzögerung infolge des starken Quelleffekts des Guarmehls.
Gegenanzeigen: Obstruktive Veränderungen des Magen-Darm-Kanals.
Nebenwirkungen: Gastrointestinale Störungen (Blähungen, Völlegefühl, Durchfall).
Wechselwirkungen: Verzögerte oder unvollständige Resorption anderer Medikamente (z. B. orale Antidiabetika, Kontrazeptiva, Antibiotika u. ä.) möglich.
Hinweis: Regelmäßige Zuckerkontrollen.
Dosierung: 1–3mal tgl. 1 Btl. bzw. 1 Meßl. vor der Mahlzeit mit reichlich kalter Flüssigkeit einnehmen, mindestens ¼ bis ½ l.

Präparat: **Sito Lande®**
Arzneiform: Pastillen.
Inhaltsstoff: β-Sitosterin (1 g).
Anwendungsgebiete:
- Hypercholesterinämie, Hyperlipoproteinämie (speziell Typ IIa).
- Prostataadenom.

Gegenanzeigen: nicht bekannt.
Nebenwirkungen: Vereinzelt treten leichte gastrointestinale Beschwerden auf wie Völlegefühl, Blähungen, Durchfall, Verstopfung auf.
Wechselwirkungen: nicht bekannt.
Dosierung: 3mal tgl. 1–2 Pastillen zerkauen.

Präparat: **Sitosterin Delalande®**
Arzneiform: Granulat.
Inhaltsstoff: β-Sitosterin (1,76 g).
Anwendungsgebiete:
- Hypercholesterinämie, Hyperlipoproteinämie (speziell Typ IIa).
- Prostataadenom.

Gegenanzeigen: nicht bekannt.
Nebenwirkungen: Vereinzelt treten leichte gastrointestinale Beschwerden auf wie Völlegefühl, Blähungen, Durchfall, Verstopfung auf.
Dosierung:
- 1–3 Btl. pro Tag. Dosiserhöhung auf 6–9 Btl. tgl.
- Prostataadenom: 1 Btl. pro Tag.

Präparat: **Sucontral®**
Arzneiform: Tropfen.
Inhaltsstoff: Coutarea latiflora.
Anwendungsgebiete: Adjuvans bei leichten Fällen von Diabetes mellitus; Altersdiabetes.
Gegenanzeigen: nicht bekannt.
Nebenwirkungen: nicht bekannt.
Wechselwirkungen: nicht bekannt.
Hinweis: Enthält 20 Vol.% Ethanol.
Dosierung: 3mal tgl. 30 Tr. vor den Mahlzeiten.

Teezubereitungen

a) Monoteezubereitungen

Holunder — Sambucus nigra
Verwendeter Drogenteil: Blüten.
Drogendosis: 3 – 4 g (2 Teel.) pro 150 ml Wasser.
Standardzulassung: 1986, Stand: 12.3.86

Linde — Tilia cordata/platyphyllos
Verwendeter Drogenteil: Blüten.
Drogendosis: 2 – 4 g (1 – 2 Teel.) pro 150 ml Wasser.
Standardzulassung: 1986, Stand: 12.3.86

Mädesüß — Filipendula ulmaria
Verwendeter Drogenteil: Blüten.
Drogendosis: 4 – 6 g (2 Teel.) pro 150 ml Wasser.
Standardzulassung: 1986, Stand: 12.3.86

Vaccinium myrtillus — Heidelbeere
Verwendeter Drogenteil: Blätter (Myrtilli folium)
Drogendosis: 1 g (ca. 2 Teel.) fein geschnittener Droge mit kochendem Wasser übergießen und nach 5 – 10 min abseihen.

b) Kombinationsteezubereitungen

Species diaphoreticae
Inhaltsstoffe:
— Holunder — Sambucus nigra: 50 Teile
— Linde — Tilia cordate/platyphyllos: 50 Teile.
Verwendete Drogenteile: Blüte — Blüte.
Drogendosis: 2 Teel. Drogengemisch pro 150 ml Wasser.
Quelle: Deutsche Rezeptformeln.

8.1 Phytochemische Daten

Colchicum autumnale — Herbstzeitlose
(Liliaceae — Liliengewächse)

Herbstzeitlosen-Samen — Colchici semen
Colchicin — Colchicinum ÖAB

Die Samen in den Schalen der Herbstzeitlose, Colchicum autumnale, enthalten ca. 0,4% Alkaloide. Hauptalkaloid ist Colchicin, ein (S)-N-(5,6,7,9,-Tetrahydro-1,2,3,10-tetramethoxy-9-oxobenzo[a]-heptalen-7-yl)acetamid. Die Substanz besitzt zwei 7-Ring-Systeme (unterer Ring = Tropolon) und ist wegen ihrer Säureamidstruktur keine typische Pflanzenbase.

Die Zahl der genuinen Nebenalkaloide beträgt etwa 20. Hierzu gehören auch Lumiverbindungen, wie β-/γ-Lumicolchicin, mit Verschiebungen der Doppelbindungen im Tropolonsystem in Richtung auf einen aromatischen Zustand.

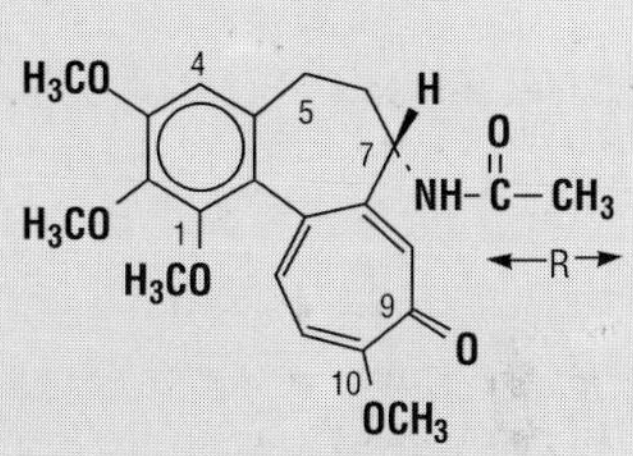

Colchicin

R = CH_3 Desacetyl – N – methylcolchicin = Demecolcin

9
Pflanzliche Spasmolytika

Spasmolytika sind Substanzen bzw. Präparationen, die eine Erschlaffung der glatten Muskulatur bewirken. Eine Gruppe von Substanzen führt über einen neuralen Mechanismus zur Erschlaffung der glatten Muskulatur, eine zweite Gruppe hat einen direkten muskulären Angriffspunkt. Die wichtigsten Drogen, die Spasmolytika mit indirekter (neuraler) Wirkung enthalten, sind:

— Schwarze Tollkirsche — Atropa belladonna
— Glockenbilsenkraut — Scopolia carniolica
— Bilsenkraut — Hyoscyamus niger.

Für alle drei Heilpflanzen gilt, daß die Droge als solche kaum im medizinischen Gebrauch ist, auch Zubereitungen vom Extrakttyp werden nur selten angewandt. Die drei genannten Heilpflanzen enthalten Alkaloide wie L-Hyoscyamin, Atropin und Scopolamin. Da es sich bei den Alkaloiden um stark wirkende, mit Nebenwirkungen behaftete Substanzen handelt, erfolgt die Therapie in der großen Mehrzahl der Fälle mit Fertigarzneimitteln auf der Basis der genannten Alkaloide.

Den wirksamen Inhaltsstoffen der genannten Drogen ist ein gleicher Wirkungsmechanismus gemeinsam. Die Zubereitungen aus den Drogen bzw. die wirksamkeitsbestimmenden Inhaltsstoffe wirken als Parasympathikolytika/Anticholinergika über eine kompetitive Antagonisierung des neuromuskulären Transmitters Acetylcholin. Dieser Antagonismus betrifft vorwiegend die muskarinähnliche Wirkung des Acetylcholins, weniger die nikotinähnlichen Wirkungen an Ganglien und an der neuromuskulären Endplatte. Die wirksamkeitsbestimmenden Inhaltsstoffe entfalten periphere, auf das vegetative Nervensystem und die glatte Muskulatur gerichtete sowie zentralnervöse Wirkungen.

Für die Tollkirsche, Atropa belladonna, gilt, daß die erschlaffende Wirkung auf Organe mit glatter Muskulatur sich vorwiegend im Bereich des Gastrointestinaltraktes und der Gallenwege manifestiert. Präparationen aus Atropa belladonna lösen fernerhin Zustände zentralnervös bedingten muskulären Tremors sowie muskulärer Rigidität aus.

Atropin bzw. das häufiger angewandte Atropinsulfat wird rasch und vollständig vom Darm resorbiert. Das Wirkungsmaximum ist etwa 1 Stunde nach Applikation erreicht, nach Zufuhr therapeutischer Dosen hält die Wirkung 3 – 4 Stunden an. Die Substanz wird zu 40 – 50% an Plasmaprotein gebunden und verhältnismäßig langsam ausgeschieden. Die Metabolisierung erfolgt in der Leber, jedoch werden 30 – 50% unverändert mit dem Harn ausgeschieden.

Die Wirkung und die Wirksamkeit der Inhaltsstoffe von Scopolia carniolica, Glokkenbilsenkraut, entsprechen weitgehend den Inhaltsstoffen von Atropa belladonna. Während diese die glatte Muskulatur des Urogenitaltraktes wenig beeinflußt, ist der Einfluß der Inhaltsstoffe von Scopolia carniolica darauf relativ größer.

Bilsenkraut wird höchstens noch in Form sogenannter Asthmazigaretten gebraucht (wovon abzuraten ist), weil seine bronchospasmolytische Wirkung größer ist als die der vorgenannten Drogen. Zu bemerken ist fernerhin, daß die zentrallähmende Wirkungskomponente wegen des relativ höheren Scopolamingehaltes des Bilsenkrautes stärker ausgebildet ist, als die oben genannter Drogen.

Ebenfalls spasmolytisch aber weniger stark als die Tropanalkaloide wirken Präparationen aus der Pfefferminze, Mentha piperita, wobei mit hoher Wahrscheinlichkeit die Fraktion der ätherischen Öle die wirksamkeitsbestimmenden Inhaltsstoffe enthält.

Über den Wirkungsmechanismus ist nichts bekannt; die Wirkung erstreckt sich nach oraler Zufuhr auf die glatte Muskulatur des Magens und der ableitenden Gallenwege.

Auch die Inhaltsstoffe der Kamille (Matricaria chamomilla) wirken spasmolytisch im Magen-Darm-Bereich, ohne daß bisher ihre Wirksamkeit auf die Anwesenheit eines bestimmten Inhaltsstoffes zurückgeführt werden kann. Da jedoch die Kamille nicht nur spasmolytisch, sondern auch antiphlogistisch sowie antipeptisch und ulkusprotektiv wirkt, ist die Annahme einer synergistischen Wirkung mehrerer Inhaltsstoffe durchaus wahrscheinlich.

Zu den ebenfalls spasmolytisch wirksamen Drogen gehört das Schöllkraut, Chelidonium majus. Das Alkaloid Chelidonin wirkt zwar ebenfalls spasmolytisch, mit muskulärem Angriffspunkt entsprechend dem Papaverin, jedoch wesentlich schwächer als dieses.

Papaverin ist ein Alkaloid aus dem Schlafmohn, Papaver somniferum, dem die zentralen Wirkungen des Morphins und des Codeins fehlen. Es ist der Prototyp eines muskulotrop wirkenden Spasmolytikums und setzt den Tonus der glatten Muskulatur im Gastrointestinaltrakt, im Urogenitaltrakt, im Bronchialsystem und in den Gefäßwänden herab. Im Gegensatz zum Atropin, dessen Wirkungsmechanismus als geklärt gelten kann, wird für Papaverin ein hemmender Einfluß auf die Phosphodiesterase diskutiert, was zu einem Anstieg der Konzentration an zyklischem AMP führen könnte.

Präparat: **Belladonnysat® Bürger**
Arzneiform: Tropfen.
Inhaltsstoff: Atropa belladonna.
Anwendungsgebiete:
- Spasmen des Respirations- und Gastrointestinaltraktes, spastische Obstipation,
- Hypersekretion des Magens,
- Parkinson-Syndrom,
- Vagotonie.

Gegenanzeigen: Tachyarrhythmien, Restharnbildung bei Prostataadenom, Engwinkelglaukom, Lungenödem, mechanische Stenosen im Bereich des Magen-Darm-Traktes, Megacolon.
Nebenwirkungen: Trockenheit der Schleimhäute, Abnahme der Schweißdrüsensekretion, Hautrötung, Akkomodationsstörungen, Glaukomauslösung, Tachycardie, Miktionsbeschwerden.
Wechselwirkungen: Die anticholinergische Wirkung von Amantadin, Chinidin und trizyklischen Antidepressiva kann verstärkt werden.
Hinweise:
- Beeinträchtigung des Reaktionsvermögens.
- Tropfen enthalten 6 Vol.% Ethanol.
- Vorsicht bei Kindern unter 2 Jahren!

Dosierung: Erw. 2 – 3mal tgl. 5 – 10 Tr., Steigerung auf 2 – 3mal tgl. 20 Tr. ist möglich.

Präparat: **Bellafolin®**
Arzneiform: Tabletten, Tropfen.
Inhaltsstoff: Atropa belladonna.
Anwendungsgebiete:
- Spasmen des Respirations- und Gastrointestinaltraktes, spastische Obstipation,
- Hypersekretion des Magens,
- Parkinson-Syndrom,
- Vagotonie.

Gegenanzeigen: Tachyarrhythmien, Restharnbildung bei Prostataadenom, Engwinkelglaukom, Lungenödem, mechanische Stenosen im Bereich des Magen-Darm-Traktes, Megakolon.
Nebenwirkungen: Trockenheit der Schleimhäute, Abnahme der Schweißdrüsensekretion, Hautrötung, Akkomodationsstörungen, Glaukomauslösung, Tachykardie, Miktionsbeschwerden.
Wechselwirkungen: Die anticholinergische Wirkung von Amantadin, Chinidin und tricyclischen Antidepressiva kann verstärkt werden.
Hinweise:
- Beeinträchtigung des Reaktionsvermögens,
- Tropfen enthalten 6 Vol.% Ethanol;
- Vorsicht bei Kindern unter 2 Jahren.

Dosierung: Erw. 2 – 3mal tgl. 1 Tbl. oder 5 – 10 Tr., Steigerung auf 2 – 3mal tgl. 2 Tbl. oder 20 Tr. ist möglich; Kinder entsprechend weniger.

Präparat: **Paverysat® Bürger**
Arzneiform: Tropfen.
Inhaltsstoff: Preßsaft aus Capita Papaveris immaturi (1 g Tr. ≙ 0,15 mg Morphin) — Betäubungsmittelrezept!
Anwendungsgebiete:
- Spasmen des Magen-Darm-Traktes, der Gallenwege, des Urogenitalapparates, des Gefäßsystems.
- Spez. Migräne.

Hinweis: Enthält 20 Vol.% Ethanol.
Dosierung: 3mal tgl. 15–30 Tropfen.

9.1 Phytochemische Daten

Atropa belladonna — Tollkirsche, siehe Abschn. 4.9.
Chelidonium majus — Schöllkraut, siehe Abschn. 4.9.
Matricaria chamomilla — Kamille, siehe Abschn. 2.6.
Mentha piperita — Pfefferminze, siehe Abschn. 2.6.
Papaver somniferum — Schlafmohn, siehe Abschn. 7.1.

10
Pflanzliche Gynäkologika

Heilpflanzen bzw. ihre Drogen mit hauptsächlich oder vorwiegend gynäkologischen Indikationsstellungen sind wenig zahlreich.

Lamium album, Taubnessel, oder Präparationen daraus werden vorwiegend topisch, d.h. für Vaginalspülungen angewandt. Wirksamkeitsbestimmende Inhaltsstoffe sind Schleim- und Gerbstoffe, jedoch enthält die Droge auch Triterpensaponine. Weitere Indikationsstellungen wie die eines Adjuvans bei der Behandlung von Dysmenorrhön dürften einer kritischen Beurteilung nicht standhalten. Alle anderen Gynäkologika wirken systemisch nach oraler bzw. parenteraler Zufuhr.

Vitex agnus castus (Mönchspfeffer, Keuschlamm) hat folgende Anwendungsgebiete:
— Menstruationsstörungen infolge primärer und sekundärer Gelbkörperinsuffizienz.
— Klimakterische Beschwerden.
— Prämenstruelles Syndrom.
— Mastodynie.
— Mangelhafte Stilleistung.

Obwohl unter den Inhaltsstoffen — Iridoide Acubin und Agnusid, Flavonoide und Bitterstoffe — keine hormonähnlichen sind, wirken geeignete Zubereitungen aus Agnus castus dennoch progesteronähnlich. Nach Tierversuchen wird die Ausschüttung des hypophysären follikelstimulierenden Hormons (FSH) gehemmt, während die des luteotropen Hormons (LH) und des Prolactins (HPr) gefördert wird. Der Angriffspunkt von Vitex agnus castus ist also der Hypophysenvorderlappen (vgl. Abb. 10-1).

Cimicifuga racemosa (Cimicifugawurzelstock) weist wirkungsmäßig gewisse Ähnlichkeiten zu Agnus castus auf, obwohl als Inhaltsstoffe nur Triterpenglykoside bekannt sind. Es wird zur Behandlung prämenstrueller und dysmenorrhoischer sowie klimakterisch bedingter neurovegetativer Beschwerden empfohlen. Im Tierexperiment wurde eine östrogenartige Wirkung beschrieben; es ist jedoch unwahrscheinlich, daß dieser Befund auf den Menschen übertragen werden kann.

Potentilla anserina (Gänsefingerkraut) enthält Gerbstoffe, Tormentosid, Phytosterole, Flavonoide und Anthocyane, jedoch muß die Frage nach den wirksamkeitsbestimmenden Inhaltsstoffen nach wie vor als offen gelten. Grundsätzlich ist die Droge ein Adstringens, und ihr hauptsächliches Indikationsgebiet sind unspezifische Durchfallerkrankungen. Dennoch kann sie mit Erfolg auch bei leichten dysmenorrhoischen Beschwerden angewandt werden, obwohl dafür eine theoretische Begründung nicht gegeben ist.

Auch Capsella bursa-pastoris (Hirtentäschel) spielt in der gynäkologischen Therapie nur noch eine marginale Rolle. Die Droge gilt als Hämostyptikum. Zur Anwendung kommen vorwiegend die Tinctur oder der Fluidextrakt, jedoch sind die Behandlungserfolge bei Metrorrhagien und Menorrhagien unsicher.

Claviceps purpurea (Mutterkornpilz) enthält eine Vielzahl von Inhaltsstoffen mit zum Teil gänzlich unterschiedlichen Wirkungen und Angriffspunkten. Deshalb gelten heute Gesamtauszüge aus der Droge mit Recht als absolet.

Unter den wirksamkeitsbestimmenden Inhaltsstoffen werden drei Alkaloidgruppen unterschieden:
— die Ergotamingruppe,
— die Ergotoxingruppe und
— die Ergometringruppe.

Von Bedeutung für die gynäkologische bzw. geburtshilfliche Therapie sind nur das Ergometrin bzw. dessen halbsynthetisch ab-

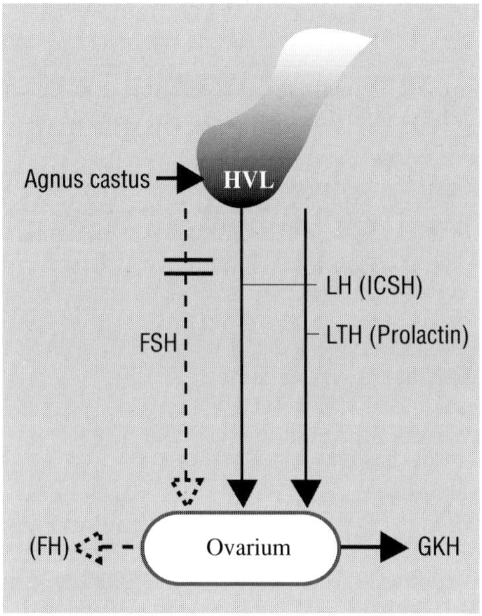

Abbildung 10-1:
Wahrscheinlicher Mechanismus der antigonadotropen, luteinisierenden Wirkung von Agnus castus. Es senkt die Ausschüttung von FSH im Hypophysenvorderlappen (HVL), und die nun relativ überwiegenden luteinisierenden Hormone LH und LTH führen zu einem „Gelbkörpereffekt".

gewandelte Verbindungen, da ihm eine sympathikolytische Wirkung abgeht. Vielmehr wirkt es direkt auf die Uterusmuskulatur und induziert rhythmische Kontraktionen, nach höherer Dosierung auch eine Dauerkontraktion. Deshalb eignet es sich zur Stillung postpartaler Blutungen infolge Uterusatonie sowie Behandlung von Meno- und Metrorrhagien (z. B. Methergin®).

Im Zusammenhang mit dem „Endokrinologikum" Vitex agnus castus (Keuschlamm) sei noch auf ein weiteres, nicht gynäkologisch wirksames Prinzip hingewiesen: Lycopus europaeus resp. virginicus (europäischer bzw. amerikanischer Wolfstrapp). Er wird primär bei leichten Formen der Hyperthyreose eingesetzt. Sein Wirkungsmechanismus beruht mit einiger Wahrscheinlichkeit auf einer Hemmung gonadotroper und thyreotroper Hormone des Hypophysenvorderlappens.

Präparat: **Agnolyt®**
Arzneiform: Tropfen.
Inhaltsstoff: Vitex agnus castus.
Anwendungsgebiete:
— Menstruationsstörungen infolge Gelbkörperinsuffizienz (z. B. Hyper-Polymenorrhö), Hyperfollikulinie (z. B. prämenstruelles Syndrom). Die Steigerung der Stilleistung.

Gegenanzeigen: Am Anfang einer Behandlung bisweilen Verkürzung oder Verlängerung der zeitlichen Zwischenräume der Monatsblutungen.
Nebenwirkungen: Gelegentliches Auftreten von juckenden urtikariellen Exanthemen.
Wechselwirkungen: Progesteronhaltige Präparate sollten nicht gleichzeitig gegeben werden, weil hierdurch die Wirkung von Agnolyt ausgelöscht wird.
Hinweis: Enthält 58 Vol.% Ethanol.
Dosierung: Morgens nüchtern 40 Tr. über mehrere Monate ohne Unterbrechung.

Präparat: **Lycoaktin®**
Arzneiform: Tabletten, Tinktur.
Inhaltsstoffe: Lycopus europaeus resp. virginicus, Leonurus cardiaca, Crataegus oxyacantha, Rosmarinus off.
Anwendungsgebiete: Hyperthyreose, Tachykardie, funktionelle Herzbeschwerden.
Gegenanzeigen: nicht bekannt.
Nebenwirkungen: nicht bekannt.
Wechselwirkungen: nicht bekannt.
Hinweis:
— Enthält 62 Vol.% Ethanol.
— Therapie über einen längeren Zeitraum.

Dosierung: 3mal tgl. 5 – 15 Tr. in etwas Flüssigkeit einnehmen, bzw. ½ – 1 Tabl. auf der Zunge zergehen lassen.

Präparat: **Menodoron®**
Arzneiform: Tropfen.
Inhaltsstoffe: Achillea millefolium, Urtica dioica, Origanum majorana, Quercus robur, Capsella bursa-pastoris.
Anwendungsgebiete: Menorrhagie, Dysmenorrhö, Menstruationsstörungen.
Gegenanzeigen: Bekannte Allergien gegenüber Korbblütlern (Achillea millefolium, Arnika, Calendula, Kamille).
Nebenwirkungen: Gelegentlich können juckende und entzündliche Hautveränderungen auftreten (Schafgarbendermatitis).
Wechselwirkungen: nicht bekannt.

Hinweis: Enthält 24 Vol.% Ethanol.
Dosierung: 3mal tgl. 10 – 15 Tr.

Präparat: **Remifemin®**
Arzneiform: Tabletten, Lösung.
Inhaltsstoff: Cimicifuga racemosa.
Anwendungsgebiete: Menstruationsstörungen, Ovarialinsuffizienz, prämenstruelle neurovegetative und psychische Störungen, klimakterische Beschwerden.
Gegenanzeigen: nicht bekannt.
Nebenwirkungen: In therapeutischen Dosen auch bei Langzeittherapie nicht bekannt.
Wechselwirkungen: nicht bekannt
Hinweis: Tropfen enthalten 50 Vol.% Ethanol.
Dosierung: 2mal tgl. 40 Tr., 2mal tgl. 2 Tabl. im Mund zergehen lassen.

Präparat: **Thyreogutt®**
Arzneiform: Tabletten, Tropfen.
Inhaltsstoffe: Leonurus cardiaca, Lycopus europaeus/virginicus; Tabletten enthalten zusätzlich Chinin-HCL $2H_2O$.
Anwendungsgebiete:
— Hyperthyreose leichten Grades, thyreogene Kreislaufstörungen, vegetative Dystonie mit thyreoidaler Beteiligung.
— Prämenstruelles Syndrom und klimakterische Beschwerden (Hemmung gonadotroper und thyreotroper Hypophysenvorderlappenhormone durch Lycopus möglich.)

Gegenanzeigen: Gravidität.
Nebenwirkungen: Erhöhtes Risiko perinataler Komplikationen oder Schädigungen beim Menschen durch Chinin.
Wechselwirkungen: nicht bekannt.
Dosierung:
— 3mal tgl. 1 – 2 Tbl. bzw. 5 – 10 Tr.
— Prämenstruelles Syndrom: 10 Tage vor Einsetzen der Regelblutung Beginn der Therapie und über 3 – 4 Zyklen fortsetzen.

Teezubereitungen

Achillea millefolium — Gemeine Schafgarbe
Verwendeter Drogenteil: Kraut.
Drogendosis: 2 – 4 g (2 Teel.) der Droge mit ca. 150 ml heißem Wasser übergießen. 10 min ziehen lassen und abseihen; 3 – 4mal tgl. 1 Tasse zwischen den Mahlzeiten.

Capsella bursa-pastoris — Hirtentäschel
Verwendeter Drogenteil: Kraut (Herba bursa-pastoris).
Drogendosis: 2 – 4 g (2 Teel.) der Droge mit 150 – 200 ml heißem Wasser übergießen, ziehen lassen und abseihen; 2 – 4mal tgl. 1 Tasse frisch zubereiteten Tee zwischen den Mahlzeiten trinken lassen.

10.1 Phytochemische Daten

Claviceps purpurea — Mutterkornpilz
(Clavipitaceae — Ascomyceten)

Mutterkorn — Secale cornutum
Ergometrinhydrogenmaleat,
Ergotamintartrat DAB 9

Mutterkornalkaloide sind in der Droge Secale cornutum in wechselnden Konzentrationen (Gehalt ~0,2–0,3%) enthalten. Ihr Spektrum, auch das ihrer Wirksamkeiten, variiert stark. Aus diesen Gründen sollten klassische pharmazeutische Zubereitungen wie Tinkturen und Extrakte selbst bei vorgenommener Standardisierung keine therapeutische Anwendung finden.

Hauptalkaloide sind Ergotamin (Gehalt ~0,1–0,2%), Alkaloide der Ergotoxingruppe (Ergocristin, α- und β-Ergocryptin, Ergocornin) sowie Ergometrin (Gehalt ~0,01–0,03%).

Die Hydrierung der Lysergsäure an C_9/C_{10} führt zur Dihydrolysergsäure und deren weniger toxischen, zudem stabileren Dihydroalkaloiden.

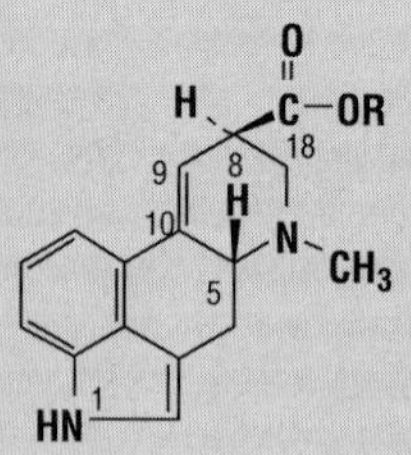

5R, 8R – Lysergsäure
Hydrierung C_9/C_{10}: Dihydrolysergsäure

Durch Amidbildung entstehen aus Lysergsäure (Dihydrolysergsäure) – R – die Mutterkorn-Alkaloide

R = $-C(=O)-NH-CH(CH_3)-CH_2-OH$	Ergometrin (Ergobasin/Ergonovin) (Amidbildung mit L-Propanolamin)
R = $-C(=O)-NH-CH(CH_2-CH_3)-CH_2-OH$	Methylergometrin

R =

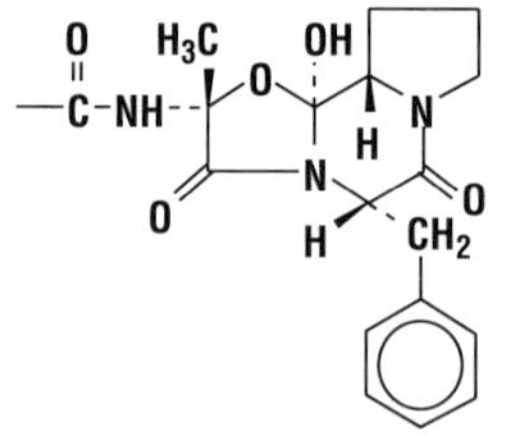

Ergotamin
Amidbildung mit α – Hydroxyalanin, Prolin und Phenylalanin (cyclisches Tripeptid)

Potentilla anserina — Gänsefingerkraut
Potentilla erecta (P. tormentialla) — **Tormentillwurz**
(Rosaceae — Rosengewächse)

Gänsefingerkraut — Potentillae anserinae herba
Tormentillwurzelstock — Tormentillae rhizoma DAB 9

Beide Drogen werden den gerbstoffführenden Drogen zugeordnet. Für Potentilla anserina werden Gehalte von 5 – 10%, für Tormentillwurzelstock (Blutwurz) solche in der Größenordnung von 20% ($\geqq$ 15,0% gemäß DAB 9) angegeben. Nach der chemischen Struktur handelt es sich beim Gänsefingerkraut überwiegend um hydrolysierbare Gallo- bzw. Ellagtannine, obwohl offenbar keine abschließende Klärung vorliegt.

Die Tormentillgerbstoffe gehören zu den nicht oder nur in geringem Maße hydrolytisch spaltbaren Catechingerbstoffen (Tormentillrot); Catechin = Cianidanol = (2R, 3S)-2-(3,4-Dihydroxyphenyl)-3,5,7-chromantriol.

Vitex agnus castus — Keuschlamm, Mönchspfeffer
(Verbenaceae — Eisenkrautgewächse)

Agnus castus-Früchte — Agni casti fructus

Die schwarzbraunen Steinfrüchte von Vitex agnus castus enthalten neben ätherischem Öl (Bestandteile u. a. Cineol, Pinen) die Iridoidglykoside Aucubin und Agnusid sowie flavonoide Verbindungen, wie z. B. das lipophile Casticin (3',5-Dihydroxy-3,4',6,7-tetramethoxyflavon). Für Aucubin findet man auch die Zuordnung zu den sogenannten Pseudoindikanen, abgeleitet von den Braunverfärbungen dieser Substanzen infolge ihrer chemischen Instabilität.

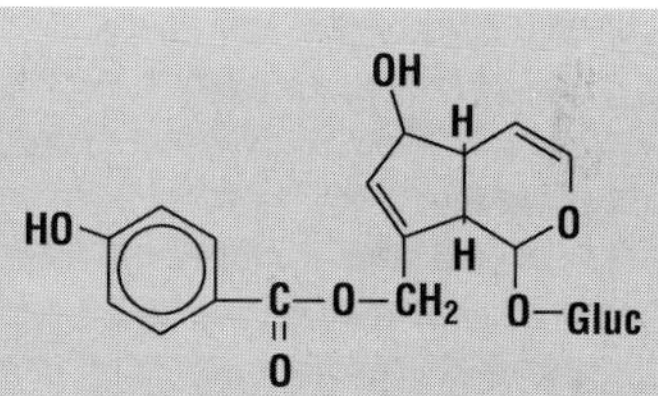

Agnusid
(p – Hydroxybenzoylaucubin)

11 Pflanzliche Ophthalmika

Phytotherapeutika vom Extrakttyp spielen heutzutage in der Augenheilkunde kaum eine Rolle. In Kombinationspräparaten zur topischen Anwendung können Zubereitungen aus Euphrasia off. (Augentrost) enthalten sein, jedoch sind Indikationen wie „Ermüdungs- und Alterserscheinungen des Auges“ nicht geeignet, den Stellenwert von Euphrasia off. hoch einzuschätzen. Ebenso unsicher ist der therapeutische Nutzen von Anthocyanen aus Myrtillusfrüchten (Heidelbeere). Diese sind in oral zu verabfolgenden „vasoaktiven“ Pharmaka enthalten und werden bei diabetischen und vaskulär bedingten Retinopathien — allerdings ebenfalls nur in Kombinationspräparaten — empfohlen. Bei den sonstigen in der Ophthalmologie angewandten Pflanzeninhaltsstoffen handelt es sich um sogenannte Monosubstanzen. Atropin (s. Abschn. 4.9) wird vor allem zu diagnostiischen Zwecken als Mydriatikum verwandt. Zur Anwendung kommt nicht die freie Base sondern Atropinsulfat in 0,2%iger Lösung. 1 – 2 Tropfen davon in den Konjunktivalsack geträufelt, führen zu einer Pupillenerweiterung, die etwa 6 – 8 Tage anhält. Zusätzlich kommt es zu einer Akkomodationslähmung. Die Effekte des Atropins beruhen auf einer Lähmung des M. spincter pupillae, so daß es zu einem Überwiegen des sympathisch innervierten M. dilatator pupillae kommt. Die Lähmung des M. ciliaris führt zu der beschriebenen Akkomodationslähmung (vgl. Abb. 11-1).

Für die Behandlung des Glaukoms finden zwei Alkaloide Anwendung, und zwar die Miotika Pilocarpin und Physostigmin (Eserin). Pilocarpin wird aus den Blättern der in Südamerika beheimateten Pflanze Pilocarpus jaborandi gewonnen. Pilocarpin ist ein Parasympathikomimetikum. Es verursacht am Auge eine Kontraktion des M. ciliaris und des M. sphincter pupillae. Dadurch kommt es zur Rundung der Linse mit Akkommodationslähmung, Miosis, Erweiterung des Kammerwinkels und Eröffnung des Schlemm-Kanals mit Erleichterung des Abflusses von Kammerwasser. Zur Verlängerung der Wirkdauer des Pilocarpins kann zusätzlich Phenylephrin gegeben werden.

In gleicher Weise wie Pilocarpin, jedoch über einen anderen Mechanismus wirkt Physostigmin. Dieses ist das Hauptalkaloid der Samen von Physostigma venenosum, die auch Calabarbohnen genannt werden. Im Gegensatz zu Pilocarpin ist Physostigmin ein indirekt wirkendes Parasympathikomimetikum. Es wirkt über eine kompetitive Hemmung der Cholinesterase und führt damit zu einer Anreicherung von Acetylcholin am Erfolgsorgan. Zur Behandlung kommt in erster Linie das Salicylsäuresalz des Physostigmins als 0,2%ige Lösung in Frage, davon werden 1 – 2 Tropfen in den Konjunktivalsack verbracht.

Physostigmin wird eingesetzt, wenn der Augeninnendruck mit Pilocarpin nicht ausreichend gesenkt wird. Die Physostigminwirkung am Auge hält länger an als die des Pilocarpins, jedoch ist die Gewöhnungsgefahr größer.

Präparat: **Atropin 0,5 %/1 % Dispersa, Atropin 1 %, 2 % Dispersa**
Arzneiform: Augentropfen (0,5 %/1 %) Augensalbe (1 %/2 %).
Inhaltsstoff: Atropinsulfat.
Anwendungsgebiete:
- Mydriatikum zur Refraktionsbestimmung, Atropinkur von Schielkindern.
- Keratitis oder Ulcus corneae mit iritischer Reizung, Uveitis anterior.

Gegenanzeigen: Engwinkelglaukom, mögliche systemische Nebenwirkungen von Anticholinergika.
Nebenwirkungen: Akkomodationsstörungen, Glaukomauslösung.

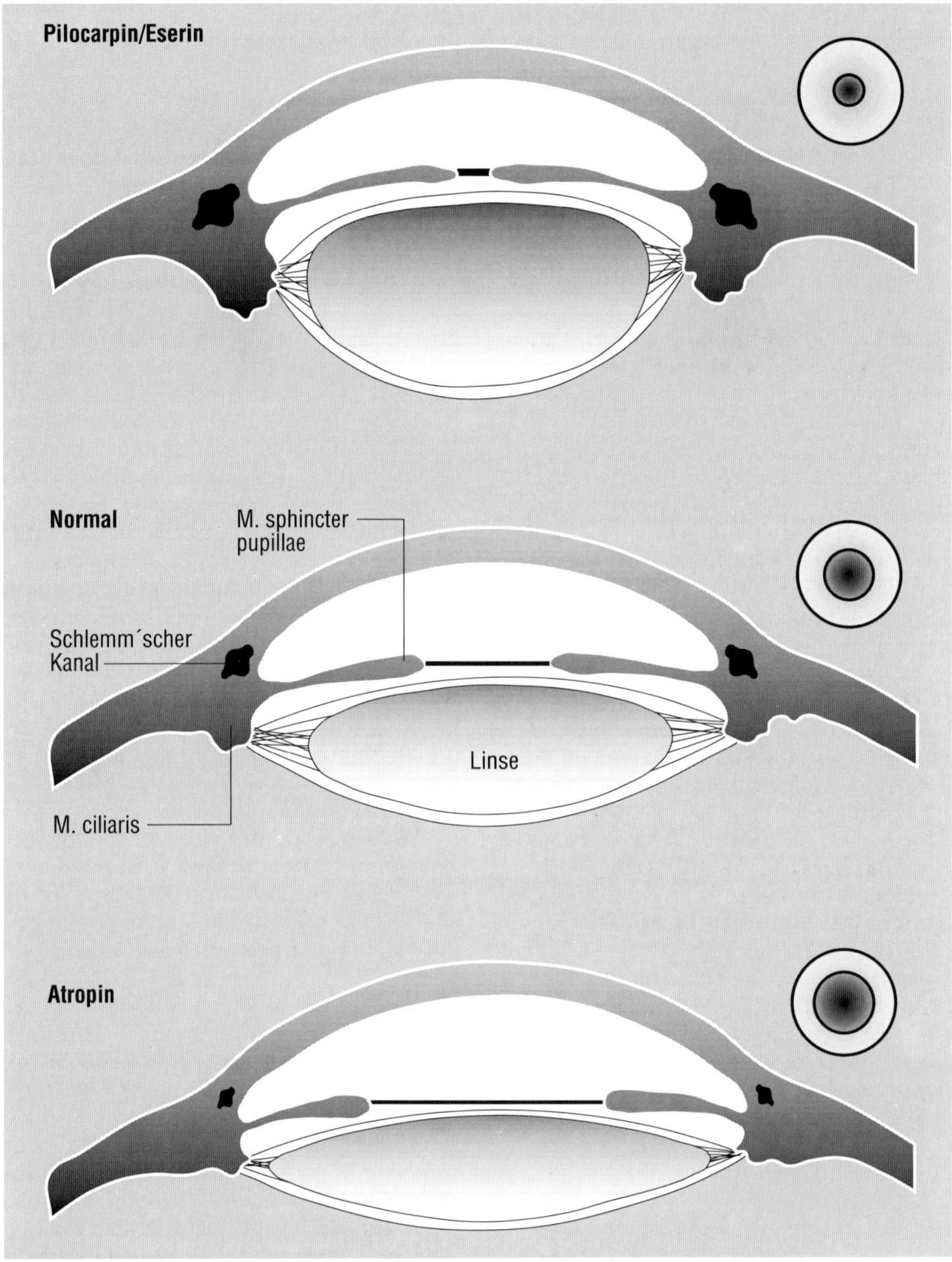

Abbildung 11-1:
Wirkung von Parasympathikomimetika (Philocarpin, Eserin) und Parasympathikolytika (Atropin) am Auge. Pilocarpin und Eserin bewirken eine Kontraktion der M. ciliaris und des M. sphincter pupillae, Miosis und Rundung der Linse sowie eine Erweiterung des Schlemmchen Kanals und erleichtern dadurch den Abfluß von Kammerwasser *(oben).* Atropin hingegen führt zur Erschlaffung des M. ciliaris und des M. sphincter pupillae, Mydriasis und Abflachung der Linse sowie zur Verengung des Schlemmschen Kanals *(unten).*

Wechselwirkungen: Bei Lokaltherapie nicht zu erwarten.
Hinweis: Beeinträchtigung des Reaktionsvermögens infolge der Akkomodationsstörung.
Dosierung: I. d. R. 1mal vor dem Schlafengehen, b. Bed. bis zu 3mal tgl. einstreichen.

Präparat: **Chibro-Pilocarpin 1 %, 2 %**
Arzneiform: Tropfen.
Inhaltsstoff: Pilocarpin.
Anwendungsgebiet: Glaukom.
Gegenanzeigen: Iritis akuta und andere Erkrankungen, bei denen eine Pupillenverengung kontraindiziert ist.
Nebenwirkungen: nicht bekannt.
Wechselwirkungen: nicht bekannt.
Dosierung: Je nach Augendruck 3 – 4mal tgl. 1 Tr. einträufeln.

Präparat: **Euphrasia Augentropfen**
Arzneiform: Tropfen.
Inhaltsstoffe: Euphrasia off., Kaliumnitrat.
Anwendungsgebiet: Bindehautentzündung unterschiedlicher Genese.
Gegenanzeigen: nicht bekannt.
Nebenwirkungen: nicht bekannt.
Wechselwirkungen: nicht bekannt.
Dosierung: Mehrmals täglich ins Auge einträufeln.

Präparat: **Salus® Augenschutz-Kapseln**
Arzneiform: Kapseln.
Inhaltsstoffe: Vaccinium myrtillus, Retinol (Vit. A), Riboflavin (Vit. B_2).
Anwendungsgebiete: Bindehautreizung, Lichtüberempfindlichkeit, prophylaktisch gegen Nachtblindheit, Adaptationsstörungen.
Gegenanzeigen: nicht bekannt.
Nebenwirkungen: nicht bekannt.
Wechselwirkungen: nicht bekannt.
Dosierung: Morgens nüchtern 1 Kps.

11.1 Phytochemische Daten

Atropa belladonna — Tollkirsche, siehe Abschnitt 4.9.

12
Pflanzliche Zytostatika

Zytostatika im Sinne typischer Phytotherapeutika — Mehrstoffgemische — gibt es nicht. Zwar lassen sich aus Vinca rosea (jetzt: Catharanthus roseus) die beiden Indolalkaloide Vinblastin und Vincristin gewinnen, jedoch ist ihre Isolierung aufwendig und schwierig. Um z. B. 1 mg Vincristin zu isolieren, müssen 500 g (!) der Droge (Herba) aufgearbeitet werden. Der Wirkstoff ist in so geringer Konzentration in dem Ausgangsmaterial enthalten, daß sich der Einsatz von Extraktpräparaten bereits aus Dosierungsgründen von selbst verbietet. Beide Alkaloide sind hochpotente Zytostatika, die die Kern- und damit die Zellteilung im Stadium der Metaphase hemmen. Angriffspunkt ist der Spindelapparat, der die Tochterchromosomen trennt und zum Zellpol zieht.

Trotz weitgehender chemischer Verwandtschaft sind die Anwendungsgebiete nicht identisch. Vinblastin findet Anwendung bei malignen Lymphomen, Hodentumoren, Chorion- und Mammakarzinom, Vincristin bei der akuten lymphatischen Leukämie, beim Sarkom, bei malignen Lymphomen und beim Mammakarzinom. Das Nebenwirkungspotential ist erheblich, beim Vinblastin steht die Leukopenie im Vordergrund, beim Vincristin dessen Neurotoxizität. Beide Zytostatika können nur unter strikter klinischer Kontrolle angewandt und müssen sorgfältig individuell dosiert werden.

Im Zusammenhang mit der Behandlung onkologischer Erkrankungen sei noch auf ein Palliativum (bei Karzinomen, nicht Sarkomen) hingewiesen: Zubereitungen aus Viscum album, der Mistel (Plenosol®, Iscador®, Helixor®).

Bei allen Zubereitungen handelt es sich im Prinzip um wäßrige Auszüge oder den verdünnten Preßsaft aus der Mistel (Herba). Eine ein- oder mehrmalige kurmäßige Anwendung z. B. von i.v. verabreichtem Plenosol verlängert nicht die Lebenserwartung beim inkurablen Karzinom, verbessert jedoch die Lebensqualität. Es kommt zur Besserung des Appetits und der Stimmungslage, das Körpergewicht kann bei gebessertem Allgemeinbefinden zunehmen, der Bedarf an stark wirkenden Analgetica, auch Opiaten, wird eingeschränkt. Eine Plenosolkur kann z. B. wie folgt aussehen: Intravenöse Injektionen für 3 Monate alle 5 – 7 Tage, beginnend mit Stärke 0, beim ersten Mal 0,5 ml, beim zweiten Mal 1,0 ml. Weitere Behandlung mit Plenosol Stärke I 0,1 – 0,2 – 0,3 – 0,4 – 0,5 – 0,6 – 0,7 ml; weiter mit 0,7 ml bis zum Ende des Behandlungsquartals. Begleiterscheinungen können sich in grippeähnlichem Abgeschlagenheitsgefühl und Temperatursteigerungen über 38° C axillar äußern. Dann ist die Dosis zu reduzieren oder die Zeitdauer der Applikation zu verlängern. Ein milder Temperaturanstieg ist durchaus als positiv zu wertender Therapieeffekt zu verstehen (Interferonisierung, Steigerung der Phagocytoserate).

Präparat: **Helixor® A/-M/-P**
Arzneiform: Injektionslösung.
Inhaltsstoff: Viscum album.
Anwendungsgebiete: Nach antroposophischem Arzneimittelbild bei malignen soliden Tumoren sowie malignen Systemerkrankungen und bei Präkanzerosen.
Gegenanzeigen: Chronische progradiente Infektion (z. B. Tbc).
Nebenwirkungen:
— Lokale Entzündungsreaktionen bei s.c.-Injektionen.
— Bei ausgeprägter Schilddrüsenüberfunktion ist eine verzögerte Dosissteigerung angezeigt.
— Allergisierung möglich.
Dosierung: Die Dosierung erfolgt nach den „Richtlinien für die Therapie mit Helixor", zu beziehen über den Hersteller.

Präparat: Iscador® M/-P/-Qu
Arzneiform: Injektionslösung.
Inhaltsstoff: Viscum album.
Anwendungsgebiete: Gemäß dem antroposophischen Arzneimittelbild zur Therapie maligner Erkrankungen und Präkanzerosen.
Gegenanzeigen: Chronische progrediente Infektionen (z. B. Tbc).
Nebenwirkungen: Fieberhafte Reaktionen und allergische Reaktionen sind möglich.
Wechselwirkungen: nicht bekannt.
Dosierung: Anwendung nur nach Kenntnis der Broschüre „Richtlinien für die Iscador-Behandlung", zu beziehen über den Hersteller.

Präparat: **Plenosol®**
Arzneiform: Injektionslösung.
Inhaltsstoff: Viscum album.
Anwendungsgebiet: Zur Pallativtherapie im Sinne einer unspezifischen Reiztherapie bei malignen Tumoren. Zur Segmenttherapie bei degenerativ-entzündlichen Gelenkerkrankungen.
Gegenanzeigen: Eiweißüberempfindlichkeit, chronisch-progrediente Infektionen (z. B. Tbc). Vorsicht ist geboten bei hypotonen Kreislaufstörungen, Angina pectoris. Bei eintretender Menstruation Dosen nicht steigern.
Nebenwirkungen: Schüttelfrost, hohes Fieber, Kopfschmerzen, pektanginöse Beschwerden, othostatische Kreislaufregulationsstörungen und allergische Reaktionen wie Rötung, Schwellung, Juckreiz an der Injektionsstelle.
Wechselwirkungen: nicht bekannt.
Dosierung: Dosierungsbeispiel siehe vorangehender Abschnitt. Spezialanweisung lt. Packungsbeilage.

12.1
Phytochemische Daten

Catharantus roseus (Vinca rosea) — Tropisches Immergrün
Vinca minor — Kleines Immergrün
(Apocynaceae — Hundsgiftgewächse)

Vinca-Alkaloide

Die Familie der Apocynaceen umfaßt mit dem Tropischen Immergrün, Vinca rosea, und dem Kleinen Immergrün, Vinca minor, zwei alkaloidführende Arten, von denen einige isolierte Basen erhebliche therapeutische Bedeutung gewonnen haben.

Tropisches Immergrün (Catharanthus roseus). Von den zahlreichen Alkaloiden dieser Droge, sowohl im Kraut als in der Wurzel vorkommend, haben Vinblastin, Vincristin und das partialsynthetisch abgewandelte Vindesin bzw. deren Salze als Zytostatika Eingang in die Therapie gefunden.
Es handelt sich um Bis-Indol(Indol/Indolin)-Alkaloide, deren Gehalt im Kraut der Droge einer sehr kleinen Größenordnung (~0,005%) zuzuordnen ist.

Kleines Immergrün (Vinca minor). Das aus dem Kraut (Gesamtalkaloidgehalt 0,25 – 1,0%) isolierbare Hauptalkaloid Vincamin, auch teilsynthetisch zugänglich, ist ein monomeres Indolalkaloid, das als durchblutungsförderndes Mittel speziell im Bereich geriatrischer Hirnleistungsschwäche zur Anwendung gelangt.

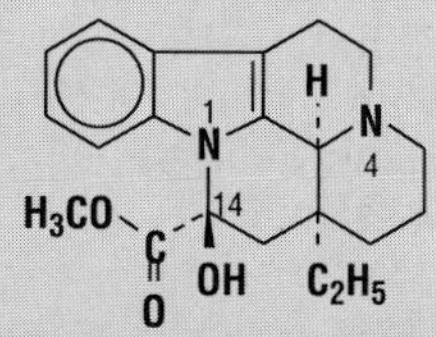

Vincamin
(14, 15 – Dihydro – 14 – hydroxy - eburnamenin – 14 – carbonsäure – methylester)

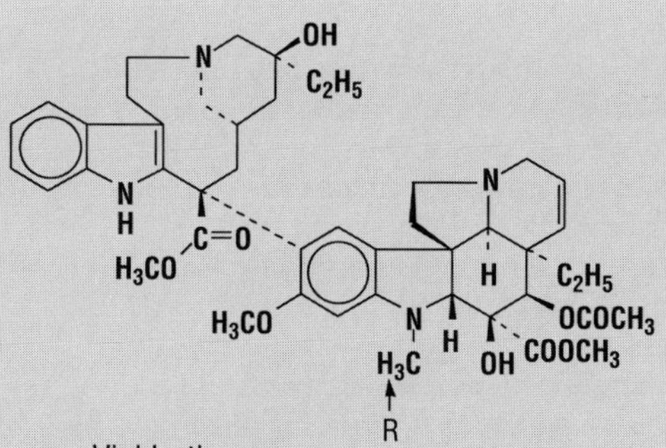

Vinblastin
(Vincaleukoblastin)

R = CHO	Vincristin (Leukocristin)

Viscum album — Mistel (Loranthaceae — Mistel-/Riemenblumengewächse)

Mistelkraut — Visci albi herba

Die Mistel, Viscum album, ist ein immergrüner Halbparasit, wobei je nach Wirtspflanze zwischen biologischen Rassen (Laubholz-, Tannen-, Föhren-Mistel) beschreibend unterschieden wird.

Die Wirtsspezifität, Apfelmistel, Pappelmistel ist verschiedentlich erwähnt.

Die Viscotoxine (Viscotoxin A_2, A_3, B und andere Bezeichnungen) — Proteinverbindungen — werden als Arzneimittelwirkstoffe nicht deklariert, vielmehr erfolgt die Einstellung dieser Wirkstoffe durch biologische Standardisierung oder Mengenangabe von Extraktivstoffen.

Auf Mistellektin, dem eine gewisse Ähnlichkeit zum Ricin (Lektin aus Ricinus communis) zugeordnet wird, ist hinzuweisen. Lektine gehören bekanntlich zu den Proteinen oder Glykoproteinen, die zur Bindung (Agglutination) mit bestimmten Polysacchariden auch an Zelloberflächen geeignet sind.

13 Pflanzliche Externa und Dermatika

13.1 Hautreizstoffe — Rubefazientia

Bei den pflanzlichen Externa muß unterschieden werden zwischen Präparationen, die zu einer allgemeinen Hautreizung führen und solchen, denen eine spezifische Indikation zuzuordnen ist. Allgemein wirksame Hautreizstoffe sind z. B. Präparationen auf der Basis der Früchte der Paprika, Capsicum annuum, bzw. aus Senfsamen, Brassica nigra. Die therapeutische Anwendung derartiger, die Haut reizender Prinzipien entspricht einer mehrere Jahrhunderte alten Erfahrung und ist in ihren Grundzügen bisher wissenschaftlich keineswegs geklärt. In den therapeutischen Prozeß involviert ist möglicherweise eine Stimulierung des Hypophysenvorderlappen-Nebennierenrinden-Systems mit konsekutiver Ausschüttung von Kortikosteroiden. Die lokale Rötung und Hyperämie beruht auf einer Vasodilatation, bei deren Zustandekommen die Mediatoren Histamin, Bradykinin und Prostaglandin beteiligt sind. Deren Wirkung geht jedoch nicht über den hyperämischen und geröteten Bezirk hinaus. Eine antiphlogistische Fernwirkung läßt sich möglicherweise über eine sogenannte Counter irritation erklären. Aus Tierexperimenten ist bekannt, daß z. B. eine experimentelle Peritonitis durch eine an anderer Stelle des Körpers gesetzte Entzündung, z. B. durch Injektion eines Phlogistikums in eine Pfote oder umgekehrt, gehemmt wird. Es hat zwar nicht an Versuchen gefehlt, nach einem durch eine Entzündung ausgelösten, körpereigenen Antiphlogistikum zu suchen, jedoch ist ein solches bisher nicht gefunden worden.

Durch Aufbringung von Reizstoffen auf die Haut oder auch in die Haut — z. B. Präparationen aus der Mistel, Viscum album, — lassen sich jedoch auch kutaneoviscerale Reflexe auslösen, deren Funktionieren nur durch eine Steigerung der Tiefendurchblutung unter dem entzündeten Hautareal plausibel erklärbar ist. Die erfolgreiche Behandlung von degenerativen Gelenkveränderungen durch Provokation kutaner Entzündungsherde über dem betroffenen Gelenk läßt sich anders nicht erklären. Mit den Viskotoxinen enthält der Preßsaft aus dem Mistelkraut hochmolekulare Substanzen, die, intrakutan zugeführt, in Abhängigkeit von der Dosis über lokale Rötungen bis zur Nekrosebildung führen können.

13.2 Arzneimittel zur Behandlung rheumatischer Beschwerden

Eine große Rolle spielen pflanzliche Externa bei der Behandlung rheumatischer Beschwerden. Hierbei darf unter dem Begriff der rheumatischen Beschwerden nicht der akute oder chronische Gelenkrheumatismus verstanden werden. Gemeint sind Beschwerden, die unter den Begriffen „Myalgie“, „Muskelverspannung“, „Weichteilrheumatismus“ sowie unklarer neuralgiformer Beschwerden eingeordnet werden können. In diesem Zusammenhang sind zu nennen Präparationen auf der Basis der nachstehend angeführten Heilpflanzen bzw. Kombinationsarzneimittel, die u. a. Bestandteile der Arzneipflanzen enthalten:

— Bergwohlverleih — Arnica montana
— Kampher — Camphora
— Lärchenterpentin — Terebinthina Laricina
— Fichtennadelöl — Piceae aetheroleum
— Kiefernnadelöl — Pini aetheroleum
— Pfefferminzöl — Menthae piperitae aetheroleum
— Eukalyptusöl — Eucalypti aetheroleum
— Minzöl — Menthae arvensis aetheroleum.

Die antirheumatische Wirksamkeit bzw. die zu einer Linderung der rheumatischen Beschwerden führende Wirksamkeit der Inhaltsstoffe der genannten Heilpflanzen ist sicher nicht über einen einheitlichen Wirkungsmechanismus zu erklären. Die meisten auf der Basis der genannten Heilpflanzen entwickelten Fertigarzneimittel müssen in die Haut eingerieben werden und führen zu einer lokalen Hyperämisierung, die sicher teilweise durch die physikalische Komponente der Massage zu erklären ist. Auf diese Weise lassen sich kutaneoviszerale Durchblutungsreflexe auslösen. Inwieweit die Inhaltsstoffe der angeführten Heilpflanzen — vorwiegend ätherische Öle — perkutan in das darunterliegende Gewebe eindringen und dort eine Wirkung direkt am Ort entfalten, ist diskussionswürdig, aber kaum mit Sicherheit nachgewiesen.

Präparat: **ABC-Pflaster®**
Arzneiform: Pflaster.
Inhaltsstoffe: Arnica montana, Atropa belladonna, Capsicum annuum.
Wirkung: Durchblutungsfördernd, spasmolytisch, antineuralgisch und antiphlogistisch.
Anwendungsgebiete: Rheumatische Beschwerden, Lumbalgien, Zerrungen, Verstauchungen, Myogelosen.
Gegenanzeigen: Arnika-Allergie.
Nebenwirkungen:
— Bei empfindlicher Haut können ödematöse Dermatitiden und Blasen auftreten.
— Ekzeme bei längerer Anwendung.
Wechselwirkungen: nicht bekannt.
Anwendung: Pflaster über schmerzhafter Stelle anlegen und über 12–24 Stunden liegen lassen, Hautpflege nach Abnahme.

Präparat: **Colchicum — Strath®**
Arzneiform: Tropfen.
Inhaltsstoffe: Colchicum autumnale, Toxicodendron quercifolium (Rhus toxicodendron), Urtica dioica, Alchemilla xanthochlora, Taraxacum off.
Wirkung: Antiphlogistisch, spasmolytisch, adstringierend und cholagog.
Anwendungsgebiete: Akuter und chronischer Gelenkrheumatismus, Gicht, Bandscheibenleiden.
Gegenanzeigen: Schwangerschaft
Nebenwirkungen: Die Nebenwirkungen richten sich bevorzugt nach dem Mitosegift der Herbstzeitlose (Colchicum autumnale): Durchfall, Übelkeit, Erbrechen, Koliken, Leukopenie. Bei längerem Gebrauch können Hautveränderungen, Alopezie, Agranulozytose, aplastische Anämie und Myopathie auftreten.
Wechselwirkungen: nicht bekannt.
Hinweis:
— Enthält 20 Vol.% Ethanol.
— Vorsicht ist geboten bei alten und geschwächten Patienten sowie bei solchen mit Herz-, Nieren- und gastrointestinalen Erkrankungen.
Dosierung: 3mal tgl. 20 Tr. Die Tagesgesamtdosis soll 8 mg Colchicin nicht überschreiten.

Präparat: **Flemun®**
Arzneiform: Kapseln.
Inhaltsstoff: β-Sitosterin.
Wirkung: Dekongestiv, antiödematös und antiphlogistisch.
Anwendungsgebiete:
- Langzeittherapie rheumatischer Erkrankungen.
- Klinischer Einsatz auch bei Prostatahypertrophie.

Gegenanzeigen: nicht bekannt.
Nebenwirkungen: Gelegentlich Magenunverträglichkeit.
Wechselwirkungen: nicht bekannt.
Dosierung: 3mal tgl. 1 – 2 Kps. über mehrere Monate.

Präparat: **Po-Ho®-Balsam, -Fluid**
Arzneiform: Balsam, Tropfen.
Inhaltsstoffe: Mentha piperita, Eucalyptus globulus, Juniperus communis, Syzygium aromaticum, Pimpinella anisum.
Anwendungsgebiete: Rheumatische und neuralgische Beschwerden, Prellungen, Muskelschmerzen, Erkältungskrankheiten.
Gegenanzeigen: Bei äußerlicher Anwendung nicht bekannt. Kontakt mit Schleimhäuten und Wunden vermeiden.
Nebenwirkungen: nicht bekannt.
Wechselwirkungen: nicht bekannt.
Dosierung: Einreibungen, Packungen, Massagen nach Bedarf.

13.3 Arzneimittel zur Wundbehandlung

Zur Wundbehandlung kommen vor allem Präparationen aus der Ringelblume, Calendula off., aus Kamillenblüten, Matricaria chamomilla, sowie der Perubalsam, Balsamum peruvianum, in Frage. Welche Inhaltsstoffe die Wirksamkeit der Ringelblumenblüten bedingen, ist noch nicht abgeklärt, mit hoher Wahrscheinlichkeit handelt es sich um Carotinoide. Die antiphlogistischen und granulationsfördernden Eigenschaften der Kamillenblüten gehen in erster Linie auf deren Gehalt an Chamazulen und Bisabolol zurück. Perubalsam enthält 50 – 70% eines Gemisches von Benzylestern der Benzoe- und Zimtsäure und wirkt antibakteriell-antiseptisch und granulationsfördernd.

Präparat: **Arnika Hevert®**
Arzneiform: Injektionslösung.
Inhaltsstoff: Arnika montana D4.
Wirkung: Antiphlogistisch, antineuralgisch, spasmolytisch, hämostyptisch, antiseptisch und granulationsfördernd.
Anwendungsgebiete: Distorsionen, Hämatome, Verletzungen, bei operativen Eingriffen, Frakturödemen.
Gegenanzeigen:
- Arnika-Allergie.
- Kardiale Nebenwirkungen wie Tachykardie, Kollaps.

Nebenwirkungen: Allergisierung möglich.
Wechselwirkungen: nicht bekannt.
Dosierung: Mehrmals wöchentlich bzw. täglich 1 Amp. i.m. oder s.c.

Präparat: **Echinacin®**
Arzneiform: Salbe.
Inhaltsstoff: Echinacea purpurea.
Wirkung: Wundheilende, entzündungshemmende Wirkung; Stimulation der körpereigenen Abwehr (Phagozytenaktivierung, Fibroblastenstimulierung).
Anwendungsgebiete: Schlecht heilende, oberflächliche Wunden.
Gegenanzeigen: Überempfindlichkeit gegen Alkyl-4-hydroxybenzoate (Parabene). Bekannte Allergie gegen Korbblütler.
Nebenwirkungen: keine bekannt.
Wechselwirkungen: nicht bekannt.

Dosierung: Mehrmals tgl. auf die zu behandelnde Hautstelle bzw. den Wundverband auftragen. Echinacin-Salbe sollte ununterbrochen nicht länger als 8 Wochen angewendet werden.

Präparat: **Echtromintol®**
Arzneiform: Liquidum.
Inhaltsstoffe: Echinacea purpurea, Mentha piperita, Hypericum perforatum, Matricaria chamomilla, Linolsäureester.
Anwendungsgebiete: Schürf- und Schnittwunden, Rhagaden, Milchschorf, Schuppenflechte, Fußpilz, zur Lösung von Borken und Krusten bei Ekzemen.
Gegenanzeigen: Kreuzallergie zwischen 4-Hydroxybenzoaten bei Echinacea purp. bekannt.
Nebenwirkungen: Photosensibilisierung bei Hypericum perforatum bekannt.
Wechselwirkungen: nicht bekannt.
Dosierung: Mehrmals tgl. auftragen.

Präparat: **Hametum®**
Arzneiform: Salbe, Extrakt, Suppositorien.
Inhaltsstoff: Hamamelis virginiana.
Wirkung: Adstringierend, entzündungshemmend, lokal hämostyptisch.
Anwendungsgebiete: Oberflächliche Hautdefekte, Verbrühungen und Verbrennungen leichteren Grades, Sonnenbrand, Hautschrunden, Wundsein bei Säuglingen, Hämorrhoiden.
Gegenanzeigen: nicht bekannt.
Nebenwirkungen: nicht bekannt.
Wechselwirkungen: nicht bekannt.
Dosierung: Anwendung mehrmals täglich.

Präparat: **Kamillosan®**
Arzneiform: Lösung, Creme, Salbe.
Inhaltsstoff: Matricaria chamomilla.
Wirkung: Antiphlogistische, spasmolytische und wundheilungsfördernde Wirkung; gleichzeitig auch fungizide, antibakterielle Effekte; Anregung des Hautstoffwechsels.
Anwendungsgebiete: Entzündliche Erkrankungen von Haut- und Schleimhäuten, Verletzungen, Ulzera.
Gegenanzeigen: nicht bekannt.
Nebenwirkungen: nicht bekannt.
Wechselwirkungen: nicht bekannt.
Hinweis: Enthält 42,8 Vol.% Ethanol.
Dosierung:
- Zu Umschlägen, Waschungen und Spülungen: ein- bis mehrmals tgl. 1 Eßl. auf 1 l Wasser.
- Säuglingsbäder und Teilbäder: 1 Eßl. pro Bad bzw. Teilbad.
- Einläufe: 1 Eßl. pro Bad 1mal tgl.
- Ganzbäder: 5 Eßl. pro Bad 1mal tgl.
- Gesichtsdampfbad: 1 Eßl. auf 1 l heißes Wasser.
- Mund- und Rachenspülung: 30 Tr. auf ½ Glas Wasser mehrmals tgl.
- Creme und Salbe: ein- bis mehrmals tgl. auf die erkrankten Hautstellen auftragen.

Präparat: **Reparil®**
Arzneiform: Dragées, Ampullen.
Inhaltsstoff: Aescin.
Anwendungsgebiete: Posttraumatische und postoperative Ödeme, Schmerzsyndrome der Wirbelsäule, postkommotionelle Kopfschmerzen.
Gegenanzeigen: Schockniere, Niereninsuffizienz, vorgeschädigte Niere. Strenge Indikation während der Schwangerschaft und Stillzeit.
Nebenwirkungen: Anaphylaktische Reaktion möglich (Amp.), in seltenen Fällen Magen- oder Darmstörungen (Drg.).
Wechselwirkungen: Nephrotoxizität von Aminoglykosiden kann erhöht werden. Die Wirkung von Antikoagulantien kann gesteigert werden. Die Plasmaeiweißbindung von Aescin kann durch bestimmte Antibiotika beeinträchtigt werden.
Hinweis: Strenge Indikationsstellung während der Schwangerschaft und Stillzeit.
Dosierung:
Anfangsdosis und leichtere Fälle:
Oral (Erwachsene):
- anfangs 3mal tgl. 2 Drg.
- Erhaltungsdosis und leichtere Fälle: 3mal tgl. 1 Drg. nach dem Essen

Parenteral (Erwachsene):
- 1–2 Amp. tgl. streng i.v.

13.4 Arzneimittel zur Behandlung stumpfer Traumen

Zur Behandlung stumpfer Traumen wie Prellungen, Quetschungen, Zerrungen oder Verstauchungen eignen sich besonders Präparationen aus dem Bergwohlverleih (Arnica montana), Beinwell (Symphytum off.) und Steinklee (Melilotus off.).

Die lokale Wirkung des Bergwohlverleih beruht auf den Inhaltsstoffen vom Typ des Helenalins, das im Tierversuch antiphlogistisch wirkt. Auf die Haut aufgebracht ruft es Hyperämie hervor.

Der Beinwell enthält neben Gerbstoffen reichlich Schleimstoffe, die lokal antiphlogistisch und bei traumatischer, tiefer Hyperämie kühlend wirken, auch der adstringierende Effekt der Gerbstoffe dürfte zur Wirksamkeit beitragen.

Die Wirksamkeit des Steinklees ist an seinen Gehalt an Cumarin und verwandte Verbindungen geknüpft, sie ist durch reichlich vorhandenes Erfahrungsmaterial belegt, jedoch theoretisch nicht ohne weiteres verständlich. Im Tierexperiment wirkt der Steinklee antiödematös, verbessert die Lymphkinetik und beschleunigt die Wundheilung.

Präparat: **Kytta-Salbe®**
Arzneiform: Salbe.
Inhaltsstoffe: Symphytum off., Hypericum perforatum, Calendula off., Lavandula angustifolia, Pinus sibirica.
Anwendungsgebiete: Kontusionen, Hämatome, Distorsionen, Subluxation, Epikondylitis, Tendovaginitis, Muskel- und Nervenschmerzen.
Gegenanzeigen: Photosensibilität (Hypericum perforatum).
Nebenwirkungen: Die Pyrrolizidinalkaloide (Symphytum off.) haben sich in Langzeituntersuchungen (Tierversuche) bei innerlicher Anwendung als kanzerogen und hepatotoxisch erwiesen. Bei äußerlicher Anwendung findet nur eine geringe Resorption statt.
Wechselwirkungen: nicht bekannt.
Dosierung: Mehrmals tgl. Salbenverband.

13.5 Arzneimittel zur Behandlung von Narben

Zur Behandlung von Narben eignet sich das Öl aus der Kamille, Matricaria chamomilla, wobei der wirksamkeitsbestimmende Inhaltsstoff die blaue Fraktion, das Chamazulen, ist. Bewährt haben sich ferner die Tinktur aus Arnicablüten, Arnica montana resp. chamissonis, sowie nur mit fetten Ölen hergestellte Präparationen aus dem Johanniskraut, Hypericum perforatum. Auch die Inhaltsstoffe aus dem asiatischen Wassernabel, Centella asiatica, vorwiegend ein Gemisch aus Triterpensaponinen, leisten bei der Auflockerung harter Narben gute Dienste. In besonderen Fällen sind als Keratolytika auch Pflanzenteere angezeigt, z. B. Birkenteer (Pix Betulina), Buchenholzteer (Pix Fagi), Wacholderteer (Pix Juniperi) und Nadelholzteer (Pix liquida). Die Teere enthalten Phenole, Kohlenwasserstoffe, Kresole und Homologe der Essigsäure. Teere wirken je nach Konzentration antiseptisch, antiphlogistisch, juckreizstillend bis keratolytisch. Bei großflächiger Auftragung kann es zu resorptiven toxischen Wirkungen kommen.

Entsprechende Präparate aus Kamille, Arnika und Johanniskraut finden sich in Abschnitt 13.2.

Beispiel eines Teerpräparates zur Keratolyse bei Keloiden ist Ichtholan spezial.

Präparat: **Ichtholan® spezial**
Arzneiform: Salbe.
Inhaltsstoff: Ammoniumbituminosulfonat.
Anwendungsgebiete: Degenerative und entzündliche Gelenkerkrankungen, Sportverletzungen, Keloide.
Gegenanzeigen: Nässende Dermatosen.
Nebenwirkungen: Nierenschädigungen, Photosensibilisierung.
Wechselwirkungen: nicht bekannt.
Hinweis: Großflächige Anwendung über längere Dauer vermeiden.
Dosierung: Salbenverband, Verbandwechsel täglich, bzw. jeden 2. Tag. Verband nicht länger als 4 – 5 Tage liegen lassen.

13.6
Dermatika zur Behandlung von Flechten und Ekzemen

Präparat: **Befelka®-Öl**
Arzneiform: Öl.
Inhaltsstoffe: Hypericum perforatum, Calendula off., Matricaria chamomilla, Olea europaea, Viola tricolor.
Anwendungsgebiete: Flechten, Ekzeme, Crusta lactea, Pruritus, Geschwüre, Fußpilzerkrankungen, Wundsein.
Gegenanzeigen: Korbblütlerallergie (Calendula off.), Photosensibilisierung.
Wechselwirkungen: nicht bekannt.
Dosierung: Häufig als Bedeckung der erkrankten Hautflächen auftragen.

Teezubereitungen

Stiefmütterchen — Viola tricolor
Verwendeter Drogenteil: Kraut.
Drogendosis: 4 g (2 Teel.) pro 150 ml Wasser.
Anwendungsgebiet: Leichte seborrhoische Hauterkrankungen, z. B. Milchschorf bei Kindern.
Standardzulassung: 1986, Stand: 12.3.86

13.7
Phytochemische Daten

Capsicum annuum — Spanischer Pfeffer
Capsicum frutescens/chinense sensu latiori — Cayennepfeffer
(Solanaceae — Nachtschattengewächse)

Paprikafrüchte — Capsici fructus
Cayennepfeffer — Capsici fructus acer
DAB 9

Vanillylamide oder Capsaicinoide, den sogenannten Scharfstoffen zuzuordnen, bestimmen den arzneilichen Wert verschiedener Capsicumarten, ihr Gehalt soll für Cayennepfeffer mindestens 0,4% betragen (Capsicum annuum ≦ 0,5%, Capsicum frutescens ≦ 0,9%). Die Früchte beider Capsicumarten sind im allgemeinen schwer zu unterscheiden.
Die scharf schmeckenden, an den Nervenfasern der C-Gruppe angreifenden, Capsaicinoide gehören pharmazeutisch-chemisch zu den Säureamiden. Ihre lokale Gefäßwirkung wird bei äußerer Anwendung, z. B. durch Pflaster, genutzt. Hauptvertreter sind das Capsaicin und seine hydrierte Verbindung, das Dihydrocapsaicin.

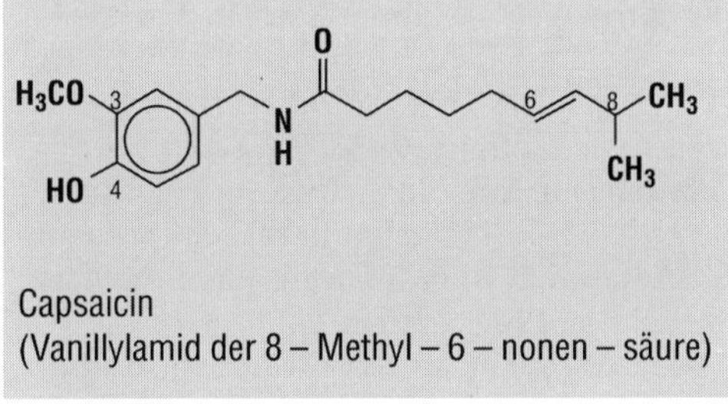

Capsaicin
(Vanillylamid der 8 – Methyl – 6 – nonen – säure)

Arnica montana — Bergwohlverleih
Arnica chamissonis ssp. foliosa — Nordamerikanische Wiesenarnika
(Asteraceae — Korbblütler)

Arnikablüten — Arnicae flos DAB 9
Arnikatinktur — Arnicae tinctura DAB 9
Arnikawurzel — Arnicae radix (rhizoma) ÖAB

Arnikablüten, Arnicae flos, und daraus hergestellte Zubereitungen wie Arnikatinktur, Arnikaaufgüsse und Arnikasalben führen neben Flavonoiden (Isoquercitrin, Astragalin, Jaceosid, Methoxykämpferol; Gehalt ca. 0,5%) ätherisches Öl von rotgelber Farbe und fettartiger Konsistenz, das hohe Anteile an Fettsäuren, daneben Phenolderivate (hauptsächlich Thymol) sowie Thymolmethyläther, 4-Hydroxythymolverbindungen und Thymolisobuttersäureester aufweist.

Arnikablüten und demzufolge auch optimal hergestellte Formulierungen (Tinkturen, ölige Zubereitungen) enthalten Bitterstoffe vom Sesquiterpenlaktontyp, denen definierte pharmakologische Wirkung zugeordnet wird. Diese sogenannten Pseudoguajanolide (Gehalt ca. 0,3–0,4%), z.B. Helenalin, 11,13-Dihydrohelenalin liegen in Esterform als Tiglinate, Isobutyrate etc. vor.

Arnica montana steht unter Naturschutz (Washingtoner Artenschutzabkommen 1981) und ist nur schwierig kultivierbar, leichter kultivierbar hingegen ist die Nordamerikanische Wiesenarnika, Arnica chamissonis ssp. foliosa, deren Sesquiterpenlakton-Spektrum sich von Arnica montana unterscheidet, jedoch auch identische Substanzen, insbesondere vermehrt Arnifolin, führt.

Arnikawurzel enthält in frischer Droge ca. 4% ätherisches Öl. Bisher wurden jedoch keine Pseudoguajanolide nachgewiesen. Arnica montana führt keine Pyrrolizidinalkaloide. Auf das Vorkommen von Polyacetylenen wie z.B. Tridecen-(1)-pentain-(3,5,7,9,11) ist hinzuweisen.

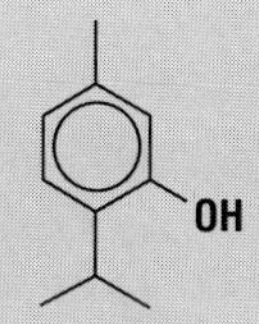

Thymol

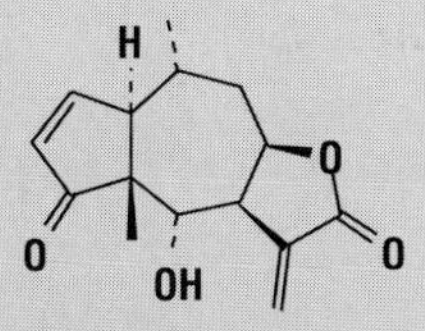

Helenalin

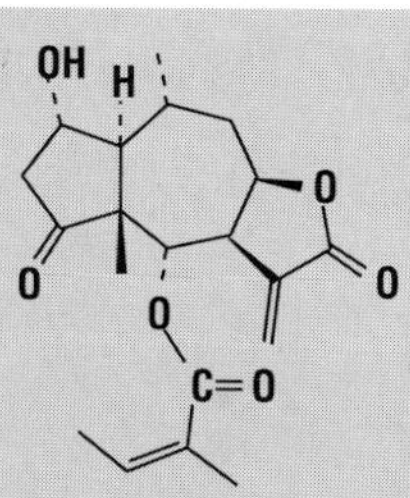

Arnifolin

Calendula officinalis — Ringelblume
(Asteraceae — Korbblütler)

Ringelblumenblüten — Calendulae flos

Die heutige therapeutische Anwendung der Ringelblume, Calendulae officinalis, bzw. deren Zubereitungen erfolgt überwiegend äußerlich und teilweise im Bereich der Kosmetik.

Blüten und Wurzeln der Droge enthalten Triterpensaponine(-glykoside) von vielfach mono-, aber auch bisdesmosidischer Struktur mit in den Blättern gebildeter Oleanolsäure als Aglykon.

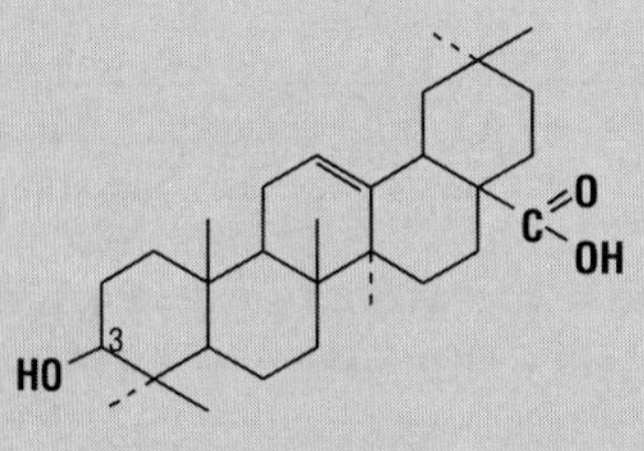

Oleanolsäure

Cinnamomum camphora — Kampferbaum
(Lauraceae — Lorbeergewächse)

Kampfer — Camphora DAB 9
Kampferspiritus — Spiritus camphoratus DAB 9

Aus dem zerkleinerten Holz des Kampferbaumes, Cinnamomum camphora, wird durch Wasserdampfdestillation das Monoterpen D-(+)-Kampfer, ein 2-Bornanon, gewonnen. Kampfer ist aus α-Pinen auch synthetisch zugänglich, es entsteht das Racemat der spiegelbildlichen Isomeren (Enantiomeren) — DL-Kampfer.

Zugelassen sind natürlicher Kampfer oder das Racemat sowie deren Mischungen.

Kampferspiritus und Kampfersalben stellen heute die hauptsächlich angewendeten Arzneiformen dar.

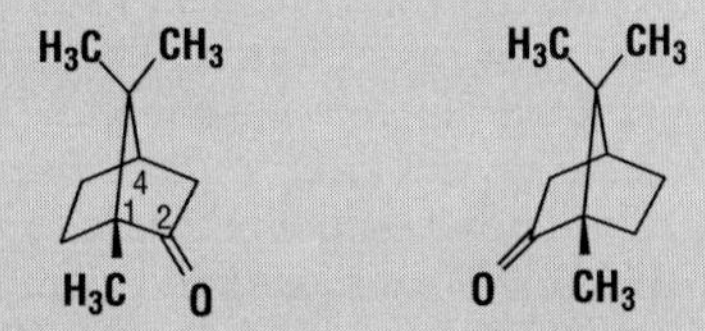

D – (+) – Campfer L – (-) – Campfer

Myroxylon balsamum var. pereira — Perubalsambaum
(Fabaceae — Schmetterlingsblütler)

Perubalsam — Balsamum peruvianum DAB 9

Nach DAB 9 soll Perubalsam 50,0–70,0% eines Estergemisches, überwiegend Benzylester der Benzoe- und Zimtsäure, enthalten.

Etwa zwei Drittel des Estergemisches bestehen aus Benzylbenzoat, ca. ein Drittel aus Benzylcinnamat. Daneben sind der Sesquiterpenalkohol Nerolidol (~7%) und wenig Vanillin enthalten.

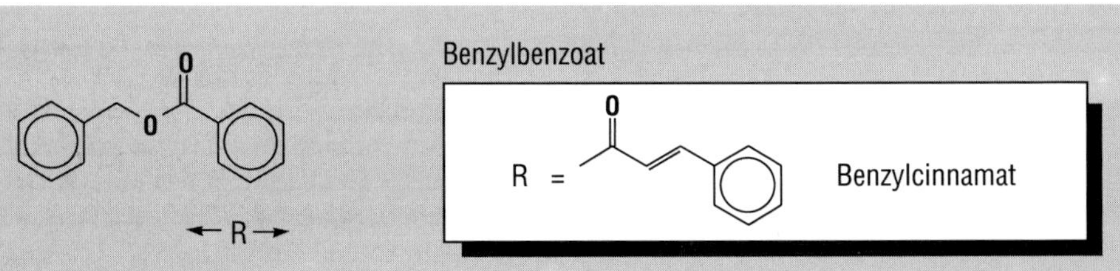

Viola tricolor — Stiefmütterchen
Viola odorata — Wohlriechendes Veilchen
(Violaceae — Veilchengewächse)

Stiefmütterchenkraut — Violae tricoloris herba ÖAB

Viola tricolor, Stiefmütterchen, besitzt zahlreiche Unterarten und Varietäten (Bastardisierung), woraus sich Schwankungen zumindest in der quantitativen Zusammensetzung der Drogeninhaltsstoffe ergeben.

Als Inhaltsstoffe beschrieben werden:

- Rutin als Flavonol-Hauptglykosid,
- Saponine, wahrscheinlich von Triterpenstruktur,
- Violutosid, ein Methylsalicylglukosid, das als Methylsalicylat den Hauptbestandteil des gewinnbaren ätherischen Öls darstellt.

Hinzu gehören als Blütenfarbstoffe Anthocyane mit Anthocyanidinen (hydroxylierte 2-Phenylbenzo(b)pyrane Pyryliumsalze), wie z. B. Violanin, ein mit p-Hydroxyzimtsäure verestertes Delphinin sowie Carotinoide, z. B. Violaxanthin.

Das Wohlriechende Veilchen, Viola odorata, zeigt ein weitgehend ähnliches Spektrum der Inhaltsstoffe.

14
Pflanzliche Tonika und Roborantia

Tonika sind zwar — vor allem für die Selbstmedikation — zahlreich im Gebrauch, ihre Wirksamkeit ist jedoch, vor allem nach den Maßstäben der naturwissenschaftlichen Medizin, umstritten bis zweifelhaft. In Kreisen der Schulmedizin gelten sie vielfach als Placebos. Jedoch sei an dieser Stelle angemerkt, daß es durchaus eine Therapie mit Placebos geben kann, und zwar vor allem bei Funktionsstörungen, die ihre Ursache im Seelischen haben bzw. bei denen seelische Faktoren eine Rolle spielen. Viele Störungen im Bereich der Sexualsphäre sind seelisch bedingt — was spricht dagegen, zumindest den Versuch einer Behandlung mit Sexualtonika zu machen? Als Alternative bliebe nur die Psychotherapie, deren Anwendung jedoch viel teurer als die Applikation eines phytotherapeutischen Arzneimittels ist.

Eine herausragende Stellung unter den Tonika bzw. Roborantia nimmt Panax ginseng (Ginsengwurzel) ein. Obwohl die Literatur zur Pharmakodynamik und zu den Inhaltsstoffen umfangreich ist, mangelt es dennoch an gesichertem Wissen. Als wirksame Inhaltsstoffe gelten die Ginsenoide (Triterpensaponine) sowie das (wenige) ätherische Öl. Ihnen wird eine Stimulierung der RNA und Proteinsynthese in der Leber zugeschrieben, jedoch ist unklar, ob diese Wirkung mit der therapeutischen bzw. prophylaktischen Wirksamkeit korreliert. Ginseng soll beim Menschen eine allgemeine Steigerung des Reaktions- und Leistungsvermögens bewirken. Dadurch werden Streßsituationen besser gemeistert; Ginseng gehört zu den „adaptogenen" Drogen.

Eleutherococcus senticosus (Taigawurzel) ähnelt bezüglich der Inhaltsstoffe und der Pharmakodynamik der Ginsengwurzel, hat jedoch nicht eine ähnliche Verbreitung der Anwendung wie diese.

Als Sexualtonika kommen vor allem drei Drogen bzw. Präparationen daraus in Betracht:
- Pausinystalia johimbe — Yohimbe
- Ptychopetalum olacoides und unicatum — Potenzholz
- Turnera diffusa var. aphrodisiaca — Damiana.

Die Yohimbedroge wird heute kaum noch angewandt, zur Verwendung kommt allenfalls das Alkaloid Yohimbin. Dies ist ein Sympathikolytikum (α_2-Rezeptorenblokker), das zu einer Dilatation der Arterien der Haut, des Darms und der Genitalien führt. Der systemische Blutdruck sinkt ab. Darüber hinaus soll es bestimmte medulläre Genitalzentren erregen. Von der Anwendung von Yohimbin ist jedoch wegen möglicher Nebenwirkungen (Erregungszustände, Tremor, Angst, Schlaflosigkeit, Hypertension, Tachykardie, Übelkeit und Erbrechen) abzuraten.

Über das Potenzholz liegen weder für die Inhaltsstoffe noch für pharmakologische Wirkungen oder eine Wirksamkeit beim Menschen gesicherte Erkenntnisse vor. Die behauptete aphrodisierende Wirkung ist wohl in das Reich der Magie zu verweisen. Jedoch dürfte das zu Beginn des Abschnitts Dargestellte, wonach unter bestimmten Umständen eine Therapie mit Placebos möglich ist, für das Potenzholz durchaus Gültigkeit haben.

Ähnlich zu beurteilen wie das Potenzholz ist die Damiana. Die Blattdroge enthält zwar neben ätherischem Öl und dem Bitterstoff Damianin auch β-Sitosterin, das bei der benignen Prostatahyperplasie eine Wirkung entfaltet, also in die Funktion der Sexualsphäre eingreift, jedoch ist dessen Konzentration in der Blattdroge so gering, daß eine Wirkung im Sinne eines pharmakonvermittelten Effektes ausgeschlossen erscheint.

Präparat: **Afrodor® 2000 forte**
Arzneiform: Dragées.
Inhaltsstoffe: Pausinystalia johimbe, Quebracho blanco, Ptychopetalum olacoides (Muira-Puamabaum), Turnera diffusa var. aphrodisiaca (Damiana) Acecarbromal, Vit. E, Vit. B_1, Vit. B_6, Vit. B_{12}.
Anwendungsgebiete: Potenz- und Libidostörungen, Angst-, Spannungs- und Erregungszustände, Nervosität.
Gegenanzeigen: Hypotonie.
Nebenwirkungen: Erregungszustände, Tremor.
Wechselwirkungen: nicht bekannt.
Dosierung: Anfangs 3mal 1 Drg., später je nach Bedarf 1 – 2 Drg. tgl.

Präparat: **Eleuthereococcus senticosus**
Arzneiform: Flüssiges Tonikum, Kapseln.
Inhaltsstoff: Eleutherococcus senticosus.
Anwendungsgebiete: Roborans, Tonikum.
Gegenanzeigen: nicht bekannt.
Nebenwirkungen: nicht bekannt.
Wechselwirkungen: nicht bekannt.
Dosierung: 2 – 3mal tgl. 20 – 40 Tr., 3 – 6 Kps. tgl.

Präparat: **Kumsan Ginseng**
Arzneiform: Flüssiges Tonikum, Kapseln.
Inhaltsstoff: Panax ginseng.
Anwendungsgebiete: Tonikum bei Überforderungs- und Erschöpfungssyndrom, als Geriatrikum, Aphrodisiakum.
Gegenanzeigen: nicht bekannt.
Nebenwirkungen: In hohen Dosen bei längerer Anwendung können Durchfall, Hautausschläge, Nervosität und Bluthochdruck auftreten. Bei Frauen in der Menopause sind Schwellungen und Spannungsgefühl in den Brüsten möglich („Ginseng abuse syndrome").
Wechselwirkungen: nicht bekannt.
Dosierung:
Flüssiges Tonikum: 2mal 15 ml tgl.
Kapseln:
- Erw. 2mal 2 Kps. tgl.
- Kdr. 1 – 2 Kps. tgl.

Präparat: **Yohimbin „Spiegel"**
Arzneiform: Tabletten.
Inhaltsstoff: Yohimbin.
Anwendungsgebiete: Hypertonie, erhöhter Sympathikotonus, Harninkontinenz, Impotenz.
Gegenanzeigen: Hypotonie.
Nebenwirkungen: Tremor, Erregungszustände.
Wechselwirkungen: Wirkungsverstärkung von α-Rezeptorenblockern möglich.
Dosierung: 1 – 3mal tgl. 1 – 2 Tbl.

14.1 Phytochemische Daten

Panax ginseng — Ginseng
(Araliaceae — Araliengewächse)

Ginsengwurzel — Ginseng radix DAB 9

DAB 9 fordert für Ginsengwurzel, Ginseng radix, einen Gehalt an Ginsenoiden (berechnet als Ginsenosid Rg_1) von ≥ 1,5%. Ginsenoide (oder Panaxoside) sind Triterpensaponine (C_{30}), zumeist bisdesmosidischer Struktur und überwiegend dem Dammarantyp zugehörig. Das Ginsenosid R_0 besitzt Oleanolsäure als Aglykon. Die Saponine vom Dammarantyp sind Abkömmlinge des 20S-Protopanaxadiol oder des 20S-Protopanaxatriol. Rg_2 ist ein monodesmosidisches Triolderivat.

Ginsengzubereitungen sollten in jedem Falle auf einen Arzneimittelwirkstoffgehalt standardisiert sein.

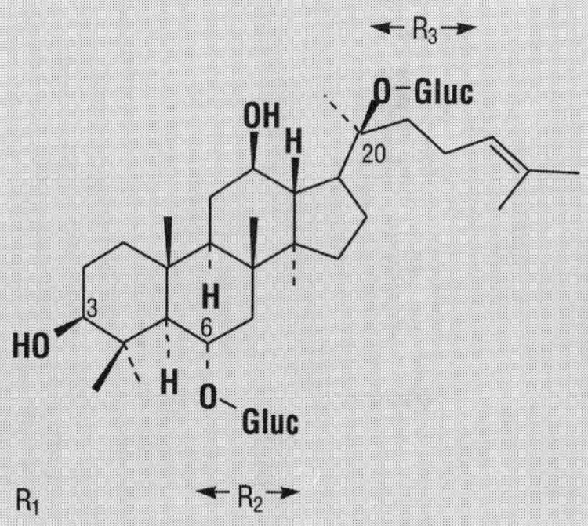

Dammaran-Typ, tetracyclisch

Ginsenosid Rg_1 ~ 0,5 % (Panaxosid A)

Aglykon: 20S – Protopanaxatriol	
R_1 = OH R_2 = α – L – Rh $\xrightarrow{1\ 2}$ β – D – Gl R_3 = β – D – Gl	Ginsenosid Re ~ 0,7 %
Aglykon: 20S – Protopanaxadiol	
R_1 = β – D – Gl $\xrightarrow{1\ 2}$ β – D – Gl R_2 = H R_3 = β – D – Gl $\xrightarrow{1\ 6}$ β – D – Gl	Ginsenosid Rb_1 ~ 0,5 %

15
Pflanzliche Stomatika, Gargarisma und Rhinologika

Pflanzliche Rachentherapeutika, Mittel zum Gurgeln, insbesondere bei oberflächlichen Schleimhautentzündungen im Bereich des Mundes und des Rachens sowie zur Behandlung von Erkrankungen des Zahnfleisches können auf Präparationen aus zahlreichen Heilpflanzen und ihren Drogen beruhen. Wenn auch im wesentlichen nur eine kleine Zahl von Heilpflanzen praktische Bedeutung für die Therapie von Erkrankungen des Mundes und des Rachens von Bedeutung ist, so lassen sich dennoch drei große Gruppen von Heilpflanzen voneinander abgrenzen.

Die 1. Gruppe sind jene Drogen, die auf Grund ihres Gehaltes an ätherischen Ölen adstringierend und antibakteriell wirken. Hierzu gehören:

- Arnica montana — Bergwohlverleih (s. Abschn. 13.6)
- Calendula off. — Ringelblume (s. Abschn. 13.1)
- Commiphora molmol — Myrrhe (s. Abschn. 15.1)
- Matricaria chamomilla — Kamille (s. Abschn. 2.6)
- Mentha piperitae aetheroleum — Pfefferminzöl (s. Abschn. 2.6)
- Salvia off. — Salbei (s. Kap. 3)
- Syzygium aromaticum — Gewürznelke.

Bei der 2. Gruppe von Heilpflanzen und ihren Drogen handelt es sich um sogenannte Schleimdrogen. Diese wirken reizlindernd dadurch, daß die in der Pflanze enthaltenen Schleimstoffe sich als Schutzschicht über die Epithel des Mundes und des Rachens legen und das Gewebe dadurch vor weiterer Schädigung durch physikalische oder chemische Reize „abschirmen". Zu den Schleimdrogen gehören:

- Althaea off. — Eibisch (s. Abschn. 2,6)
- Lamium album — Weiße Taubnessel
- Tussilago farfara — Huflattich (s. Abschn. 2.6)
- Plantago lanceolata — Spitzwegerich.

Spitzwegerich enthält jedoch nicht nur Schleim- sondern auch Gerbstoffe, die zu der Wirksamkeit als Rachentherapeutikum beitragen. Das gleiche gilt auch für die Weiße Taubnessel.

Die 3. Gruppe, die Anwendung als Rachentherapeutika findet, sind die Gerbstoffdrogen. Gerbstoffe wirken allgemein adstringierend. Darunter wird die Denaturation oberflächlicher Eiweißschichten verstanden. Bei dem Prozeß der Gerbstoffwirkung werden die oberflächlichen Zellagen des Epithels gewissermaßen „verfestigt", so daß es ebenfalls zu einer Abschirmung der unteren Epithellagen gegenüber physikalischen und/oder chemischen Reizen kommt. Gleichzeitig wird der Ausbreitung bakteriellem Wachstums eine Schranke gesetzt. Typische Gerbstoffdrogen sind:

- Hamamelis virginiana — Virginischer Zauberstrauch (s. Abschn. 5.10)
- Krameria triandra — Rathania
- Polygonum aviculare — Vogelknöterich
- Potentilla anserina — Gänsefingerkraut (s. Abschn. 10.1)
- Syzygium jambolanum — Jambulbaum
- Vaccinium myrtillus — Heidelbeere.

Präparat: **Salvysat® Bürger**
Arzneiform: Tropfen.
Inhaltsstoff: Salvia officinalis.
Anwendungsgebiete: Munddesinfektion, indifferentes Antihidrotikum.
Gegenanzeigen: Während der Schwangerschaft sollen das reine ätherische Öl (thujonreich) und alkoholische Extrakte nicht eingenommen werden.
Nebenwirkungen: Bei Mund- und Rachenspülung sind Nebenwirkungen nicht zu befürchten; bei langdauernder Einnahme des reinen ätherischen Öles können epileptiforme Krämpfe auftreten.
Wechselwirkungen: nicht bekannt.
Hinweis: Enthält 18 Vol.% Ethanol.
Dosierung: 3mal tgl. 20 – 30 Tr.

Präparat: **Bryonia — Strath**
Arzneiform: Tropfen.
Inhaltsstoffe: Aconitum napellus, Conium maculatum, Arnica montana, Bryonia alba.
Anwendungsgebiete: Infekte des Mund- und Rachenraumes, Tonsillitis, Pharyngitis, Stomatitis, Gingivitis, entzündliche Prozesse.
Gegenanzeigen: Bekannte Arnikaallergie.
Nebenwirkungen: Die Tropfen sollten nur zum Gurgeln verdünnt mit Wasser angewendet werden, da die Alkaloide von Aconitum napellus und Conium maculatum hochtoxisch sind und nur eine geringe therapeutische Breite aufweisen.
Wechselwirkungen: nicht bekannt.
Hinweis: Enthält 20 Vol.% Ethanol.
Dosierung: 10—15 Tr. auf ½ Glas Wasser zur Mund- und Rachenspülung.

Präparat: **Ad-Muc**
Arzneiform: Salbe.
Inhaltsstoffe: Matricaria chamomilla, Commiphora molmol (Myrrhe), Mentha piperita. Anwendungsgebiete: Gingivitis, Stomatitis und andere Entzündungen der Mundhöhle, zur Verhinderung von Prothesendruckstellen.
Gegenanzeigen: nicht bekannt.
Nebenwirkungen: nicht bekannt.
Wechselwirkungen: nicht bekannt.
Dosierung: Mehrmals tgl. auftragen bzw. einmassieren.

Präparat: **Endrine®**
Arzneiform: Nasentropfen, -Gel.
Inhaltsstoffe: Ephedrin, Campher, Menthol, Eucalypti aetheroleum.
Anwendungsgebiete: Schnupfen, entzündliche katarrhalische Erkrankungen der Nase und der Nebenhöhlen, Heuschnupfen.
Gegenanzeigen: Rhinitus sicca.
Nebenwirkungen: Infolge reaktiver Hyperämie sind brennende Schmerzempfindungen möglich. Bei langdauernder Anwendung Rhinitis sicca.
Wechselwirkungen: Bei lokaler Anwendung vernachlässigbar.
Hinweise:
- Wegen Paraffingehaltes (Lösungsmittel) nicht zur Inhalation geeignet.
- Für Kleinkinder und Säuglinge wird die Verwendung des mentholfreien Präparates Endrine mild angeraten.
- Vorsichtige Dosierung bei Säuglingen und Kleinkindern.
- Auch bei lokaler Anwendung an systemische sympathomimetische Effekte denken.

Dosierung: Bis zu 5—6mal tgl. in die Nase tropfen.

Präparat: **Soledum®-Nasentropfen**
Arzneiform: Nasentropfen.
Inhaltsstoffe: Campher, Eucalypti aetheroleum, Ledum palustre, Pini aetheroleum, Matricaria chamomilla.
Anwendungsgebiete: Akute und chronische Entzündungen der Nasenschleimhäute und Nebenhöhlen, Rhinitis sicca.
Gegenanzeigen: Säuglinge und Kleinkinder bis zum vollendeten 2. Lebensjahr.
Nebenwirkungen: nicht bekannt.
Wechselwirkungen: nicht bekannt.
Dosierung: Mehrmals tgl. 1—3 Tr. in die Nase geben.

Teezubereitungen zum Trinken und/oder zum Gurgeln

Eibisch — Althaea off.
Verwendeter Drogenteil: Blätter oder Wurzel.
Drogendosis:
- Blätter: 1—2 g (1 Teel.) pro 150 ml Wasser.
- Wurzel: 15 g (1 Eßl.) pro 150 ml Wasser.

Standardzulassung: 1986, Stand: 12.3.86

Gänsefingerkraut — Potentilla anserina
Verwendeter Drogenteil: Kraut.
Drogendosis: 2—4 g (1—2 Teel.) pro 150 ml Wasser.
Standardzulassung: 1986, Stand: 12.3.86

Huflattich — Tussilago farfara
Verwendeter Drogenteil: Blätter.
Drogendosis: 2 g (1 Eßl.) pro 150 ml Wasser.
Standardzulassung: 1986, Stand: 12.3.86

Malve — Malva sylvestris/neglecta
Verwendeter Drogenteil: Blätter.
Drogendosis: 3—5 g (2 Teel.) pro 150 ml Wasser.
Standardzulassung: 1986, Stand: 12.3.86

Spitzwegerich — Plantago lanceolata
Verwendeter Drogenteil: Kraut.
Drogendosis: 3 g (2 Teel.) pro 150 ml Wasser.
Standardzulassung: 1986, Stand: 12.3.86

15.1 Phytochemische Daten

Commiphora molmol — Heerabol-Myrrha
Commiphora abyssinica — Fahdli-Myrrha
Commiphora erythraea — Bisabol-Myrrha
(Burseraceae — Balsambaumgewächse)

Myrrhe — Myrrha DAB 9
Myrrhentinktur — Myrrhae tinctura DAB 9

Myrrhe, Myrrha, ist neben Weihrauch (Olibanum, Boswelliaarten, ebenfalls zur Familie der Burseraceen gehörig) eine der ältesten Kult- und Arzneidrogen.

Myrrhe besteht aus dem von selbst oder nach Einschnitten in die Rinde austretenden, an der Luft erstarrenden Gummiharz, von dem sich gemäß Prüfvorschrift DAB 9 mindestens 35 Teile in Ethanol lösen müssen. Die löslichen Bestandteile umfassen Harzsäuren (Commiphorsäuren) und Inhaltsstoffe des in der Droge vorhandenen ätherischen Öls (2–10%).

Die Myrrhentinktur, Myrrhae tinctura, ist eine nach wie vor bewährte arzneiliche Zubereitung.

Syzygium aromaticum (Eugenia caryophyllata) — *Gewürznelkenbaum*
(Myrtaceae — Myrtengewächse)

Gewürznelken — Caryophylli flos DAB 9
Nelkenöl — Caryophylli aetheroleum DAB 9

DAB 9 beschreibt Gewürznelken, Caryophylli flos, mit einem Gehalt von $\geq$ 15% (V/m) an ätherischem Öl und ebenso Nelkenöl, Caryophylli aetheroleum, mit $\geq$ 80% (V/V) Phenolen und Aceteugenol.

Die z.B. in der Zahnheilkunde genutzten Eigenschaften des Nelkenöls (Anaesthicum dolorosum) beruhen auf den Inhaltsstoffen dieses ätherischen Öls, das — je nach Provenienz — zu einem hohen Prozentsatz aus Phenylpropanabkömmlingen wie Eugenol (~80%) besteht. 2-Heptanon (Methylamylketon) ist geruchsbestimmender Faktor.

Nelkenöl verfügt zudem über eine bemerkenswerte antibiotische Potenz.

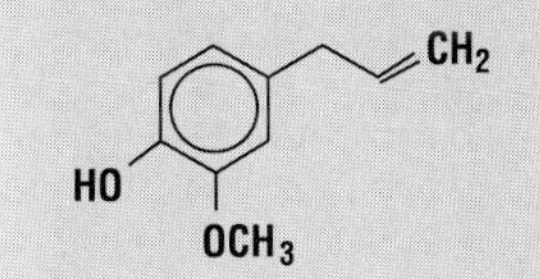

Eugenol

Hinweise für die Teeverordnung

Medizinische Tees können aus einem oder mehreren Bestandteilen bestehen. Häufig werden Kombinationstees verordnet. Diese sind aus einem Grund- bzw. Basismittel (Remedium cardinale), indifferenten Füllstoffen (Constituens), geschmacksverbessernden Zusätzen (Corrigens) sowie adjuvanten Begleitstoffen (Adjuvans), welche die Wirkung des Hauptmittels verstärken können, zusammengesetzt.

Jedes Teerezept muß eine Zubereitungs- und Gebrauchsanweisung enthalten.

Für die **Zubereitung** der Tees gilt grundsätzlich, daß ätherische Öldrogen nur kurz mit heißem Wasser überbrüht werden, danach läßt man den Tee 5 – 10 Min. ziehen und seiht ihn dann ab. Bei längerem Kochen gehen ätherische Öle verloren, und es treten zunehmend Gerbstoffe in den Tee über.

Rinden- und Wurzeldrogen werden nach entsprechender Zerkleinerung meistens abgekocht (Dekokt) oder als Kaltwasserauszug (Mazerat) angesetzt. Z. B. kann man einen Abführtee, der Faulbaumrinde enthält, abends kalt ansetzen, über Nacht stehenlassen und nach dem Abseihen morgens trinken.

Als Faustregel gilt für die Dosierung 1 – 2 Teelöffel des Tees oder der Teemischung pro Glas oder Tasse Wasser (150 ml).

Verordnung. Meist werden 2 – 3mal täglich eine Tasse Tee verordnet. Von Fall zu Fall ist zu entscheiden, ob der Tee nüchtern getrunken, in welcher Menge oder zu welchen Tageszeiten er getrunken werden soll. Es ist auch darauf hinzuweisen, ob der Tee jeweils frisch zubereitet werden muß oder ob es ausreicht, die Tagesportion des Tees morgens herzurichten und über den Tag verteilt einzunehmen.

Im allgemeinen wird die Teebehandlung kurmäßig über 3 – 4 Wochen durchgeführt; auch hier muß je nach Indikation und Inhaltsstoffen des Tees von Fall zu Fall individuell entschieden werden. Z. B. können verdauungsfördende Bitterstofftees auch über längere Zeit problemlos eingenommen werden.

Rezeptbeispiel (modifiziert nach Weiss) für einen leichten Abführtee:

Rp. Herba Absinthii 30,0 (Remendium cardinale)
Cortex Frangulae 10,0 (Adjuvans)
Folia Menthae pip. 10,0 (Corrigens)
Flores Stoechados (Constituens)

M.f. speciues. D.S. 1 Teelöffel mit 150 ml Wasser kochend übergießen, 15 Min. ziehen lassen, abseihen, warm trinken. Morgens nüchtern und abends vor dem Schlafengehen je 1 Tasse, 3 Wochen lang.

Gebräuchliche Abkürzungen:

Bacc.	baccae, Beeren
Bulb.	bulbus, Zwiebel
Cort.	cortex, Rinde
Flor.	flores, Blüten
Fol.	folia, Blätter
Gland.	glandulae, Drüsen
Gem.	gemmae, Knospen
Herb.	herba, Kraut
Lich.	lichen, Flechte
Lign.	lignum, Holz
Pericarp.	pericarpium, Fruchtschale
Rad.	radix, Wurzel
Rhiz.	rhizoma, Wurzelstock
Sem.	semina, Samen
Stip.	stipites, Stengel
Sum.	summitates, Zweigspitzen
Tub.	tubera, Knollen
Tur.	turiones, Sprossen

Zerkleinerungsformen:

conc.	concisa, geschnitten
cont.	contusa, zerquetscht
dep.	depurata, gereinigt
pulv.	pulvis, gepulvert
pulv. subt.	fein gepulvert

expulv.	expulpata, von der Innenschicht befreit

Zubereitungsformen:

Dekokt	Abkochung von Rinden, Wurzeln oder Hölzern
Extrakte	alkoholische oder wässrige Extrakte
Infus	Aufgüsse von Blättern, Blüten, Kräutern, Samen
Mazerat	Kaltwasserauszüge
Pulver	pulverisierte Pflanzenbestandteile
Tinkturen	alkoholische Lösungen

Literaturverzeichnis

AB DDR (1985): Arzneibuch der DDR, Akademie Verlag, Berlin (Ost)

Braun, H., D. Frohne (1987): Heilpflanzen-Lexikon für Ärzte und Apotheker. 5. Aufl., Gustav Fischer Verlag, Stuttgart, New York

British Herbal Pharmacopeia (1983). The British Herbal Medicine Association. Lane House, Cowling, Nr. Keighley, West Yorks BD 22 OLX

Braun, R. (Hrsg.) (1988): Standardzulassungen für Fertigarzneimittel. Deutscher Apotheker Verlag und Govi-Verlag GmbH, Frankfurt

DAB 9 (1986): Deutsches Arzneibuch, 9. Ausgabe, Deutscher Apotheker Verlag, Stuttgart, und Govi-Verlag GmbH, Frankfurt/M.

Fintelmann, V., H. G. Menssen, C.-P. Siegers: Phytotherapie Manual (1989). Hippokrates Verlag, Stuttgart

Forth, W., D. Henschler, W. Rummel (Hrsg.) (1987): Allgemeine und spezielle Pharmakologie und Toxikologie. 5. Aufl., Bibliographisches Institut Mannheim, Wien, Zürich

Gessner, O., G. Orzechowski (1974): Gift- und Arzneipflanzen von Mitteleuropa. 3. Aufl., Carl Winter, Universitätsverlag, Heidelberg

Hänsel, R., H. Haas (1984): Therapie mit Phytopharmaka. Springer-Verlag, Berlin, Heidelberg, New York, Tokyo

van Hellemont, J. (1985): Fytotherapeutisch Compendium. Algemene Pharmaceutische Bond, Brüssel

Lindemann, G. (1985): Teerezepte als Möglichkeit der phytotherapeutischen Verordnung. Marczell, München

Reuter, H. D., R. Deininger, V. Schulz (1988): Phytotherapie. Hippokrates Verlag, Stuttgart

Reynolds, J. E. F. (Ed.) (1989): Martindale, The Extra Pharmacopoeia, 29. Aufl., The Pharmaceutical Press, London

ÖAB (1981): Österreichisches Arzneibuch. Verlag der österreichischen Staatsdruckerei, Wien

Ph. Helv. VI (1971): Pharmacopoea Helvetica. Eidgenössische Drucksachen- und Materialzentrale, Bern

Steinegger, E., R. Hänsel (1988): Lehrbuch der Pharmakognosie und Phytopharmazie. 4. Aufl., Springer-Verlag, Berlin, Heidelberg, New York, Paris, Tokyo

Weiss, R. F. (1985): Lehrbuch der Phytotherapie. 6. Aufl., Hippokrates Verlag, Stuttgart

Wichtl, M. (Hrsg.) (1989): Teedrogen. 2. Aufl., Wissenschaftliche Verlagsgesellschaft mbH, Stuttgart

Withering, William (1785): An Acount of the foxglove, and some of its medical uses: Practical remarks on dropsy, and other diseases. Nach der englischen Ausgabe von 1785 ins Deutsche übertragen. 2. Aufl. 1963, C. F. Boehringer und Söhne GmbH., Mannheim

Sachverzeichnis

A

D

E

I

J

K

L

M

Q

R

U

V

W

Y

Z

NATURHEILVERFAHREN IN DER ÄRZTLICHEN PRAXIS

HERAUSGEGEBEN VON H.-D. HENTSCHEL

GELEITWORT VON H. SCHIPPERGES

1990, CA. 300 SEITEN,
CA. 100 ABBILDUNGEN, ZAHLREICHE TABELLEN,
GEBUNDEN, ISBN 3-7691-0220-7

Grundlagen (H.-D. Hentschel)
Hydrotherapie (J. Walther)
Das Saunabad (W. Fritzsche)
Massagetherapie (H.-D. Hentschel)
Bewegungstherapie (Ch. Mucha)
Chirotherapie (J. Buchmann)
Ernährungstherapie (H. Anemueller)
Phytotherapie (M. Gaisbauer)
Ordnungstherapie (W. Dogs)
Balneotherapie (W. Schnizer)
Klimatherapie (B. Hartmann)
Therapiepläne (H.-D. Hentschel und M. Gaisbauer)

Bei Ärzten und Patienten ist eine wachsende Zuwendung zu den Naturheilverfahren zu beobachten. Naturheilverfahren gebrauchen natürliche Lebensreize wie Wärme, Kälte, Licht, Luft, Wasser, Erde, Bewegung, Ernährung, Heilkräuter und seelische Einflüsse mit dem Ziel einer Anregung und Unterstützung der dem Organismus innewohnenden Ordnungs- und Heilkräfte. Mit solchen Wirkprinzipien — und unter Wahrung der gebotenen Grenzen — sind die echten Naturheilverfahren ein unentbehrlicher Bestandteil der Gesamtmedizin. Sie sind allgemein anerkannt und finden sich auch in den ärztlichen Gebührenordnungen.

Das vorliegende Lehrbuch orientiert sich an dem neuen Curriculum zum Erwerb der Zusatzbezeichnung „Naturheilverfahren“. Es erschließt darüber hinaus die heute bei weitem noch nicht ausgenutzten Möglichkeiten der Naturheilweisen in Prävention, Therapie und Rehabilitation.

DEUTSCHER
ÄRZTE-VERLAG
KÖLN